癌 치유의
신기원을 열다

류후희 / 최헌 공저

차가원 출판사

목차

서 문   04

Ⅰ. 새로운 암 치유 개념   11
   제 3의 암

Ⅱ. 암 치유 실전   19

1. 암 치유의 신기원을 열다   20
   ⑴ 암세포의 생존 조건
   ⑵ 확실하게 암을 치유하는 식사
      (식사의 내용과 방법만 준수하면 암의 세력이 약화되면
      서 크기가 급속히 줄어듭니다)
   ⑶ 장기의 힘만으로도 암을 사라지게 할 수 있을 정도입니다
   ⑷ 부교감신경계

2. 모든 암에 공통되는 암 치유 실전   36
   ⑴ 식이요법
   ⑵ 운동요법
   ⑶ 차가버섯 추출 분말 음용
   ⑷ 차가버섯 관장
   ⑸ 효소요법
   ⑹ 차가버섯 캡사이신 요법
   ⑺ 산소요법
   ⑻ 자세요법
   ⑼ 종합적인 개념의 해독요법
   ⑽ 장기 휴식 요법
   ⑾ 뼈 강화요법
   ⑿ 차가버섯 스프레이 요법
   ⒀ 영양요법
   ⒁ 온열요법(쑥 훈증)
   ⒂ 오일 풀링

3. 암 치유에 필요한 자연물질   61
   ⑴ 차가버섯

⑵ 구연산

⑶ 소금

⑷ 스테비아

⑸ 실크 아미노산

⑹ 복합효소

Ⅲ. 종양의 종류에 따른 암 치유 실전   81

  1. 간암   82
  2. 갑상선암   97
  3. 고환암   107
  4. 뇌종양   109
  5. 담낭암(담관암)   122
  6. 대장암   124
  7. 만성골수성 백혈병   145
  8. 바터팽대부암   150
  9. 방광암   152
 10. 설암(구강암)   156
 11. 식도암   164
 12. 신장암   167
 13. 악성림프종(호지킨씨 림프종과 비호지킨씨 림프종) 170
 14. 악성흑색종   173
 15. 위암   178
 16. 유방암   195
 17. 육종(Sarcoma)   209
 18. 자궁암(자궁경부암, 난소암)   211
 19. 전립선암   216
 20. 직장암   220
 21. 췌장암   234
 22. 폐암   248
 22-1. 소세포폐암   272
 23. 후두암(기관지암)   275
 24. 흉선암   278
 25. 뼈에 전이 된 암   279

에필로그   286

서문

'암 치유의 신기원을 열다' 증보판을 내게 되었습니다.

자연치유는 환자 스스로 자신에게 시행하는 일종의 의술입니다.
그리고 자연치유 능력도, 치유 현장에서 공부하고 연구하는 사람들에 의해 괄목한 만한 속도로 발전을 거듭합니다.

2013년 처음 '암 치유의 신기원을 열다' 를 집필할 때와 현재의 암 자연치유 능력은 증보판을 내야만 할 정도로 많은 발전을 했습니다. 더 쉽고, 더 빠르고, 더욱 확실하게 암세포를 사라지게 하고 삶의 질을 향상시킴은 물론 온전한 건강도 회복할 수 있는 자연치유 방법이 구축되었습니다.

대부분의 암은 면역계 교란으로 나타난 병적증상 중에서 최상위에 속합니다. 이런 암 중에서도 악성도가 높은 암이라면 '적당히' '비슷하게' '공짜로' 와 같은 마음 자세로는 자연치유가 힘들 수도 있습니다. 하지만 성실히 치유 노력을 한다면 암 자연치유는, 악성도가 매우 높아도, 이 책이 책임질 수 있습니다.

이 책은 새로운 암 치유 개념과 삶의 질을 더 높이면서 어렵지 않게 암을 완치시키고 개선시킬 수 있는 현실적인 방법을 제시하는 암 치유 실전 지침서입니다.

암이라는 신생 물질의 생물학적 특성은 환자의 인체환경과 암이 발생한 조건 등에 따라 상당한 차이가 있습니다. 암이라는 부류에 속해도 어떤 종류는 성질이 온순해서 현대의학 개념의 치료나, 생활을 건강하게 바꾸고 암 치유에 도움이 되는 자연물질을 복용하는 정도로도 어렵지 않게 사라집니다. 그냥 몸에 가지고 평생 갈수도 있고, 암세포가 존재하는 지도 모르고 천수를 다하는 분들도 있을 것입니다.

정상세포가 분열하는 과정에서 혹은 성체세포가 특정 장기의 세포로 분화하는 도중에 세포변이가 발생해서 암이라는 신생물질이 나타납니다. 정상세포가 분열하는 과정이나 성체세포가 특정 장기의 특성을 거의 가질 정도로 분화도가 높은 상태에서 세포변이를 일으킨 암은 성질이 온순합니다.

문제는 원발[1]을 모를 정도로 미분화 상태이거나 분화 정도가 낮은 암입니다. 이런 종류의 암은 조기에 발견해도 이미 인체 전체에 세포 단위로 전이되어 있는 경우가 대부분입니다. 또한 현대의학적인 개념의 수술, 항암화학치료, 방사선치료나 인체 상태를 무시한 채 강제로 면역력을 높이는 치료는, 인체의 건강성과 면역계를 더욱 심하게 교란시켜, 암의 성장 속도를 더 빨라지게 하는 촉진제 역할을 하게 됩니다. 분화 정도가 낮은 상태의 암은 인위적으로 변화시키는 인체환경에 적응력이 뛰어나고 생존력도 강합니다.

그리고 암이 발생한 인체 상태도 다 다릅니다. 살면서 어느 정도는 변하겠지만, 사람에 따라 암 발생이 쉬운 체질이 있고, 암 발생에 강한 저항력을 가지고 있는 체질이 있습니다. 암 발생이 쉬운 체질은 비자연적인 방법으로 치료를 하면 인체 전체에서 다발성으로 암이 생겨납니다. 암 발생에 강한 저항력을 가진 사람은 암이 발생하면 이미 암의 세력이 매우 강합니다.

이 책은 악성도가 높은 암을 자연적인 방법으로 치유할 수 있는 개념과 실제 노력을 설명하고 있습니다. 대부분의 암은 악성도가 그리 높지 않습니다. 이런 분들은 암 자연치유 현장인 '차가원 본원'에서는 암환자 취급도 못 받을 정도입니다.

종양을 치유하는 일반적인 방법이 되려면 몇 가지 중요한 요소를 충족시켜야 합니다.

특정한 사람에게만 해당하는 특수성이 아닌 누구에게나 해당하는 [일반성], 같

---

1) 원발(原發)병터

은 노력에 같은 결과가 나오는 [재현성], 치유되는 과정을 예측할 수 있는 [예측성], 임상적으로 치유 기전이 거의 밝혀진 [선명성], 일반상식 정도로도 이해할 수 있는 [보편성] 등입니다. 이 몇 가지 조건이 확보되지 않으면 치유에 도움이 될 확률이 매우 낮아지고 우연을 기대해야 합니다.

이 책에서 제시하는 암 치유 개념과 방법은 일반성, 예측성, 재현성, 선명성, 보편성이 이미 검증되었습니다. 그리고 몇 가지 조건만 갖추면 완치와 상당한 개선이 되는 재현율이 거의 99.9%에 가깝습니다.

암을 치유하는 데 신중하게 고려해야 될 사항이 또 있습니다. 암이라는 선고를 받았고 고통과 죽음을 떠올릴 정도로 충격도 받았습니다. 암은 쉽게 사라지는 존재이지만 암에 대한 사회적 통념은 많이 다릅니다. 이 충격으로부터 벗어나는 것이 암 치유에 유리합니다. 이런 종류의 노력은 개연성이 높을 것이라 짐작하고 신경을 별로 안 쓰게 됩니다. 개연성이 높다는 말은 해보지도 않은 사람들의 생각이고 게으른 사람들의 변(辯)입니다.

속세의 연은 잠시 접어 두고 그 동안의 모든 것에 감사하고, 고마워하고, 모든 것을 사랑하고, 용서를 구하고, 용서를 하고, 미움과 증오, 욕심, 불평, 불만을 잠시 유보시키는 노력을 하면 마음이 편해지고 면역계에 크게 든 작게 든 틀림없이 좋은 변화가 나타납니다. 인체의 면역계는 생물학적인 면역계와 비생물학적인 면역계로 구성되어 있기 때문입니다.

암이라는 진단의 충격에서 벗어나는 것을 넘어, 암에 걸린 것조차 감사할 수 있으면 암은 곧 사라집니다. 육체는 정신에 종속되어 있습니다. 그리고 내 몸에 암이 나타난 것이 감사해야 할 사건 일수도 있습니다. 현명하게만 대처하면 어렵지 않게 암세포가 사라지는 것은 물론 온전한 건강까지 회복할 수 있기 때문입니다. 하지만 확실한 대안도 없이 맹목적으로 감사하게 생각하는 것은 현실적이지 못합니다.

암이라는 사실을 본인에게 알리지 않는 경우도 드물지만 있습니다. 대부분 충격을 받을 것 같아서가 이유입니다만, 사실은 살 수 없을 거라고 가족들이 미리 믿어서입니다. 생각이 직접 전달되는 에너지장이 존재할 수도 있습니다. 가족이 그렇게 믿으면 결과도 그렇게 될 확률이 높아집니다.

암에 대해서 말할 때 어느 정도 금기시되는 사항이 소아암입니다. 소아암 병동에서 많은 아이들이 현대의학 개념의 치료에 최선을 다하고 있습니다. 나이든 경우는 간혹 자연적인 암 치유방법을 선택하기도 하지만, 소아암의 경우는 자연적인 암 치유 방법을 선택하는 경우가 극히 드뭅니다. 어린아이의 삶의 질도 중요합니다. 완치의 희망이 없는 경우, 누구를 위하여 아이를 힘들게 하는지 고민이 필요합니다.

대부분의 암은 긴장한 것에 비해 너무 허무하게 사라지는, 불쌍할 정도로 별것 아닌 존재입니다. 이러함이 아무리 진실이어도, 사회적 현상과 많이 다른 경우는 적당히 타협하는 것이 더 현실적일 수도 있습니다.

현대의학으로 완치 확률이 1%라도 있으면 현대의학 개념의 치료에 최선을 다하십시오. 암은 현대의학으로 치료해야 한다는 개념이 사회적 통념을 넘어 암 치료 가치관으로 굳어져 있습니다.

사회적 통념이 항상 진실에 기반을 두지는 않습니다. 그리고 잘못된 사회적 통념이라 해도 그로부터 자유롭기가 쉽지 않습니다. 그렇게 살아왔기 때문입니다.

하지만 현대의학 개념으로 완치 확률이 0%라면 상황이 다릅니다. 사회적 통념이 나를 살려주지 못합니다. 현대의학에 대한 미련을 잠시 유보하고 자연적인 방법의 암 치유 노력을 하기 바랍니다. 어렵지 않게 암으로부터 생환할 수 있고 덤으로 온전한 건강까지 회복할 수 있습니다. 현대의학은 이미 전이가 발생한 진행성이나 말기 암에 대한 치료 방법을 모릅니다.

초기라는 진단을 받은 경우, 당장 수술하나 몇 달 뒤에 하나 결과는 비슷합니다. 몇 달 만에 수술에 어려움을 줄 정도로 빨리 성장하는 암은 매우 드뭅니다. 그리고 몇 달 만에 수술에 지장을 줄 정도로 빠르게 성장하는 암은, 대부분 발견되면 이미 말기 상태고 현대의학에 희망을 걸지 않는 것이 좋습니다. 진단 당시부터 수술이 불가능한 경우도 현대의학으로는 치유가 어렵습니다.

암이라는 진단을 받으면 몇 달 자연적인 방법으로 치유 노력을 해보기 바랍니다. 만족한 결과가 나오지 않으면 그때 수술해도 노력한 만큼의 도움은 받게 됩니다. 몇 달 노력하면 대부분, 암이 사라지는 것은 물론 삶의 질이 더 높아지고 온전한 건강까지 얻게 됩니다.

20대말에서 50대 초의 나이에 발생하는 암 중에는 성장 속도가 매우 빠른 경우가 자주 있습니다. 얼마 전까지 건강했는데 갑자기 말기 진단을 받습니다. 주로 위암, 간암, 직장암 입니다. 위나 간의 대부분이 암으로 덮여 있는 경우도 있습니다. 본인은 물론 가족들도 정신이 없습니다. 어떤 치료도 소용이 없다는 설명에도 불구하고 수술이나 항암화학 치료라도 해 달라고 매달립니다. 수술을 하는 경우 개복하고 아무런 조치 없이 암세포만 확인하고 그냥 닫는 고식적인 행위가 이루어집니다.

말기라는 진단을 받아도, 장기의 대부분이 암으로 대체되고 주변 장기로 침윤이 된 상태라 해도 이런 경우의 인체에는 아직 어느 정도 건강함이 존재합니다. 종양이 발생한 장기를 가능한 많이 쉬게 하고, 종양에게 공급되는 영양을 최대한 차단해서 종양의 세력을 약화시키면서, 천천히 조심스럽게 노력하면 일반적인 경우보다 더 쉽게 종양을 사라지게 할 수도 있습니다. 성장이 빠른 암은 사라지는 것도 빠릅니다. 하지만 아무런 목적이 없는 항암화학치료나 특히 수술을 하게 되면 더 이상 희망을 가질 수가 없게 됩니다.

모든 암환자에게 이 책에서 주장하는 치유방법을 적용할 수는 없습니다. 암보다 더 위중한 지병을 가지고 있는 경우도 있고, 고령 등으로 다른 합병증이 심각하게 동반되기도 하고, 너무 과중한 병원 치료로 이미 생존임계치를 넘은 분들도 있습니다. 극단적인 경우는 암이 아니라도 생에 미련이 없는 분들도 있습니다. 암을 치유한다는 여러 가지 방법을 잠깐씩 순례하는 분도 있고, 공짜로 암이 치유되기를 바라는 분도 있고, 마음에 원한과 불만이 가득한 분도 있고, 이 실전 지침서를 따르지 못하는 경우도 있습니다. 드물지만 어떤 방법으로도 치유가 어려운 상태의 암환자도 있을 것입니다. 감기도 치유가 어려운 경우가 있습니다. 하지만 대부분의 암환자는 말기라는 진단을 받아도 자연적인 치유 노력을 현명하게 한다면 회복될 수 있습니다.

같은 내용이 여러 번 반복됩니다. 책 전체를 읽지 않고 필요한 부분만 보더라도 최소한의 개념을 전달하기 위함이고 그만큼 중요하기 때문입니다.

이 책에 모든 경우를 다 기술하기는 힘듭니다. 표지 날개(내면)에 소개된 저자에게 문의하면 많은 도움이 될 것입니다. 전화가 어려운 경우 fish310@hanmail.net으로 문의하시면 개인별 특성을 감안한 상세한 상담이 가능합니다.

2015년 1월 증보판을 내면서

I

새로운 암 치유 개념

I

새로운
암 치유 개념

수술, 항암화학치료 등으로 암세포만 제거하려는 시도는 완치율이 낮고, 상당한 삶의 질을 포기해야 하고, 많은 고통이 따르게 됩니다. 암을 치료하는 지금의 현실입니다.

암은 인체의 면역계가 교란된 결과 나타난 증상입니다. 증상을 치유하려면 증상을 발생시킨 원인을 제거하는 노력이 우선되어야 합니다.

면역계 교란으로 나타난 당뇨 같은 단순한 증상은 원인을 제거하고 개선시키는 노력만으로도 쉽게 사라집니다. 하지만 암은 면역계 교란으로 나타난 최상위 증상입니다. 암은 정상세포가 세포변이 과정을 거쳐 나타난 신생물질입니다. 새로운 존재이며 기존에 존재하던 인체의 생물학적 특성을 많은 부분 따르지 않고 독자적인 생존 체계를 가지고 있습니다. 암세포는 원인을 제거하고 개선하는 정도의 간단한 노력만으로는 쉽게 사라지지 않습니다.

종양의 특성은 인위적으로 변화하는 인체환경에 적응력이 탁월합니다. 심지어는 강한 세포독성 물질인 항암제에도 3~4 주면 내성을 가진 암세포가 나타납니다. 인체환경이 강제적으로 암에게 불리하게 조성되면 될 수록 암은 강해집니다. 암은 생존력 보강을 위해 잠시 크기를 줄이기도 하고, 암 덩어리가 너무 커지면 중간 부분을 괴사시켜 버리면서 주위에 더 강한 새로운 조직을 만들기도 합니다. 암에게는 인위적인 강제력이 거의 통하지 않습니다. 대부분의 암은 인위적인 통제를 가할수록 더 강해집니다. 하지만 암이라는 존재도 신체의 일부이고 생물이여서 생존하려면 어쩔 수 없이 최소한의 생존 법칙을 따를 수밖에 없습니다.

그 중에 하나가 암세포는 충분한 영양이 공급되지 않으면 성장은 물론 생존하기도 힘들어진다는 사실입니다. 종양의 유일한 생존, 성장 영양원은 당(糖)입니다. 인체에 공급되는 당은 주로 탄수화물이고 포도당, 과당, 자당 등의 형태로도 공급됩니다.

암세포는 정상세포보다 20배 정도의 당이 공급되어야 생존하고 성장할 수 있습니다. 암의 유일한 영양원인 당의 공급을 줄이면 암은 굶게 됩니다.

일반적인 한 끼 밥은 200g입니다. 200g의 밥을 먹는 것은 65g의 설탕을 먹는 것과 결과적으로 비슷합니다. 200g의 밥을 섭취하면 정상세포는 물론 암세포도 생존과 성장에 충분한 양의 영양을 공급받고도 남게 됩니다.

실제적인 생존에 필요한 한 끼 밥 양은 40~50g 정도입니다. 한 끼에 40g의 밥을 먹게 되면 공급되던 당의 절대량이 줄게 되고 암세포와 정상세포는 당을 놓고 서로 경쟁하게 됩니다. 특히 뇌는 충분한 양의 산소와 당이 공급되지 않으면 생존이 어려워집니다. 그리고 뇌는 인체에서 최우선하여 필요한 영양을 가져갑니다. 그 결과 종양은 굶게 되고 세력이 약해지면서 크기를 줄입니다. 이론적으로 틀림없는 사실입니다. 하지만 이런 노력만으로는, 종양에게 공급되는 당의 양을 어느 정도 줄일 수 있겠지만, 종양의 세력이 약해질 정도로 당의 공급을 줄이기는 힘듭니다.

인체에는 식후 30~120분 사이에 '식후혈당 피크현상'이 나타납니다. 섭취한 탄수화물이 소장에서 한꺼번에 포도당으로 변해서 흡수되기 때문입니다. 적응력이 뛰어난 종양은 이 시간 동안에 더 많은 당을 공급받기 위해 노력을 합니다. 종양세포에는 포도당 수용체가 정상세포보다 월등히 발달되어 있습니다.

탄수화물의 섭취를 줄이고 '식후혈당 피크현상'을 확실하게 막아 줘야 종양이 굶게 됩니다. 먹이가 줄면 종양은 성장을 멈추고 크기를 줄이면서 새로운 생존 전략을 찾기 위해 노력하지만 배고픔에는 종양세포도 적응하지 못합니다.

새로운 개념의 첫 번째가 종양에게 공급되는 영양을 최대한 차단해서 종양의 세력을 약화시키는 것입니다.

종양의 세력이 약화되고 크기가 줄어야 통증이 사라지고 자연치유 요법이 강한 힘을 발휘하게 됩니다. 종양이 강한 세력과 성장세를 유지하고 있는 동안에는 종양을 사라지게 하기가 어렵습니다.

물론 200g의 밥에 적응되어 있던 인체가 원래 상태로 돌아가려는 노력인 탄수화물 금단증상이 나타나기도 합니다. 어느 정도는 참고 견뎌야 합니다. 부족한 영양이나 배고픔은 두부, 콩, 생선, 신선한 채소. 녹즙, 당이 적은 약간의 과일, 나물반찬, 여러 종류의 국, 실크아미노산[2], 유기농 견과류 등으로 보충하면 됩니다.

탄수화물과 병행해서 모든 당의 섭취도 가능한 차단해야 합니다. 설탕 대신에 유기농 스테비아[3]를 사용하면 음식의 단맛을 충분히 대신할 수 있습니다.

여기서 더 나아가 쌀, 밀가루, 전분 등 고단위 탄수화물의 섭취를 금하

---

2) 누에고치 껍질에서 얻어지는 천연 아미산의 일종으로 모든 18종의 아미노산을 함유 하고 있다.
3) 설탕대용으로 사용되는 허브로서 설탕보다 더 진한 단맛을 내며 칼로리는 없다.

고, 저단위 탄수화물 음식으로부터 생존에 필요한 탄수화물을 골고루 섭취하고, 식후혈당 피크를 확실하게 막아 주는 방법으로 식사를 하면 종양은 환우 분 스스로 확인할 수 있을 정도로 세력이 급속히 약화되고 크기를 줄이면서 사라질 준비를 합니다.

두 번째가 종양이 발생한 장기를 최대한 쉬게 하고 장기의 생물학적 건강성을 회복시켜 주는 것입니다.

종양이 발생한 장기를 최대한 쉬게 하고 생물학적 건강성을 회복시키면 장기에 공급된 체력이 남아돌게 되고, 남아도는 체력이 암으로 인한 상처를 스스로 치유하면서 장기 자체에서도 종양에게 저항하기 시작합니다. 장기도 살아남으려는 본능이 있습니다. 종양은 강력한 저항을 받게 됩니다. 온순한 종양인 경우는 장기 자체의 저항만으로도 사라질 수 있습니다.

세 번째가 인체 전체의 건강성과 면역계를 회복시키는 것입니다.

일반적으로 알려진 자연적인 암 치유방법입니다. 총체적인 노력입니다. 꾸준함과 노력하면서 발생하는 상황에 현명한 대처가 필요합니다. 다음 장에서 상세히 설명이 되겠지만 중요한 사항 몇 가지만 미리 설명하겠습니다.

적극적이고 종합적인 인체 정화 노력을 통해 교란되어 있는 건강성과 면역계를 회복시키는 것입니다.

깨어 있는 동안 힘을 다해 어깨, 가슴, 척추, 허리를 활짝 펴 주는 것입니다.

생각날 때 잠시 하는 것이 아니라 항상 해야 합니다.

인체를 부교감신경계가 우성으로 지배할 수 있게 해야 합니다.

효소요법입니다.

회복되는 면역계가 종양을 인지하고 종양을 공격할 수 있는 인체 환경을 만들어 주는 것입니다.

암을 치유하는 자연요법을 현명하게 시행하면 인체의 교란된 건강성과 면역계가 암을 치유할 수 있을 정도로 서서히 회복됩니다. 암을 치유할 수 있을 정도로 회복이 된다는 것이지 회복된 면역계가 바로 암세포를 공격한다는 의미는 아닙니다. 면역계가 암세포를 공격하게 하려면 그에 합당한 인체환경을 만들어 줘야 합니다.

암세포는 인체 전체에서 염증 유발물질을 끌어 모아, 암세포 주위에 염증 반응을 일으켜 면역계의 공격을 염증에 집중시키는 교묘한 방법으로 면역계의 공격을 피하고 있습니다. 그 결과 종양 주위가 붓고, 충혈 되고, 고름이 생기는 경우가 많습니다. 하지만 염증유발 물질이나 염증을 제거하면 면역계가 바로 암세포를 인지하고 암세포를 공격합니다. 면역계가 암세포를 공격하기 시작하면 암은 곧 사라집니다.

대표적인 염증치유 음식은 약간의 법제 과정을 거친 천연소금, 구연산, 감초, 생강, 연어, 그린홍합, 마늘, 양파, 채소류, 식이섬유 등이고 모든 것에 감사하는 마음, 좋은 자연환경도 염증유발물질 제거에 도움이 됩니다.

대표적인 염증 유발 음식은 쌀 밀가루 등 고단위 탄수화물, 정제염, 화학적인 식품첨가제, 유제품, 동물성 지방, 열을 가한 식용유와 튀김류, 설탕, 화학적으로 만든 모든 약 등이고 탐욕과 집착으로 인해 발생하는 스트레스도 염증을 유발시킵니다.

종양치유 능력이 확실한 자연물질의 도움을 받는 것입니다.

암환자가 할 수 있는 노력은 여기까지입니다. 그 다음은 인체가 알아서 합니다. 인체에 존재하는 자연 치유력과 회복력이 작동하기 시작하고 면역계가 종양을 인지하고 공격하기 시작하면 암은 곧 사라집니다.

종양을 치유하는 기본 개념입니다. 가능하면 이 책에서 제시하는 방법을 그대로 따르는 것이 좋지만 예외도 있습니다. 먹기가 힘든 경우는 우선 먹는 것이 더 중요하고, 응급상황이 발생하면 먼저 해결하는 것이 중요합니다. 이 책에서 제시하는 노력의 강도를 그대로 따르기 어려우면 조금 멀리 보고 약하게 시작해도 됩니다.

당뇨나 고혈압 증상이 있는 경우 암이 사라지기에 앞서 그 증상이 먼저 개선됩니다. 혈당강하제나 혈압 약의 복용 양을 서서히 줄여야 하고 증상이 사라지면 중지해야 합니다. 중요한 사항입니다.

제 3의 암

정황이 틀림없이 악성종양인데 현재의 기술로는 암세포를 발견하지 못하는 경우가 있습니다. 조영제에 강하게 반응하고, 전이가 되고, 무한정 성장하고 등 존재하는 모든 정황이 암인데 조직을 채취해서 모든 검사를 해도 암세포의 증거가 나타나지 않는 새로운 종류의 암으로 추정되는 암이 있습니다.

현재는 아주 드문 경우이고 크게 걱정할 것 까지는 없습니다. 이런 종류의 암이 나타나는 것은 필연적 결과로 추측됩니다. 항암화학치료, 방사선치료 같은 자연을 완전히 무시한 치료가 주원인으로 추정됩니다. 병원 소견서에 'Negative for malignant cells but R/O[4] cancer' 'Cancer, unspecified' 'Alleged cancer patient' 'Other disorder of lung but R/O lung cancer' 같은 내용이 있으면 제 3의 암일 확률이 높습니다. 제3의 암은 분화도가 낮아서 원발이 불분명한 암과는 전혀 다른 성질의 암입니다.

'암세포가 발견되지 않지만 암으로 추정' '암이지만 암으로 확정할 수 없음' '암이라는 증거가 없는 암환자' '(폐암이 아닌) 폐의 다른 질환이지만 폐암으로 추정' 이라는 뜻입니다.

이런 종류의 암은 악성도가 매우 높습니다. 자연요법이 아니면 치유가 불가능합니다.

---

4) rule out

II

암 치유 실전

암 치유 실전은 '모든 암에 공통되는 암 치유 실전'과
'암 치유에 필요한 자연물질' '종양의 종류에 따른
암 치유 실전'으로 구성되어 있습니다.

Ⅱ

암 치유
실전

1. 암 치유의 신기원을 열다

(1) 암세포의 생존 조건

살아 있는 모든 존재는 생존할 수 있는 조건이 있습니다.

사람은 음식과 물, 산소가 없으면 생존이 불가능합니다. 식물은 물과 햇볕이 생존의 필수 조건입니다.

암세포도 마찬가지입니다. 암세포가 생존하려면 필수 조건과 일반 조건이 있습니다. 암세포 생존 필수 조건은 하나라도 부족하면 바로 죽을 수밖에 없는 조건이고 일반 조건은 부족하게 되면 생존에 어려움을 겪게 되는 조건입니다.

암세포는 암세포의 생존 필수조건을 막아 버리면 바로 사멸합니다. 생존 일반조건을 막아 버리면 서서히 사멸합니다. **암세포의 생존 필수조건**은 암세포에게 생존 성장할 수 있는 충분한 양의 영양분이 공급되어야 하고 암세포에게 산소가 공급되지 않게 하는 것입니다.

암세포 생존 일반 조건은 인체가 독성물질이나 화학물질 등에 심하게 오염되어 있을수록 암세포 생존에 유리하고, 인체에 존재하는 염증유발 물질을 암세포 주변으로 끌어 모아 암세포 주위에 염증을 유발시켜 암세포가 면역세포에게 발각되지 않는 상태를 인체가 스스로의 힘으로 회복하지 못할 때까지 유지해야 하고, 호르몬 분비 등에 관련이 깊은 인체 항상성이 비정상적으로 작동되게 하는 것입니다.

암세포는 암세포의 생존 필수 조건 첫 번째인 '암세포가 생존할 수 있는 충분한 양의 영양분 공급'을 막아 버리면 암세포는 바로 사라집니다. 암세포의 유일한 생존 영양은 탄수화물 즉 당(糖)입니다. 암세포는 정상세포와는 달리 에너지대사 과정에 산소가 필요 없는 무산소에너지 대사를 합니다. 그 결과 (산소를 기반으로 에너지를 생산하는 정상세포는 공급되는 당으로부터 거의 100% 에너지를 얻게 되지만) 불완전 에너지 대사를 하게 되고, 암세포는 공급되는 당에서 6~7% 정도만 에너지로 만들어서 사용하고, 나머지는 불완전 에너지대사의 산물인 젖산 등의 형태로 암세포 밖으로 배출해 버립니다.

암세포가 생존하려면 정상세포의 16배 이상 당을 공급받아야 하고 암세포가 성장하려면 정상세포보다 20배에 가까운 당을 공급받아야 합니다. 현실적으로 쉽게 표현하면 암세포는 혈액에 포도당이 차고 넘쳐야 생존을 할 수 있다는 것입니다. 물론 24시간 혈액 중에 포도당이 차고 넘칠 수는 없습니다.

일반적인 식사를 하면 식후에 혈당 피크현상이 발생합니다. 포도당 수용체가 정상세포보다 월등히 발달되어 있는 암세포는 주로 이때 생존과 성장에 필요한 당을 충분히 섭취합니다.

인체에 생존에 필요한 만큼의 탄수화물만 공급해 주고 식후혈당 피크현상을 막아 주면 암세포는 바로 사라집니다.

인체에 생존에 필요한 만큼의 탄수화물을 공급해 주고 식후혈당 피크현상을 막아 주려면 식사 방법과 식사 내용을 변화시키면 쉽게 해결됩니다. 그리고 병원에서 습관적으로 놓아주는 링거에 포함되어 있는 순수 포도당은 암세포에게 보약 같은 존재입니다.

암세포에게 영양을 공급하기 위해 암세포 덩어리 내에 존재하는 혈관은 일반 모세혈관에 비해 좁습니다. 그리고 암세포 덩어리는 정상적인 체온에 비해 1~2℃ 정도 낮은 체온을 유지해서 암세포 덩어리 내에 존재하는 모세혈관의 신축성을 떨어트려, 산소를 머금고 있는 적혈구의 통과를 저지합니다.

암세포 덩어리에 존재하는 모세혈관 초입에 혈관을 통과하지 못한 적혈구가 쌓이게 되고 혈관이 막히면 암 덩어리는 새로운 혈관을 만듭니다. 암세포는 새로운 혈관을 계속 만들어 내는 능력이 있습니다. 산소를 머금고 있는 적혈구가 암세포 혈관을 통과해도 낮은 체온으로 인해 산소가 적혈구로부터 분리되지 않습니다.

인체의 체온을 조금 높이면 암세포 혈관의 신축성이 좋아지게 되고 동시에 적혈구의 신축성도 좋아져서 둥근 타원형의 적혈구가 길게 늘어지면서 암세포 혈관을 통과하게 되고, 암세포에 다다른 적혈구는 산소를 분리해서 암세포에게 공급 되게 합니다. 계속적으로 암세포에게 산소가 공급되면 성질이 급한 암세포는 스스로 사멸해 버립니다.

체온을 올릴 수 있는 음식을 섭취하고 따뜻한 바닥에서 잠자기, 쑥 훈증 등 체온을 올릴 수 있는 노력을 해서 체온을 어느 정도 올려 주고 동시에 인체에 충분한 산소를 공급해 주는 정도의 노력으로도 암세포는 쉽게 사라집니다.

암세포의 생존 필수 조건 두 번째인 '암세포에게 산소가 공급되지 않게 하는 것'은 이렇게 쉽게 무너트릴 수 있습니다.

암세포 생존 일반 조건인 인체가 독성물질이나 화학물질 등에 심하게 오염되어 있을수록 암세포 생존에 유리하고, 인체에 존재하는 염증유발 물질을 암세포 주변으로 끌어 모아 암세포 주위에 염증을 유발시켜 암 세포가 면역세포에게 발각되지 않는 상태를 인체가 스스로의 힘으로 회 복하지 못할 때까지 유지해야 하고, 호르몬 분비 등에 관련이 깊은 인체 항상성이[5] 비정상적으로 작동되게 하는 것도 쉽게 막을 수 있습니다.

인체를 적극적이고 종합적으로 정화시키는 노력과 염증을 유발시키는 모든 화학약품, 고단위 탄수화물, 독성물질, 화학물질, 산패한 식용유, 동물성 지방 등의 염증을 유발시키는 음식의 섭취를 가능한 철저하게 차단하고, 염증유발물질이나 염증을 치유해 주는 깨끗한 음식을 섭취하 고, 인체 항상성을 강력하게 바로잡아 주는 자연물질의 도움을 받는 정 도의 노력을 하면 암은 스스로 자멸해 버립니다.

암이 조기에 발견되었다면 치료할 시간이 충분합니다. 지금 수술하고 항암제 치료를 하나 몇 달 뒤에 하나 결과는 같습니다. 몇 달 자연적인 방법과 스스로의 힘으로 암 치유 노력을 해보고 결과가 만족스럽지 못 하면 그 때 병원 치료를 해도 됩니다. 현명하게 노력한다면 암 때문에 병원 갈 일은 없습니다.

몇 달도 기다리지 못할 정도로 성장이 빠른 강력한 힘을 가진 악성 종양 이거나 원격 전이가 된 상태에서 암 진단을 받았거나, 재발이거나, 진행 성 암인 경우는 현대의학으로는 치료가 불가능합니다. 무서운 고통을 감내하고 삶의 질을 다 포기해도 결과는 죽음입니다. 하지만 자연적인 방법과 스스로의 힘으로 치유 노력을 현명하게 하면 이런 상태의 암들 도 쉽게 사라집니다. 암만 사라지는 것이 아니고 온전한 건강까지 회복 해서 재발의 위험으로부터도 자유로워집니다.

---

5) homeostasis 여러 가지 환경 변화에 대응하여 일정한 상태를 유지하는 성질. 또는 그런 현상

암은 무서운 질환이 아닙니다. 오히려 새로운 건강을 회복시킬 수 있는 좋은 기회입니다. 암은 무서운 존재라는 사회적 통념이 형성된 것은 현대의학의 암 치료 방법에 대해 최소한의 합리적인 의심조차 하지 않고, 현대의학을 신앙에 가깝게 믿고 존경하는 우리들이 만들어 낸 허상의 현상입니다.

일본의 암 이권은 연간 약 30조 엔으로 방위비의 3배나 됩니다. 일본의 현대의학은 암 환자가 스스로의 힘으로 암을 쉽게 치유하는 것을 절대로 그냥 두지 않습니다. 암 환자가 병원에 가지 않고 스스로의 힘으로 쉽게 암을 치유하면 감옥에 보내는 법도 만들 능력이 있기 때문입니다. 그 능력은 천문학적인 이권입니다.

(2) 확실하게 암을 치유하는 식사 방법

(식사의 내용과 방법만 준수하면 암의 세력이 약화되면서 크기가 급속히 줄어듭니다)

2-1 철저한 유기농 재료
모든 화학적으로 합성한 식품첨가물, 농약 등 모든 독성물질 섭취를 철저하게 금지해야 합니다. 암을 쉽게 완치시키기 위한 중요한 조건입니다.

2-2. 고단위 탄수화물 섭취 금지 → 종양의 영양소, 강력한 염증 유발
밥, 국수, 당면, 감자, 고구마, 밤, 묵, 빵, 옥수수 등 섭취 금지

탄수화물은 생존에 절대적으로 필요한 에너지원이지만 탄수화물이 과도하게 섭취되면, 종양에게 충분한 생존 에너지를 공급하게 되어 종양의 세력을 강화시키고 동시에 과도하게 섭취된 탄수화물은 종양세포를 면역계로부터 적극적으로 보호 해주는 강력한 염증유발물질입니다.

'암 치유 음식' 정도만 섭취해도 생존에 충분한 탄수화물이 섭취됩니다. 콩에는 탄수화물이 30% 정도, 채소에는 평균 5%(토마토 3%, 호박 7%, 브로컬리 8%, 더덕 11%, 도라지 13%, 냉이 8%, 상추 1.4%, 대파 8%), 과일에도 평균 20%(바나나 22%) 이상의 탄수화물을 함유하고 있습니다.

인체에 탄수화물(당)이 넘치는 상태에서는 암 치유가 힘들어집니다. 반대로 인체에 생존에 필요한 정도의 탄수화물만 공급되면 암세포는 바로 세력이 약화되면서 크기를 줄입니다. 암세포는 정상세포보다 20배 정도의 포도당을 공급받아야 생존과 성장을 할 수 있습니다.

탄소화물을 여러 가지 저단위 탄소화물 음식으로부터 생존에 필요한 정도만 섭취하면 암은 곧 사라질 준비를 합니다.

암 치유는 이렇게 간단합니다.

2-3. 열을 가할 경우 식용유 사용 금지
모든 볶음 요리는 야채육수를 사용해서 볶을 것
2-4. 가능한 육류, 계란, 유제품 섭취 금지
2-5. 훈제한 음식재료 사용 금지
2-6. 모든 당류(설탕, 과당, 자당, 꿀) 사용, 섭취 금지 → 염증 유발, 대신 유기농 스테비아 사용

암 치유 음식 식사 구성

검증된 암 치유 식사 방법 기본 개념입니다. 이러한 식사 방법을 지키는 것이 암을 치유하기 위해 중요한 사항이지만, 환우 분들의 상태에 따라 이런 방법의 식사가 어려운 경우도 있습니다.

우선 중요한 것은 식사가 가능하도록 하는 것이고 암 치유 식사 방법을 지키는 것은 그 다음입니다. 소화기능이 약해져 있다면 유기농 현미 죽부터 시작해야 하고, 입맛이 없다면 기름기가 도는 유기농 흰쌀밥도 도움이 됩니다.

검증된 암 치유 식사 방법을 지키려 노력하되 현실에 맞게 조절이 필요합니다.

아침
- 먼저 여러 가지 신선한 유기농 쌈 채소로만 배를 어느 정도 불리고 동시에 잘 익은 물김치를 충분히 섭취하고
- 유기농 방울토마토 등 각종 샐러드
- 각종 나물, 해초류
- 각종 버섯
- 콩국과 유기농 우뭇가사리 묵이나 미역국수를 먹고 (고단위 식이섬유 - 식후혈당 피크 방지)
- 두부요리 반찬
- 국
- 신선한 유기농 견과류 조금 섭취 이런 순서로 식사를 하고
- 식사 후 바로 10분 정도 천천히 산책(식후혈당 피크현상 방지)

음식을 먹는 순서도 중요합니다. 음식의 재료에 따라 위에 머무르는 시간이 다르기 때문입니다. 채소류는 10~15분, 버섯류는 20~30분, 어패류는 1~2시간이면 소장으로 다 넘어갑니다. 채소류는 15분 내에 소장으로 넘어가야 신선한 영양을 인체에 공급해 줄 수 있습니다. 만약 어패류와 채소류가 위에서 섞이게 되면 채소류는 어쩔 수 없이 1시간 이상 위에 머물게 되고 부패하게 됩니다.

점심
- 유기농 토마토 혹은 방울토마토를 주식으로 당근, 양배추 등을 죽염과 같이 곁들어 충분한 양을 먹습니다.
- 공복감이 심하면 약간의 콩국과 유기농 우뭇가사리 묵이나 미역국수와 반찬, 국을 먹고
- 유기농 견과류 적당량 섭취
- 식사 후 바로 10분 정도 천천히 산책(식후혈당 피크현상 방지)

저녁
- 먼저 여러 가지 신선한 유기농 쌈 채소로만 배를 어느 정도 불리고 동시에 잘 익은 물김치를 충분히 섭취하고
- 유기농 방울토마토 등 각종 샐러드
- 우엉, 연근 등 각종 나물, 해초류
- 각종 버섯
- 약간의 콩국과 유기농 우뭇가사리 묵이나 미역국수를 먹고 (고단위 식이섬유 - 식후혈당 피크 방지)
- 두부요리 반찬
- 어패류(가능한 소량 섭취)
- 국
- 신선한 유기농 견과류 조금 섭취?
- 식사 후 바로 10분 정도 천천히 산책

주의 사항
- 채소는 오래도록 충분히 씹어서 삼켜야 합니다.
- 채소와 콩국, 여러 반찬만으로도 생존에 필요한 충분한 양의 탄수화물이 섭취됩니다.
- 생으로 먹을 수 있는 재료는 생으로 조리하는 것이 좋습니다.
- 음식에 사용하는 간장은 유기농 조선간장＋야채육수＋스테비아＋실크 아미노산 소량＋마늘즙＋생강즙＋... 을 섞어서 맛있게 만들 것

- 식물성을 제외한 단백질류 음식은 식사 끝에 먹을 것
- 국에 생 숙주나물을 넣어서 국물의 온도(열)로 데쳐지게 해서 충분히 섭취할 것
- 훈제한 음식 섭취 금지
- 고니 같은 생선 내장이나 알 종류 사용 금지, 연어 등 일부를 제외한 대부분의 냉동 수입 어패류 사용 금지

양념
소금은 은해염이나 토판염 사용(정제염 사용 금지), 유기농 식초, 유기농 뽕나무 잎 가루(국 등에 넣어서 섭취), 볶지 않고 추출한 들기름, 볶지 않고 추출한 참기름, 신선한 유기농 냉연 압착 올리브유, 껍질째로 만든 생 들깨가루, 유기농 고춧가루, 조미간장, 유기농 된장(가능한 고추장 사용 금지 → 당 성분을 많이 함유하고 있음), 마늘, 생강, (팔각, 정향, 파슬리 같은)향신료와 허브, 집에서 만든 유기농 두유 마요네즈, 집에서 만든 유기농 스테비아 케첩, 유기농 카레가루 등
(계란이 들어 간 마요네즈 사용 금지 → 염증 유발, 유기농)

콩국 종류
- 유기농 서리태
- 유기농 메주콩
- 유기농 쥐눈이콩
- 연(蓮) 씨를 조금 첨가해도 도움이 됨

염증유발물질을 제거해 주는 음식 적당량 섭취
유기농 녹차, 브로콜리, 마늘, 케일, 레몬, 베리류(berries), 아보카도, 심황(turmeric 생강과 비슷한 구근으로 카레 성분 중 하나)

(3) 장기의 힘만으로도 암을 사라지게 할 수 있을 정도입니다

종양이 발생한 장기를 가능한 편히 쉬게 하면 장기에 남아도는 체력이 종양으로 인해 발생한 상처를 스스로 치유하고, 장기 자체에서도 종양에게 저항하기 시작합니다.

종합적인 인체 정화 노력을 하면서 동시에 각 장기별 필요한 영양소를 충분히 공급해 주면 장기의 생물학적 건강성이 회복되면서 종양에게 더욱 강하게 저항하기 시작합니다. 종양이 발생한 장기의 생물학적 건강성을 회복시키고, 장기에 체력이 남아돌게 되면 악성도가 강하지 않은 종양 정도는 물리칠 수 있습니다.

3-1. 간에 좋은 음식
토마토, 부추, 양파, 양배추, 가지, 다시마, 비트, 우엉, 두부, 청국장, 버섯류, 콩류, 율무, 울금, 마늘, 바지락 다슬기 등 조개류, 닭 가슴살 고기, 동물의 간, 헛개나무열매, 민들레, 취, 메밀, 결명자, 복숭아

간에 나쁜 음식
약성이 강하거나 자극적인 음식, 모든 화학적으로 만든 음식
(방부제, 식품첨가제, 농약 등이 특히 간에 나쁜 영향을 끼칩니다. 절대 금지해야 합니다)

3-2. 위에 좋은 음식
양배추, 브로콜리, 마, 감자, 토란, 무, 율무, 파래, 연근, 된장, 마늘, 두부, 야채 녹즙, 알로에, 배, 유자

위에 나쁜 음식
오징어 낙지 쥐포 육포 말린 과일 말린 콩 등 딱딱한 음식, 고사리 도라지 등 질긴 채소, 동물성 지방, 튀긴 음식, 자극적인 음식, 짠 음식, 너무

뜨겁거나 찬 음식 과식을 피해야 하고, 작은 양을 여러 번에 나눠 먹는 것이 좋습니다.

3-3. 뇌에 좋은 음식

산소, 녹즙, 연어, 견과류, 두유, 미역 등 해초류, 토마토, 홍당무, 시금치, 고추 등 녹황색 채소, 마늘, 검은 깨, 유기농 녹차, 레몬, 오렌지, 키위, 포도 등 과일, 굴, 오미자차

뇌에 나쁜 음식

설탕, 홍차, 커피, 화학 첨가물이 들어간 음식, 튀긴 음식, 인스턴트 가공식품

3-4. 폐에 좋은 음식

도라지, 마, 마늘, 생강, 무, 토마토 브로콜리, 당근 등 녹황색 채소, 유기농 녹차, 녹즙, 유기농 녹차, 김 파래 등 해초류, 복숭아

폐에 나쁜 음식

꿀, 육류, 인스턴트식품

3-5. 장에 좋은 음식

한천(우뭇가사리) 곤약 등 등 고농도 식이섬유를 함유한 모든 음식, 모든 신선한 유기농 생야채, 무말랭이, 김 다시마 등 소화가 쉬운 해초류, 콩, 두부, 청국장, 충분한 양의 물 섭취, 김치 등 채소발효식품

장에 나쁜 음식

기름진 고열량 음식, 소고기 등 포화지방산이 많은 육류, 튀긴 음식, 자극적인 양념, 인스턴트식품, 탄 음식

3-6. 췌장에 좋은 음식
모든 신선한 유기농 생야채,

췌장에 나쁜 음식
쌀 밀가루 전분 감자 고구마 묵 등 모든 고단위 탄수화물 음식
(췌장암일 경우 콩 채소 등에서 골고루 탄수화물을 섭취해야 하고 밥 등
고단위 탄수화물 음식은 먹지 않는 것이 좋고, 먹더라도 소량만 섭취해
야 합니다)
모든 육류, 대부분의 어패류, 튀긴 음식, 인스턴트식품, 당(糖) 함유가
높은 음식

3-7. 유방에 좋은 음식
견과류, 레몬, 버섯 등 비타민 E, C, B 가 풍부한 유기농 음식, 모든 신
선한 유기농 생야채, 굴 등 조개류, 강황(커큐민[6]), 콩류, 두부, 된장, 호
박, 유기농 녹차

유방에 나쁜 음식
모든 훈제 음식, 인스턴트식품, 기름진 음식

3-8. 갑상선에 좋은 음식
적당한 양의 다시마 등 해초류, 굴 등 적당량의 어패류, 토마토 양배추
등 녹황색 채소를 포함해서 모든 유기농 채소, 검은 콩, 두부, 버섯, 유
기농 녹차, 견과류, 적절한 양의 적포도주

갑상선에 나쁜 음식
다시마 등 요오드 함유 음식을 과도하게 섭취하는 행위(일상적으로 섭
취하는 양의 해초류는 갑상선에 아주 좋은 음식이지만 해초류나 어패류
만 집중적으로 과도하게 섭취하면 오히려 손해를 볼 수 있습니다), 고지
방 육류 섭취(육류는 제한하거나 닭 가슴살 정도 소량 섭취가 좋습니

---

6) Curcumin; 항종양, 항산화, 항아밀로이드와 항염증작용을 가지고 있슴.

다), 불소가 들어 있는 수돗물이나 치약, 모든 농약을 사용한 음식재료를 철저하게 제한해야 합니다(대부분의 농약에는 불소가 함유되어 있습니다), 치즈, 버터 등 유제품, 계란, 인스턴트식품

3-9. 신장에 좋은 음식
검은 콩, 검은 깨 등 블랙 푸드, 해삼, 율무, 적당량의 녹황색 유기농 야채와 소량의 자죽염

신장에 나쁜 음식
맵고 짠 자극적인 음식, 모든 농약, 화학 첨가물, 빙초산, 알코올, 커피, 육류 단백질, (신장에 이미 종양이 존재하는 경우 옥수수수염 등 이뇨작용이 강한 식품은 제한하는 것이 좋습니다), 약성이 강한 음식

3-10. 전립선에 좋은 음식
토마토 등 모든 녹황색 유기농 채소, 가지, 마늘, 강황, 견과류, 콩, 유기농 녹차, 적당량의 굴 등 어패류,

전립선에 나쁜 음식
모든 육류, 기름진 음식, 튀긴 음식

3-11. 자궁에 좋은 음식
검은 콩 등 콩류, 미역 등 해초류, 버섯, 견과류, 마늘, 대추, 생강, 연근, 양파, 파 등의 뿌리채소, 두부, 닭 가슴살, 우엉, 당근, 부추, 냉이, 완두콩, 깻잎, 파, 부추 등 따뜻한 성질의 음식

자궁에 나쁜 음식
기름진 음식, 튀긴 음식, 돼지고기, 꿩고기, 전복, 게, 조개류, 밀가루, 메밀, 녹두, 율무, 보리, 수박, 참외, 배 등 찬 성질의 음식

3-12. 방광에 좋은 음식

충분한 양의 물 섭취, 다시마 등 해초류, 신선한 유기농 채소, 율무, 호박씨, 은행, 생강, 옥수수수염, 수박, 오이, 크랜베리, 율무, 민들레, 미나리 등 이뇨 작용을 하는 식품(소변의 농도를 묽게 만들어서 소변의 성분이 가능한 방광을 자극하지 않도록 하는 것은 방광의 생물학적 건강성을 회복시키는데 필요합니다. 하지만 방광에 과민성 증상이 있는 경우는 과량 섭취를 자제해야 할 경우도 있습니다)

방광에 나쁜 음식

방광을 자극하는 카페인과 탄산음료, 돼지고기, 게, 새우, 메밀, 팥, 녹두, 참외, 파인애플, 밀가루 음식 같은 성질이 차가운 음식

(4) 부교감신경계

자연적인 방법으로 암을 치유하려 노력할 때 기본이 되는 조건 중 하나입니다. 인체를 부교감신경계가 우성으로 지배할 수 있도록 노력해야 하고, 그 상태를 유지시켜야 합니다.

평소에는 교감신경과 부교감신경계가 평형을 이루고 있습니다. 암이 생겼다는 것은 교감신경계가 인체를 우성으로 지배하고 있기 때문입니다. 암이 발생했다는 것은 인체에는 일종의 비상사태입니다. 건강에 문제가 있으니 빨리 조치를 취하라는 인체의 경고이며 인체에 존재하는 강력한 힘을 가진 자연 치유력과 회복력이 작동할 수 있도록 노력하라는 명령입니다. 인체의 자연치유력, 회복력은 교감신경계가 우성으로 인체를 지배하고 있는 상황에서는 작동하지 않습니다.

교감신경계가 인체를 지배하면 스트레스 호르몬이 계속 분비되고 혈관이 수축되어 혈액의 흐름이 느려지고, 호흡이 가빠지고, 얕은 호흡을 하게 되고, 산소 소비량은 늘어나는데 산소 공급은 줄어들고 등으로 인해

오히려 인체의 자연치유력과 회복력 작동을 방해합니다. 강력한 힘을 가진 인체의 자연치유력과 회복력이 작동하려면 부교감신경계가 인체를 우성으로 지배해야 합니다.

부교감신경계가 우성으로 인체를 지배하게 하려면 웃어야 되고, 마음을 편하게 가져야 하는데 현실적으로 어렵습니다. 부교감신경계가 인체를 지배하게 하는 빠르고 확실하고 현실적인 방법은 호흡을 이용하는 것입니다. 호흡은 인위적으로 조절이 가능합니다.

느린 호흡, 깊은 호흡, 배호흡을 하는 것입니다. 이 세 가지 호흡은 같은 말입니다. 보통 사람은 일 분에 12 번 정도 얕은 호흡을 합니다. 암 환자는 호흡이 더 얕고 횟수도 많습니다. 호흡을 일 분에 두 번하는 것을 목표로 해야 합니다.

7~10초 정도 천천히 깊게 코로 들어 마시고 (가슴이 넓어지는 것이 아니라 가슴은 변화가 거의 없고 횡격막을 내려서 배가 딴딴하고 빵글할 정도로 나오게 해야 합니다) 20~25초 정도 날숨을 쉬는 것입니다. 들숨과 날숨 사이에 어느 정도 호흡을 멈춰도 좋습니다.

이런 호흡을 10분 정도만 해도 인체가 진정되면서 부교감신경계가 인체를 지배하기 시작합니다. 처음부터 일 분에 2회 호흡은 어렵습니다. 처음에는 일 분에 6회 정도로 시작해서 호흡수를 줄여 가면 됩니다.

이런 방법의 호흡이 어려운 상태라면 가슴으로라도 심호흡을 해야 합니다. 얕은 호흡을 하는 것보다는 한 숨이라도 자주 쉬어 주는 것이 좋습니다. 부교감 신경계가 우성으로 작동하면 혈관이 넓어지고, 혈액의 흐름이 개선되고, 마음이 편해지고, 산소 공급이 늘어나고, 배설 기능과 분비 기능이 활성화되고, 인체의 자연치유력, 회복력이 작동하기 시작합니다. 처음에는 누워서 편안하게 해야 쉽게 적응이 쉽습니다. 적응되면 모든 생활에서 깊은 호흡, 느린 호흡, 배호흡을 습관화해야 합니다.

호흡이 가장 중요하고 호흡과 더불어 부교감신경계가 우성으로 인체를 지배할 수 있도록 도와주는 것들이 있습니다.

충분한 양의 차가버섯추출분말 음용

규칙적으로 햇볕 쬐기

알칼리수

알칼리 음식

숲 속을 느리게 걷기

따끈한 물에(37~38℃) 몸을 담그거나 뜨끈한 물에(40℃) 반신욕 하기

쑥 좌훈하기

몸을 따듯하게 유지하기(부교감신경계가 우성으로 지배하면 자연히 체온이 올라가지만 역으로 몸을 따뜻하게 해줘도 부교감신경계가 활성화됩니다)

좋아하는 향기 맡기(라벤더, 로즈마리 등의 허브 식물이 좋습니다)

탄수화물 소량 섭취하기(탄수화물을 많이 섭취하면 인체에 당이 넘쳐나게 되고 인체는 이를 스트레스 상황으로 판단하고 교감신경계를 활성화시킵니다)

아무 생각 없이 편하게 쉬면서 항문 운동하기(항문을 적당히 조였다가 풀어 주는 운동을 반복)

아무 생각 없이 편하기 쉬면서 하늘 쳐다보기

치유음악 듣기, 명상, 요가, 스트레칭

충분한 수면, 알몸 상태로 자기, 불 끄고 자기

웃음, 용서하는 마음, 휴대폰 멀리하기 등입니다.

부교감 신경계가 지나치게 활성화되면 발열, 가려움증 같은 알레르기 반응, 무력감, 기립성저혈압, 천식 증상이 심해지는 것 등을 걱정하는 분들이 있을 수 있습니다. 이런 현상은 교감신경억제제나 부교감신경항진제 등의 화학적인 약을 복용했을 경우에 나타날 수 있는 증상이지

자연적인 방법으로 교감신경계가 우성으로 인체를 지배할 수 있게 한 경우는 병적으로 지나치게 활성화되는 상황은 발생하지 않습니다. 걱정하지 않아도 됩니다. 부교감신경계의 활성화는 자연적인 방법으로 암을 치유하기 위한 노력에서 중요한 기본 요소 중 하나입니다.

2. 모든 암에 공통되는 암 치유 실전

암을 쉽게 치유하려면 너무 과도한 병원 치료가 없어야 하고, 치유하려는 최소한의 의지는 있어야 하고, 가능한 좋은 자연환경이 필요합니다.

현재 인체가 생존임계치 내에 있어야 하고, 생존에 필요한 장기는 존재해야 합니다. 생존할 수 있는 최소 장기를 실험하는 상태에서는 인체의 자연 회복력, 치유력을 되살리기가 어렵습니다. 병원 치료를 하더라도 되돌릴 수 없는 마지막까지 가지 말고, 치료하는 중간 어디쯤에서 '이건 아니다' 싶으면 자연적인 치유방법을 고민해 보기 바랍니다. 아니면 완치가 가능한가를 정확히 물어보고 확률이 0%면, 그때라도 생각을 바꾸십시오. 빠를수록 자연적인 방법으로 치유될 가능성이 높아집니다.

(1) 식이요법

섭취하는 음식으로 인체에 암 치유 기반이 확실하게 조성되어야 치유가 쉬워집니다. 음식에 신경을 쓰지 않고 나름대로의 어떤 노력으로 암을 사라지게 했다면 특별한 경우일 확률이 높습니다. 암 치유방법을 선택할 때 자주 발생하는 오류가 특수성과 일반성을 혼동하는 것입니다. 어떤 특정한 경우의 사례를 일반적인 모든 경우에 적용시키는 것입니다. 누가 무엇을 먹고 암을 치유했다고 하면 혹시나 하고 따라 해 보지만 성공하기는 어렵습니다. 암 치유에 대한 접근이 잘못되었기 때문입니다.

식이요법의 목적은 암에게 공급되는 영양을 최대한 차단해서 암의 세력을 약화시키고, 인체에 쌓여 있는 독성물질을 가능한 중화, 배설시키고, 인체를 종양이 존재하기 힘든 건강한 상태로 복원시키면서 암 치유에 필요한 체력을 유지시키는 것입니다.

암으로 인한 통증, 식욕부진 등의 이차 증상이 거의 나타나지 않는 분도 있고 매우 심한 분도 있습니다. 통증이 심하면 진통제로 통증을 완화시켜야 하고, 식욕이 없으면 음식의 재료, 맛, 상태를 바꾸면서 어떤 식이든 먹을 수 있게 해야 합니다. 식욕은 인체 상태에 비례합니다. 당장 식욕이 회복되지 않아도 인체 상태를 회복시키는 노력을 병행하면 대부분 서서히 회복됩니다.

1-1. 종양에 공급되는 영양을 최대한 차단

정상적인 세포는 당을 주 에너지원으로 사용하면서 필요하면 단백질, 지방 등에서도 생존 에너지를 얻을 수 있지만, 종양의 생존과 성장 에너지원은 당(糖)이 유일합니다. 그리고 산소를 기반으로 에너지대사를 하는 정상세포와 달리 암세포는 무산소에너지 대사를 합니다. 종양세포는 당으로부터 에너지를 얻는 과정이 불완전해서 공급되는 당에서 6% 정도만 에너지원으로 사용하고 나머지는 젖산 같은 피로물질이나 독성물질 형태로 배출하게 됩니다. 종양의 불완전 에너지대사 결과 배출되는 물질들은 인체를 피곤하게 하고, 통증을 가중시키고, 특히 간을 피곤하게 만듭니다.

정상세포는 필요한 만큼의 당만 소비하고 나머지는 인체에 비축하지만 포도당 수용체가 발달되어 있는 암세포는 짧은 시간에 많은 양의 당을 소비해서 생존 에너지를 높이게 됩니다.

정상세포도 과격한 운동이나 체력 소비가 많은 활동을 할 경우 정상적인 에너지대사로 충분한 양의 에너지 공급이 어려워지면 잠시 무산소에 너지 대사를 합니다. 달리기나 등산을 한 다음 근육이 아픈 이유는 근육을 많이 사용한 원인도 있지만, 무산소에너지 대사 결과 분비되는 젖산 같은 피로물질이 근육에 남아 있기 때문입니다.

종양에게 공급되는 영양을 차단하기 위해서는 우선 탄수화물과 당의 섭취를 줄여야 합니다. 밥 한 공기는 200g 정도이지만 실질적인 생존과 일상생활에 필요한 밥 양은 한 끼에 40~50g 정도입니다. 이 마저도 고단위 탄수화물 음식은 섭취하지 않아야 합니다.

고단위 탄수화물의 섭취를 금하고 저단위 탄수화물 음식으로부터 생존에 필요한 양 만큼의 탄수화물(炭水化物. Carbohydrate)을 골고루 섭취해 야합니다.

1-2. 식후혈당 현상을 막아야 합니다.

식후 30~120분 사이에 발생하는 혈당 피크 막아야 합니다. 탄수화물 섭취를 상당량 줄여도 식후혈당을 방치하면 큰 효과가 없습니다.

식후마다 잠시 동안이라도 혈액 속에 당이 넘쳐 나면, 하루에 몇 번 씩 종양세포는 먹이를 실컷 먹게 되고, 먹는 만큼 세력이 강해지고 성장하게 됩니다. 그리고 식후 피크현상이 강할수록 췌장에서는 단기간에 인슐린을 많이 만들어야 합니다. 문제는 췌장에서 만들어 내는 인슐린은 담즙 같이 저장했다가 분비하는 것이 아니고 그때그때 생산합니다. 혈당 피크가 지나고 인슐린이 분비되게 됩니다. 그 사이 종양세포는 이미 먹이를 먹을 만치 먹었고, 췌장은 능력 이상으로 인슐린을 만드느라 고생을 하게 됩니다. 그 결과 인체의 체력을 끌어다가 피로 회복에 사용하고, 조금 늦게 분비된 인슐린에 의해 인체는 잠시 저혈당 상태가 됩니다.

암세포는 먹이를 실컷 먹고, 독성물질도 많이 분비하면서 세력을 강화하고 있는데 하루 종일 일정한 양의 당을 사용하는 정상세포는 에너지가 모자라게 됩니다.

인슐린을 주사로 주입해서 인위적인 저혈당 상태를 만든 다음 항암제를 투여하면 항암제의 효과가 더 좋다는 연구결과가 있고 실제로 여러 나라에서 시행하고 있습니다. 정확한 기전은 알려져 있지 않지만 혈액 내 당이 부족하면 암세포의 방어 기전이 약해져서 항암제의 독성물질이 더 쉽게 암세포에게 영향을 끼치는 것으로 추측합니다.

식후 혈당 피크현상을 막으려면 음식을 혈당 지수가 낮은 음식재료로 혈당 지수가 낮게 조리해서 먹어야 합니다.

혈당 지수(G.I. Glycemic Index)란 음식 섭취 후 당으로 바뀌는 시간과 당으로 변화되는 양을 종합해서 산출한 수치입니다. 수치가 낮을수록 서서히 당으로 바뀌고 당으로 변화되는 양도 적다는 의미입니다.

식후 혈당 피크현상을 막는 식사 방법입니다. 식사 처음에 유기농 쌈채소 샐러드 등의 야채를 먹은 다음, 두부 등을 섭취하고 그 다음 밥과 국, 반찬을 먹고 생선 등의 단백질류를 섭취하면 식후혈당 갑자기 오르는 것을 상당히 막아 줍니다.

채소와 단백질이 먼저 들어오면 탄수화물을 당으로 바꾸려는 시스템이 쉬게 됩니다. 나중에 탄수화물이 들어와도 이 시스템은 천천히 작동합니다. 그리고 채소에는 식이섬유 효소 무기질 비타민 등이 많이 포함되어 있어서 탄수화물이 당으로 바뀌는 속도를 늦춰 줍니다.

종양이라는 존재는 오직 먹이와 성장 밖에 모릅니다. 먹이와 성장을 위해 온갖 교묘한 짓을 다 하고 어떤 환경에도 적응하는 능력을 가지고 있지만, 먹이가 계속 부족하면 견디지 못하고 스스로 사라집니다. 암세포를 확실히 굶기면서 면역력을 강화시키면 종양은 무서운 존재가 아님이 곧 증명됩니다.

식후 혈당 피크가 발생하는 것은 건강한 보통 사람에게도 발생하는 일시적 병적 증상이며 이를 '식후 대사이상증(post-prandial dysmetabolism [defective metabolism])' 이라고 합니다.

식후 혈당 피크가 발생하면, 생존에 필요한 에너지를 생산하는 미토콘드리아(Mitochondria)의 가동 능력을 초과하게 되어 Krebs cycle(TCA 회로[7])에 부하가 걸리게 되고 그 결과 Nicotine amide계 효소, kinase계 효소, dehydrogenase계열의 효소 등이 과잉으로 낭비되게 됩니다. 이로 인해 산화 과정이 비정상적으로 작동되면서 활성산소(Free Radical)를 대량으로 발생시키고, 이 활성산소는 여러 종류의 과산화 이온을 만들어 조직 특히 혈관 벽을 파괴하며 교감계가 흥분하면서 혈관이 축소되고, 염증유발물질(C-reactive protein, cytokine and endothelin-1)을 대량으로 생산하게 됩니다.

이런 대사가 오래 반복되면 암을 비롯한 여러 가지 면역계 병적증상이 나타나게 됩니다.

식후혈당 피크현상을 암환자에게 적용하면 암세포는 성장에 필요한 충분한 먹이를 실컷 먹을 수 있고, 면역계로부터 공격을 피할 수 있는 염증유발물질을 충분히 확보할 수 있지만, 정상적인 인체는 그나마 부족하던 생존에 필요한 효소들이 바닥나고, 면역계는 심각한 문제가 있는 상태에서 더욱 어려운 상태로 내몰리게 됩니다.

---

7) 해당(解糖)의 결과 생긴 피루브산이 미토콘드리아 내에서 CO_2와 H_2O로 완전히 분해되는 반응이며 일련의 회로 반응

식후혈당을 감소시키는 몇 가지 방법

(1) 가장 확실한 방법은 식사 내용과 순서를 지키는 것입니다.

식초
식초에 포함된 초산(Acetic acid)은 장벽을 자극하여 체내 대사 속도를 조절합니다. 채소와 같이 식초를 먹으면 식후혈당이 어느 정도 내려갑니다.
견과류
식후에 땅콩, 아몬드 등의 견과류를 조금 먹으면 식후혈당이 어느 정도 내려갑니다.

운동
식후에 적당히 걸어 주면 식후혈당이 많이 내려갑니다.

(2) 운동요법

운동도 식이요법 못지않게 중요합니다.
인체에는 체력이 한정되어 있습니다. 이 한정된 체력을 조화롭게 분배하면서 운동을 해야 합니다. 소화도 체력이 필요하고 종양이 발생한 장기가 종양에 저항하기 위해서도 체력이 필요합니다. 체온유지, 간의 해독작용, 호흡, 심장박동, 대장의 연동운동 등 생명활동에 필요한 모든 것에 체력이 필요합니다. 운동에 너무 많은 양의 체력이 소비되면 생명활동에 필요한 체력이 부족하게 되고 건강성과 면역계 회복이 느려집니다. 지금 가지고 있는 체력의 1/3에서 반 정도만 운동에 사용해야 합니다. 어느 정도 체력을 소비해야 반 정도인지 정확하게 측정하기는 사실상 어렵습니다.

운동은 계곡을 끼고 있는 평탄한 숲속 길을 천천히 심호흡을 하면서 걸는 것이 좋습니다. 이런 환경이 어려우면 집 주변 학교 운동장도 차선책으로 선택할 수 있습니다. 운동을 한 다음 피곤함이나 숨참을 느끼지 않아야 하고, 지금 걸은 거리를 다시 걸을 수 있을 정도의 체력이 남아 있어야 합니다. 죽기를 각오하고 하루 종일 산속을 걸어서 암을 치유한 경우는 특수한 경우입니다. 따라 하면 거의 대부분 실패합니다.

(3) 차가버섯 추출분말 음용

차가버섯 추출분말 음용입니다. 하루 음용량을 10g으로 시작해서 2주 내에 20g까지 올려야 합니다. 필요에 따라 최대 30g/일 까지 음용해야 하는 경우도 있습니다. 차가버섯을 물에 녹일 때 물과 차가버섯의 비율은 70~100:1 정도가 적당합니다. 차가버섯의 특징 중 하나는 자연계에 존재하는 물질 중에서 가장 강력한 활성산소 제거 능력입니다. 치유 물질에 따로 정리되어 있습니다.

거의 대부분은 문제가 없지만 아주 간혹 차가버섯 추출분말의 음용을 어려워하는 경우가 있습니다. 주로 맛 때문입니다. 위의 음용양은 기본양 입니다. 가능하면 지키는 것이 좋고 음용하기 어려우면 처음 음용 양을 몸에 맞게 줄여서 시작하고 서서히 늘리면 됩니다.

차가버섯을 음용하면 명현 현상이라고 추측되는 증상이 나타납니다. 강약의 정도는 있지만 거의 대부분 음용 초기에 묽은 변을 보게 됩니다. 어떤 경우는 10여일 이상 지속되기도 합니다. 음용 양을 조금 줄이면 증상이 사라지지만 가능한 참고 넘어가는 것이 좋습니다. 차가버섯이 몸에 적응하는 반응이고 세균에 의한 설사 같이 체액에 변화가 온다거나 탈진한다거나 하는 현상이 없습니다.

간암이나 간경화인 경우 차가버섯을 음용하면 잠이 심하게 오는 경우가 있습니다. 길게는 한 달 정도 가는 경우도 드물지만 있습니다. 간을 쉬게 하려는 현상으로 추측합니다. 잠을 충분히 자게 해주면 곧 체력이 회복되고 정상상태를 유지할 수 있습니다.

피부에 트러블이나 가려움증이 나타나는 경우도 있고, 가벼운 부종이 발생하기도 합니다.
병적증상이 가벼운 사람은 명현 현상이 일찍 시작되어 빨리 끝나고, 중증인 사람일수록 늦게 시작되고 오래 가는 경향이 있습니다.

명현 현상은 걱정하지 않아도 됩니다. 가볍게 넘어가거나 모르고 지나가는 경우가 대부분입니다.

(4) 차가버섯 관장

선택 사항이 아니라 필수 사항입니다.
관장 요법의 기본적인 목표는 해독이지만, 급속한 해독작용을 통해 통증을 완화시키고 비교적 빠른 시간 내에 진통제를 사용하지 않아도 좋을 상태로 만들어 주는 통증 완화를 위해 매우 중요한 방법입니다.

해독을 위한 관장 요법이 널리 알려진 것은 미국의 대체의학자 막스 거슨 박사가 커피 관장을 본격적으로 사용하기 시작하면서 부터 이지만, 해독을 위한 관장 요법은 이미 전통 의학계에서도 기본적으로 사용하던 방법 입니다. 커피 관장이 유명해지기 시작한 것도 제1차 세계대전 때 독일군의 야전병원에서 수술 전후의 해독을 위해 물로 관장을 하던 것을 우연히 커피로 관장을 하다가 뜻밖에 뛰어난 통증 완화 효과를 발견했기 때문입니다.

또한 유럽의 대체 의학계에서는 관장을 해독 목적과 함께 특정 약초 성분을 체내에, 특히 간에 신속하게 투입하기 위한 방법으로 널리 사용해 왔으며, 차가버섯 관장도 자궁암이나 대장암 치료를 위해 러시아에서

---

8) portal vein; 복부의 소화기와 지라에서 나오는 정맥혈을 모아 간으로 운반하는 정맥이다. 척추 동물에서는 정맥의 일부가 분지하여 많은 모세혈관으로 된 것인데 간문맥계와 신문맥계로 나뉜다

오래 전부터 사용하던 방법입니다.

관장 요법의 원리는 대장 내에 물과 특정 성분이 투입되면 간과 대장을 연결하는 문맥[8]이 자극되어 간 내에 머물고 있던 독소들이 일시에 대장으로 흘러나오고, 대장에서 물이 흡수되는 경로를 따라 특정 성분이 체내에 신속하게 투입되는 방식입니다.

차가버섯 관장은 독소를 신속하게 제거하여 통증을 빠른 시간 내에 완화 해줍니다. 또한 차가버섯 성분이 간으로 직접 투입되어 간 기능을 개선하고 장내 환경을 정화함으로써 암 치유의 속도도 빨라지는 효과가 있습니다.

차가버섯 관장 방법

1. 관장기는 의료기상에서 판매하는 벽걸이 관장기를 사용합니다. 벽걸이 관장기는 관장액을 담는 병(관장액 통), 투명 호스, 고무로 된 삽입관(노즐, 혹은 카데터라고 합니다), 비이커 등으로 구성되어 있습니다. 관장액 통은 링거처럼 벽에 걸 수 있게 되어 있고, 투명 호스에는 관장액의 투입량과 속도를 조절할 수 있는 코크가 부착되어 있습니다.

2. 따뜻한 물 500~1,000cc에 차가버섯 분말 10~20g을 넣어 관장액을 만듭니다. 물의 온도는 40도 전후로 맞춰 주십시오. 관장액의 온도가 체온보다 2~3도 높을 때 대장이 가장 편안하며, 관장이 진행되는 동안 체온과 비슷한 온도로 맞춰집니다.

3. 관장액을 차게 만들면 대장을 자극하여 관장 후 무기력해지는 현상이 생기거나 가벼운 복통이 일어날 수 있습니다. 이는 대장에 차가운 물질이 유입되면 온도를 유지하기 위해 몸 전체의 체온을 빼앗아 오는 작용을 통해 발생합니다.

4. 수압조절 코크를 잠근 상태에서 준비한 관장액을 관장액 통에 넣고, 호스와의 연결 부분을 기준으로 바닥에서 60cm~1m 정도의 위치의 벽이나 걸이에 겁니다.

5. 관장을 시작하기 전에 삽입관 끝을 그릇이나 비이커로 받쳐 놓고 코크를 풀어 관장액을 조금 흘려 놓습니다. 호스와 삽입관의 공기를 제거하는 과정입니다.

6. 관장을 할 때의 자세는 새우 모양으로 옆으로 눕는 자세가 관장하기에 편합니다. 처음에는 왼쪽으로 누웠다가 관장액이 절반쯤 들어가면 수압조절 코크를 잠깐 잠그고 오른쪽으로 자세를 바꿉니다. 이것은 하행 결장이 왼쪽에 있기 때문에 처음에는 하행 결장에 관장액을 채운 다음 오른쪽으로 자세를 바꾸어 관장액이 횡행결장 쪽으로 흘러갈 수 있도록 하기 위해서입니다.

7. 그러나 등에 통증이 있다거나 몸이 불편하여 도중에 자세를 바꾸기 어려운 경우에는 처음부터 오른쪽으로 누워서 시작해도 좋습니다. 오른쪽으로 눕기가 어려우면 왼쪽으로 누운 자세에서 관장을 마지막까지 시행하고, 옆으로 눕기 어려운 상황이면 바로 누운 자세에서도 관장을 할 수 있습니다.

8. 자세를 잡은 다음 항문에 윤활 젤(Gel)이나 올리브유를 듬뿍 발라서 삽입관에 윤활 젤이 충분히 묻혀진 상태에서 항문을 통과할 수 있도록 해주십시오. 어떤 측면에서는 이 부분이 중요합니다. 항문과 직장은 피부 조직이 매우 연약하고 섬세해서 조금만 자극이 가도 상처가 생길 수 있습니다. 항문이 조금이라도 쓰라리거나 상처가 생긴 것 같으면 완전히 아물 때까지 관장을 중단해야 합니다. 항문에 상처가 생기지 않도록 항상 주의해야 합니다.

9. 삽입관의 길이는 20cm쯤 됩니다. 가능하면 삽입관을 끝까지 밀어 넣어 주십시오. 삽입관이 다 들어가면 수압조절 코크를 조금씩 열면서 관장액이 들어가는 것을 살펴봅니다.

10. 관장액이 들어가는 속도는 관장 액 전체가 10분 내외에 들어갈 수 있도록 조절합니다. 관장액이 다 들어간 다음 10분 정도 기다린 다음 변을 보시면 됩니다.

11. 관장액을 주입하는 도중 변의가 느껴지면 코크를 잠그고 삽입관을 빼준 후 변을 보시고 잠시 뒤에 다시 시작하시면 됩니다. 관장액이 모두 들어간 뒤 10분을 기다리기 전에 변의가 느껴지면 역시 무리해서 참으실 필요 없이 변을 보시면 됩니다.

12. 관장을 처음 하실 때는 변의가 빨리 느껴지는 경우가 많습니다. 그러나 아주 특수한 경우가 아니라면 1~2회 정도 관장을 반복하면 정상적으로 관장을 할 수 있게 됩니다.

관장에서 중요한 사항이 있습니다. 관장액의 온도는 40℃ 정도가 되어야 하고, 관장이 끝난 다음 바로, 배를 따끈한 바닥에 대고 10분 정도 엎드려 있어야 합니다. 이렇게 해야 관장으로 체력을 소비되는 것을 방지할 수 있고 대장 환경도 개선됩니다.

(5) 효소요법

인체에는 잠재 효소가 존재하고 잠재 효소는 필요에 따라 대사계효소와 소화계효소로 특성화 되어 공급됩니다. 암환자는 근원적으로 잠재 효소가 부족합니다. 그리고 암에 저항하기 위해서는 더 많은 양의 대사계효소가 필요하지만 인체는 대사계효소와 소화계효소 두 종류를 다 생산하도록 되어 있습니다.

자연적인 방법으로 암을 치유하기 위해 부족한 잠재 효소로부터 더 많은 양의 대사계효소를 생산하게 하려면 소화계효소를 외부에서 공급해 줘야 합니다. 대사계효소는 외부에서 공급하기가 어렵지만 소화계효소는 가능합니다. 외부에서 소화계효소가 충분히 공급되면 인체는 잠재효소로부터 대사계효소를 집중적으로 생산합니다.

외부에서 공급이 가능한 고농도의 소화계효소는 황국균, 백국균 등이고 녹즙, 신선한 야채, 해초류 등도 효소 공급원입니다.

(6) 차가버섯 캡사이신[9] 요법

차가버섯 추출분말과 유기농 청량고추 즙을 이용하여 몸 전체를 마사지하는 요법입니다. 시행하는 방법은 유기농 청량고추 즙 30g과 차가버섯 추출분말 7g을 잘 섞은 다음 고환이나 상처 같은 민감한 부위를 제외하고 몸 전체에 바른 다음 피부에 스며들 수 있도록 계속 마사지를 해주고, 마사지 액이 어느 정도 굳으면 따끈한 물을 조금 바르면서 다시 한 번 마사지를 해주면 됩니다. 총 소요되는 시간은 10분 정도이고 끝나고 비누를 사용하지 않고 따끈한 물로 씻어 내면 됩니다. 특히 항문의 괄약근에 차가버섯 캡사이신 마사지를 해주면 시원하면서 인체 전체의 체온이 올라가는 것 같은 행복한 느낌을 받게 됩니다. 시행 횟수는 체력과 필요에 따라 하루 1~3회입니다.

인간이 느끼는 맛의 종류는 단맛, 쓴맛, 신맛, 짠맛입니다. 떫은맛은 촉각이고 비린 맛은 후각입니다. 그리고 매운맛은 통각(痛覺)입니다. 통각이란 일종의 통증(痛症)으로 통증이란 몸에 아픔을 느끼는 증상입니다.

차가버섯 캡사이신을 피부 전체에 바르면 피부 전체에 퍼져 있는 말초신경에서 통증에 대한 보고가 뇌에 전달됩니다. 뇌는 피부가 인체를 보호하는 매우 중요한 방어막이라는 사실을 잘 알고 있습니다. 이러한 통

---

9) 고추에서 추출되는 무색의 휘발성 화합물로, 알칼로이드의 일종이며 매운 맛을 내는 성분

증 보고가 피부 전체에서 어떤 강도 이상, 일정 시간 내에 어떤 횟수 이상으로 올라오면 뇌는 비상사태를 선포하고 즉시 통증을 완화시키는 조치를 취합니다. 그 결과 상당량의 도파민, 세로토닌, 엔도르핀을 분비하는 것으로 추측합니다. 인체에서 자연적으로 분비되는 도파민, 세로토닌, 엔도르핀은 자연계에 존재하는 강력한 항암제이며 진통제입니다. 이런 상황이 매일 반복되면 결과는 충분히 짐작할 수 있습니다.

차가버섯 캡사이신 마사지에 의한 통증은 상처나 손상에 의한 일반 통증과는 다른 특이성이 있습니다. 뇌는 피부 전체에서 광범위하게 보고가 올라오니까 상당한 통증으로 느끼지만 국지적인 피부에서는 충분히 견딜 만합니다. 오히려 시원함을 느낍니다. 뜨거운 목욕탕에 들어가서 시원함을 느끼는 것과 비슷합니다. 차가버섯 캡사이신 마사지는 인체 전체를 관장하는 뇌와 국지적인 피부 사이에서 느끼는 차이를 이용한 자연적인 방법의 암 치유 요법으로 오랜 세월 많은 암환우 분들과 같이 완성시킨 요법입니다

암환자는 예외 없이 중추신경계가 교란되어 있습니다. 말기로 진행될수록 중추신경계의 교란 정도는 더 심해집니다. 인체에서 발생하는 상황이 뇌하수체에 잘못 전달될 수도 있다는 의미입니다. 중추신경계 회복에도 차가버섯 캡사이신 마사지가 도움이 됩니다.

차가버섯 캡사이신 마사지는, 작동 기전은 밝혀지지 않았지만, 혈액암 치유에 특출한 효능이 있습니다.

변화하는 환경에 적응해 나가는 인체가 차가버섯 캡사이신 요법에 무한정 같은 반응을 보이지는 않을 것입니다. 하지만 암을 치유하는 6개월 정도는 큰 도움이 됩니다.

(7) 산소요법

혈액 내에 산소 용존율을 조금 높게 유지시키는 요법입니다. 혈액의 산소 용존율이 상승하면 암세포가 살기 어려운 인체환경이 조성됩니다. 암세포에게 산소가 공급되면 암세포가 파괴됩니다. 암을 치료하는 고압산소요법은 우선은 치료에 도움이 되지만 폐포 손상과 과도한 활성산소의 발생으로 결과적으로는 치유를 방해하게 됩니다.

10kg짜리 의료용 산소와 콘트롤러, 산소흡입용 마스크를 준비하고 순수한 산소 심호흡을 일회에 5분씩 하루에 3~5회 정도 하면 혈액의 산소 용존율이 조금 상승하게 됩니다. 물론 생존에 필요한 산소는 운동, 심호흡 등으로 취하고 순수 산소 흡입은 산소 용존율을 조금 높이기 위한 보조 요법입니다. 조심해야 할 사항은 순수 산소호흡은 과량의 활성산소를 발생시키게 됩니다. 필히 충분한 양의 차가버섯을 음용해야 합니다. 차가버섯은 암 치유를 크게 방해하는 활성산소를 실시간으로 거의 완벽하게 제거해 줍니다. 순수 산소호흡을 30분 이상 시행하면 폐포가 손상될 수도 있습니다. 일회에 5분을 넘지 않도록 주의해야 합니다.

(8) 자세요법

암이라는 존재가 무서운 존재로 여겨지게 된 것은 여러 가지 원인이 있습니다. 치료 방법을 알지 못하는 현대의학이 '암은 워낙 무서운 존재여서 현대의학도 힘이 든다. 암은 그래도 현대의학에 매달려야 그나마 작은 희망이라도 있다. 수술, 항암화학치료, 방사선치료가 유일한 치료 방법이다' 라고 주장을 하고 있고, 현대의학에 무한한 신뢰를 보내고 있는 대부분은 그 말을 무조건 믿고 따르기 때문입니다. 현대의학은 면역계 교란으로 발생하는 최하위 증상인 당뇨 치료 방법도 모릅니다.

현대의학의 권위를 지켜 주면서 천문학적인 이익을 가져가는 이익집단도 큰 역할을 하고 있습니다. 항암화학치료제, 의료기를 생산하는 다국적 기업, 보험회사 등입니다. 여기에 이들의 행위와 이익을 이론적으로 뒷받침 해주는 어용학자들도 있습니다.

대부분의 암은 자연적인 방법으로 치유 노력을 하면 '뭐 이런 게 사람을 겁주고 있었잖아' 할 정도로 어렵지 않게 사라집니다. 다만 암 환자가 선택하는 현실이 많이 다를 뿐입니다.

자세요법이란 깨어 있는 동안 힘을 다해 허리, 척추, 가슴, 어깨, 목을 바르게 펴는 노력입니다.

암 환자가 허리부터 가슴까지 곧고 바르게 펴 주면 인체에는 놀라운 변화가 바로 시작됩니다. 대장의 환경이 개선되기 시작합니다. 대장이 하는 역할이 간 못지않게 중요합니다. 대장에는 150조 개 정도의 균이 존재합니다. 무게로 환산하면 1kg 정도입니다. 대장 내에는 유익균과 유해균이 존재한다고 알고 있습니다. 유익균이 대장을 지배하면 면역력이 상승하고 건강을 유지할 수 있고, 유해균이 지배하면 암을 위시해서 각종 질병이 나타난다고 단순하게 알고 있습니다. 사실은 이 보다 훨씬 복잡합니다.

대장 내에 존재하는 150조 개의 균 중에서 확실한 유익균과 유해균은 얼마 되지 않습니다. 거의 대부분은 유익균도 아니고 유해균도 아닙니다. 어떤 학자는 '기회주의 균'이라고 표현합니다. 이 기회주의 균은 유익균이 될 수도 있고 유해균이 될 수도 있습니다. 대장이 마음대로 움직일 수 있는 공간이 만들어 지면 대장에 공급되는 체력이 남아돌게 되고 이 남아도는 체력은 대장의 환경을 개선시키기 시작합니다. 대장의 물리적 기능은 물론 상처가 있으면 스스로 치유하고, 생물학적인 환경도 인체에 유리하게 변화시킵니다. 대부분의 기회주의 균이 유익균으로 돌아서게 됩니다. 이 자세요법만 충실하게 실행해도 대부분의 암이 반 정도는 치유된 것과 비슷합니다.

가슴을 활짝 펴면 폐의 활동이 자유로워지고 그 결과 더 많은 산소가 공급되고 남아도는 체력으로 폐를 강화시킵니다.

허리, 척추, 가슴을 활짝 펴면 대부분의 심장질환도 개선됩니다. 심지어 심장질환의 최고봉인 미움. 시기, 질투, 욕심 등의 증상도 개선됩니다. 간, 위, 췌장, 비장, 기도, 식도 등 모든 장기의 기능도 개선됩니다. 자세요법이 가진 장점이 몇 가지 있습니다. 공짜고, 의지가 있으면 누구라도 할 수 있고, 호흡이 좋아지고 통증이 줄어드는 등의 실질적인 개선 효과를 바로 느낄 수 있고, 암이 깨끗하게 사라지게 하는데 상당한 공헌을 합니다.

'암' 이라는 진단을 받았다면 허리, 척추, 가슴, 어깨, 목부터 바로 펴기 바랍니다. 암은 무서운 존재가 아닙니다. 몇 달 자연을 즐기면서 자연적인 치유 노력을 현명하게 하면 쉽게 사라지는 별 것 아닌 존재입니다. 사회적 통념이 항상 진실은 아닙니다. 현대의학은 이미 전이가 발생한 진행성 암이나 말기암의 치료 방법을 모릅니다. 진행성이나 말기라는 진단을 받은 경우, 고통의 총량을 무섭게 늘리면서 어떤 노력을 해도 살아남기 어렵습니다. 하지만 자연적인 방법으로 치유 노력을 하면, 너무 과격한 치료가 없었다면, 어렵지 않게 암이 사라집니다. 암만 사라지는 것이 아니고 온전한 건강까지 회복됩니다.

인체에는 오장육부가 있습니다. 여기서 여섯 번째 부는 삼초[10]라는 장기입니다. 삼초는 상초, 중초, 하초로 구성되어 있고 이 장기가 하는 일은 소화기 계통과 면역력에 관여하는 실제로는 존재하지 않는 한의학의 이론적인 장기입니다. 이론적인 장기가 어떤 중요한 역할을 한다는 말입니다. 중요한 역할을 하려면 그 장기가 실제로 존재해야 합니다. 삼초는 실제로 존재할 수도 있습니다. 장기 속의 장기인 장내 세균 군이 삼초일

---

10) 三焦 ; 해부학상 실질적인 형태는 없고, 오직 기능만 존재한다, 상초는 심장·폐를 중심으로 한 흉부가 되고, 중초는 비장·위장·간장 등을 중심으로 하는 복부가 되고, 하초는 신·방광 등을 포함하는 하복부에 해당

수도 있습니다.

장(腸)속에는 150조 개의 장내 세균군이 존재하며 이 세균들이 하는 일은 간(肝)의 5배에 해당하는 양과 종류의 효소를 만들어 내고, 독성물질 분해 능력도 간의 수십 배에 달합니다. 그 외에도 이들이 하는 일이 많이 있으며, 밝혀지지 않은 능력도 많을 것으로 추정하고 있고 지금도 연구 중입니다. 장내 세균 군이라는 장기는 특정한 모양이 없고 해부학적인 분석이 불가능해서 현대의학에서는 거의 신경을 쓰지 않습니다.

(9) 종합적인 개념의 해독요법

암의 성장을 도와주는 염증 물질을 제거 해주고, 종양세포의 무산소 에너지 대사 과정에서 과도하게 발생하는 젖산 등의 독성물질을 실시간으로 제거해 주고, 활성산소 같은 과도한 유리기 물질을 실시간으로 제거해 주고, 화학물질과 중금속, 각종 독성물질을 인체 밖으로 배출시키거나 중화시키는 광범위한 해독 노력입니다.

차가버섯, 구연산, 녹즙, 깨끗한 음식과 운동, 관장 요법 등이 종합적으로 해독을 수행합니다.

(10) 장기 휴식 요법

인체의 장기나 혈관의 벽은 평활근이라는 근육으로 만들어져 있습니다. 팔이나 다리 등에 있는 근육은 횡문근이라고 합니다. 심장은 두 근육이 섞여 있습니다.

횡문근은 가로무늬가 있는 근육으로, 마음대로 움직일 수 있고 주로 골격근을 이루고 있습니다. 그리고 짧은 순간에 큰 힘을 낼 수 있는 반면에 피로를 쉽게 느낍니다.

장기를 이루고 있는 평활근은 단기간에 큰 힘을 낼 수는 없지만 피로에 강해서 평생 쉬지 않고 운동을 꾸준히 합니다. 그리고 인체의 의지와 거의 무관하게 알아서 움직입니다. 평활근의 또 하나의 특징은 근육에 발생한 문제를 스스로 치유할 수 있는 능력을 가지고 있다는 것입니다.

위궤양일 경우 한두 달 정도, 작은 양의 미음을 여러 번에 나눠서 먹고, 반찬은 부드러운 것을 충분히 씹어서 먹고, 질긴 음식은 일정기간 멀리하고, 술 담배를 금하고, 위 기능을 강화시키는 자연적인 물질을 복용하면서 위를 쉬게 하면, 궤양은 알아서 치료됩니다. 위를 쉬게 하지도 않고, 순간적인 통증은 약화시켜 주지만 상태를 느끼지 못할 정도로 아주 서서히 악화시키는 치료제만 복용하니까 개선이 되지 않는 것입니다.

장기가 가지고 있는 치유력이 힘을 발휘하려면, 문제가 있는 장기를 쉬게 해야 합니다. 위암은 연동운동이 거의 필요 없는 음식을 섭취하고, 충분히 씹어서 화학적 물리적으로도 거의 소화된 상태로 넘겨야 합니다. 췌장암은 췌장에서 만들어 내는 소화계 효소를 밖에서 충분히 공급해 주면 뇌는 췌장에게 쉬라는 명령을 내리고 췌장은 휴식에 들어가면서 췌장에 생긴 문제를 스스로 치유하기 시작합니다. 간암일 경우 간을 피로하게 하는 물질의 섭취를 금해야 합니다. 모든 장기는 하는 일이 있습니다. 그 일을 잠시 쉬게 하거나, 과도한 노동에서 잠시 벗어나게 하면 대부분의 암은 장기 스스로의 힘에 의해 많은 부분 치유됩니다. 인체의 면역력, 항상성을 회복시키는 노력을 병행하면 대부분의 종양은 어렵지 않게 사라집니다.

암(癌)이 발생한 장기는 암과의 생존을 건 작은 전쟁터입니다. 어떤 방법으로 암을 치유하든지, 장기를 쉬게 하면서 장기 스스로도 종양과의 투쟁을 전개할 수 있도록 해야 효과가 큽니다. 장기가 스스로에게 부여된 임무에 모든 힘을 써 버리면 암과의 투쟁을 계속할 수 없고, 장기의 저항을 받지 않으면 암은 무소불위로 성장합니다. 면역력 향상만 가지고는 이미 발생한 암을 이기기 어렵습니다.

장기(臟器)를 쉬게만 한다고 장기가 암과의 투쟁을 강화하는 것은 아닙니다. 싸워서 물리칠 수 있는 체력이 존재해야 합니다. 운동으로 인체의 모든 체력을 사용하면 장기가 암을 물리칠 준비는 되어 있지만 힘이 없습니다. 자연적인 방법의 암 치유에 매우 중요한 사항입니다.

(11) 뼈 강화요법

골수에 문제가 생겨서 나타난 골수성백혈병 같은 혈액암이나 뼈에 전이된 경우는 뼈를 보강하는 음식과 자연약재를 섭취해야 합니다.

인체는 각 장기의 중요도를 스스로 정해 놓고 있습니다. 가장 중요한 부위가 인체를 총괄하는 뇌이고 그 다음이 제일 큰 장기인 뼈와 피부입니다. 뼈에 문제가 발생하거나 암이 전이되면 두 번째로 중요한 장기인 뼈를 보호하기 위해 인체에 존재하는 상당 부분의 체력과 영양분이 우선적으로 뼈에 집중됩니다. 그 결과 실질적으로 체력과 영양이 더 필요한 장기는 힘이 약해지게 됩니다. 이럴 경우 뼈를 보강하고 회복시키는 물질을 외부에서 충분히 공급해 주면 체력과 영양이 균형 있게 분배됩니다. 뼈에 전이된 암이나 골수성백혈병의 경우 큰 도움이 됩니다.

뼈를 보강하는 자연물질

1) 홍화씨 가루
첫째 날 1냥(30g 정도), 둘째 날 1냥, 그 다음부터는 하루 3돈(11g) 씩 해서 500g을 40일 정도 복용합니다. 유기농 무가당 두유나 녹즙에 타서 드시면 됩니다.
2) 유기농 무가당 두유
꼭 무가당 제품 이여야 하고, 음용 처음에는 하루 3 팩 이상, 상태가 좋아지면 하루 3팩 정도 음용하면 됩니다. 한 팩은 200g 전후입니다. 두유에 풍부한 이소플라본(isoflavon)이 여성호르몬인 에스트로겐을 대신해서 뼈를 강화시켜 줍니다.

3) 비타민 D, 마그네슘이 보강된 구연산 칼슘

4) 마른멸치(그냥 살짝 볶으면 먹기가 좋아집니다)와 다시마, 토마토를 간식 개념으로 수시로 드시는 것이 좋습니다.

5) 생표고버섯을 햇볕에 5~7시간 정도 쬐게 하면 비타민D와 뼈 강화를 도와주는 물질이 몇 배 강화되고 활성화됩니다.

6) 검은 깨

(12) 차가버섯 스프레이 요법

차가버섯을 뚜껑이 있는 작은 병에 넣고 조금 흔들어서 비상하는 차가버섯 추출분말을 심호흡을 하면서 코로 흡입하는 요법입니다. 아주 연한 상태로 시행해야 쉽게 할 수 있습니다. 일회에 10번 정도 심호흡을 하고 하루에 서너 번 해야 합니다. 기도와 기관지, 폐의 기능이 현저히 개선됩니다. 스프레이 요법은 10년 넘게 임상에서 효과가 검증되었고 부작용이 전혀 발견되지 않았습니다.

(13) 영양요법

암을 치유하는데 체력이 가장 기본입니다. 체력이 보강될 수 있도록 부족한 영양분을 보충시키는 요법입니다.

녹즙은 암 치유의 일등공신 중 하나입니다. 유기농 밀순, 양배추, 약성이 적은 채소 등으로 만든 충분한 양의 신선한 녹즙을 섭취해야 합니다.

실크 아미노산은 이미 소화가 된 상태의 더이상 소화 독소가 발생하지 않는 단백질입니다. 대장에서 단백질에 의한 독성물질이 거의 발생하지 않습니다. 동물성 단백질 섭취가 제한되어 있는 암환자에게 단백질 공급원으로 많은 도움이 됩니다.(당도가 높은 과일은 제외)

과일은 그 자체에 소화효소까지 가지고 있는 거의 완벽한 음식입니다. 적당량을 현명하게 섭취하면 종양치유에 큰 도움이 됩니다.

과일을 섭취하면 소화 과정을 거치지 않고 위에서 바로 장으로 넘어갑니다. 20분에서 30분 정도면 위를 지나서 이미 장에 들어가 있습니다.

식사 중이나 식후에 과일을 섭취하면 위에는 단백질, 탄수화물 소화액이 분비된 상태이고 과일은 다른 음식과 섞여서 장으로 넘어가지 못하게 됩니다. 과일을 먹으면 혀는 소화액이 필요 없는 물질이라는 보고를 뇌에 하게 됩니다. 소화액 분비 체계에도 혼란이 오고 특히 과일은 다른 소화액과 섞이면 부패하게 됩니다. 부패한 과일은 다른 음식물에도 영향을 끼쳐 위(胃)를 작은 음식물 폐기장으로 만들게 됩니다. 작은 희망을 가지고 과일을 섭취한 것은 사실이지만 결과는 전혀 달라집니다.

과일은 공복에 먹어야 합니다. 소화액이 분비되지 않은 상태인 식전 30분 정도에 먹으면 종양치유에 훌륭한 역할을 하게 됩니다. 녹즙이나 과일즙도 마찬가지입니다.

조이 그로스(Joy Gross)의 '긍정의 힘을 가진 사람들(Positive Power People)' 에 이런 글이 있습니다.

'생명은 경외할 만한 불변의 법칙에 기초한 것이다. 어떤 사람도 그 법칙을 알지 못했다고 해서 용서 받을 수 없다. 또한 그 법칙을 어긴 결과에 대해서도 용서 받을 수 없는 것이다.'

(14) 온열요법 (쑥 훈증)

쑥은 민들레와 더불어 생명력과 번식력이 매우 강한 식물입니다. 원자탄으로 초토화 된 히로시마의 벌판에서 제일 처음 싹을 내민 식물이 쑥일 정도로 생명력이 강합니다. 쑥 종류를 총칭하는 쑥과 식물은 국화과에 속하고 대부분 여러해살이 풀입니다. 쑥과 식물은 일부 열대 지역이나 사막 지역을 제외한 전 세계에서 자생하고 있습니다. 쑥과 식물의 학명인 아르테미시아속에 속한 식물은 모두 쑥 종류라고 합니다.

그 중에서 우리가 말하는 약쑥은 10여 종류가 되고 쑥과 식물 중에서 가장 흔하게 자라는 종류입니다. 쑥의 종류에 따라 약리적인 성분이 조금씩 차이가 나지만 대부분 대동소이합니다.

약초로 사용되는 쑥은 어떤 것을 사용하든 큰 차이가 없습니다. 다만 자연산은 구하기가 힘들고 대부분 재배한 약쑥들인데 가능한 무농약 친환경 인증을 받은 쑥을 선택하는 것이 좋고, 봄에 채취한 다음 그늘에서 3년 이상 말려서 독성을 없애고 곰팡이 등의 불순물이 없는 깨끗한 쑥을 사용하는 것이 좋습니다.

약쑥에 함유되어 있는 성분 중에는 항암작용을 하는 유파폴린부터 여러 가지 정유 성분, 단백질, 여러 종류의 비타민, 무기질 등이 포함되어 있고 이들 성분이 약리적인 작용을 하는 것으로 짐작하고 있지만, 쑥의 어떤 성분이 어떤 기전으로 어떤 약리작용을 하는지에 대해서는 정확히 밝혀진 것이 거의 없고 지금의 과학 수준으로는 소위 '과학적'으로 밝히기가 거의 불가능합니다.

대신 5,000년 넘게 쑥으로 치유한 질환들의 경험을 바탕으로 임상적인 효과는 상당 수준 밝혀져 있습니다. 정유성분이란 식물의 꽃이나 잎, 줄기 등에 존재하는 테르펜계 화합물과 방향족 화합물을 총칭하는 휘발성

기름으로 특유의 냄새를 가지고 있고 수증기나 냉연압착에 의해 식물로부터 분리되며 약성이 강한 특징을 가지고 있습니다. 식물에 존재하는 피도케미컬도 정유성분의 일종입니다. 항암작용을 하는 것으로 알려진 유파폴린도 쑥의 정유성분 중 하나입니다.

쑥의 임상적 효능을 간단히 정리해 보면 몸이 차서 여러 질환을 앓고 있는 경우 몸을 따뜻하게 보해서 질환의 근원을 치유해 주고 어혈과 지방을 분해해서 몸 밖으로 배출시키는 작용과 간 해독 기능, 청혈 작용, 지혈 작용이 대표적입니다. 그 외에 피부 트러블, 혈액순환, 심혈관계 질환, 알레르기 질환, 갱년기 장애, 골다공증, 뇌질환, 당뇨, 진통 소염작용 등이 있고 쑥뜸을 하면 백혈구가 2배 이상 늘어나서 면역력이 향상된다는 주장도 있습니다.

대부분의 부가적인 효능들은 사람에 따라 효능이 강하게 나타나기도 하고 거의 미미하기도 합니다. 종양치유와 관련 있는 쑥의 효능은 체온을 올려 주고, 어혈과 나쁜 지방을 분해해서 몸 밖으로 배출시키는 인체 정화 청혈 작용, 간 해독 기능 등입니다. 쑥을 치유에 사용하는 대표적인 방법은 차나 환으로 만들어서 먹는 방법과, 뜸 그리고 쑥을 물과 함께 끓여서 나오는 증기를 쐬는 쑥 훈증입니다.

쑥을 포함해서 자연물질이 치유 작용을 하는 것은 대부분 자연물질이 함유하고 있는 정유성분이 핵심 성분입니다. 쑥차나 환, 쑥 뜸, 쑥 훈증이 치유에 사용된 역사가 수천 년이 넘습니다. 쑥의 효능과 사용 방법이 충분히 검증되어 있습니다.

하지만 쑥 뜸은 암 치유에 사용된 적이 있지만, 쑥 훈증은 주로 냉증 등에 체온을 올리는 치유와 자궁계 질환 치유, 피부를 아름답게 하기 위한 목적 이었습니다. 쑥에 포함되어 있는, 강력한 치유 작용이 있는 정유물질에 대한 개념이 없이 경험상 그 정도로 사용 되었습니다. 암 전문요양원인 **차가원 본원**에서는 자연적인 방법으로 암을 치유하는 기본적인 노력을 충실히 하면서 쑥으로 좌훈욕을 병행합니다.

백자 도자기 좌훈기에 쑥과 물을 넣고 끓이면 쑥 증기가 올라옵니다. 좌훈 가운을 입고 좌훈기에 앉아 있으면 인체 전체에 쑥증기 찜질이 되고, 머리를 시원하게 유지할 수 있어서 큰 에너지 소비 없이 찜질을 하게 됩니다. 쑥 증기에 포함되어 올라오는 쑥의 정유성분은 피부 흡수가 용이합니다. 정유성분의 특징입니다. 그리고 고온의 찜질이 동시에 이루어져서 땀도 충분히 나게 되고 내부 체온도 올라갑니다. 암을 치유하는 새로운 동력이 추가됩니다.

쑥이 함유하고 있는 정유성분의 효능 중에는 변형된 세포를 정상으로 복원시키는 기능이 있습니다. 상처나 수술 자국이 계속해서 커지는 켈로이드나 충격으로 손톱 부위에 변형이 왔을 때 상처 부위에 꾸준히 쑥증기를 쐬어 주면 변형된 세포가 정상으로 회복됩니다. 켈로이드는 외과적으로 수술하면 상처가 더 커지게 됩니다. 방사선치료도 일시적으로 증상을 약간 완화시킬 수 있으나 결국 상처는 더 커집니다. 쑥의 정유성분을 상처에 쐬어 주면 부작용 없이 정상으로 회복됩니다. 악성 종양도 일종의 변형된 세포입니다. 암을 치유하는 데는 이론보다 현실이, 그리고 결과가 더 중요합니다. 쑥 훈증은 인체에 상처를 내지 않고 자극이 없이 암 자연치유에 큰 도움을 줍니다.

(15) 오일 풀링(인체의 건강성 회복에 상당한 영향을 끼치는 구강 내 생물학적 건강성 회복 노력)

오일풀링의 역사는 3,000년 정도로 추정되며 2,000여 년 전에 써진 고대 아유르베다[11] 의학서인 '차라카 삼히타(Charaka Samhita)' '슈스루타 삼히타(Sushruta Samhita)'에 오일 가글링(Oil gargling)에 대한 설명과 치유할 수 있는 질환, 시행 방법 등이 서술되어 있습니다.

---

11) 고대 인도 전통의학의 요체

'오일 풀링' 이라는 이름은 50여 년 전 아유르베다 의술 전문가인 F. 카라치 박사가 처음으로 사용하기 시작했습니다. 오일 풀링은 건강에 상당한 영향을 미치는 입안의 생태계를 아주 건강하게 바꿔 준다는 사실은 의학적으로 검증되었고, 혀에도 발이나 손처럼 인체 전체가 축소되어 존재하고 오일이 이 부분을 자극해서 인체를 건강하게 만든다는, 과학적으로 검증되지는 않았지만 결과론적으로 믿을 수밖에 없는 주장도 있습니다.

오일 풀링을 하는 방법은 식용유를 30cc 정도(20~60cc 중 편한 만큼)를 입에 넣고 15~20분 정도 입 안 구석구석 오일을 돌리다가 뱉어내고 따뜻한 물로 깨끗하게 입안을 헹궈 주면 됩니다.

식용유는 다 가능하지만 기분이 좋으려면 냉연 압착으로 추출한 유기농 해바라기씨유가 좋습니다. 가격도 저렴하고 입안에 감도는 맛도 적당합니다. 초록 마을에서 500cc 유리병 제품을 11,000원에 판매하고 있습니다.

오일 풀링을 하는 시기는 언제든 상관이 없지만, 인체 전체가 아직 잠에서 완전히 회복되지 않은 - 인체 전체가 유기적으로 하나인 - 아침에 잠에서 깨자마자 그리고 자기 직전에 하는 것이 좋고 식후에 할 경우 한 시간 정도는 지나서 하는 것이 편합니다. 오일 풀링을 하는 횟수는 건강에 큰 문제가 없는 일반인은 하루 한 번, 중증의 경우 하루 2~3 번 정도가 적당합니다.

아말감으로 치료한 치아가 있어도 전혀 상관이 없고, 입 안에 어느 정도 상처가 있어도 상관없습니다. 오일 풀링 중에 기침이 나든가 하면 뱉어버리고 다시 하면 됩니다. 관절염부터 거의 모든 염증, 각종 통증, 면역계 교란으로 나타나는 거의 모든 질환 치유에 상당한 도움이 됩니다.

3. 암 치유에 필요한 자연물질

종양을 치유한다는 많은 물질들이 있습니다. 하지만 인체 자체의 건강성과 면역계를 회복시키는 노력을 하지 않고, 어떤 특정한 물질만으로 종양을 치유하려 하면 실패할 확률이 높습니다. 종양을 직접 공격하는 물질을 복용하면 처음에는 약간의 효능이 있는 것 같은 느낌을 받지만, 대부분의 종양은 그 물질에 내성을 가지게 되고 종양은 더 강하게 성장합니다.

종양을 치유하는 물질은, 종양을 공격하는 효능이 없는 것보다는 있는 것이 좋겠지만, 이보다는 인체 전체의 건강성과 면역계 회복에 큰 도움이 되고, 종합적인 해독 능력이 있고, 간(肝) 기능을 향상시켜 주는 기능이 있어야 하고, 최소한의 종류만 선택하는 것이 좋습니다.

(1) 차가버섯

차가버섯의 주요 기능 중 일부만 설명하겠습니다.

자율신경의 부조화는 암의 발생에 매우 중요한 원인으로 지목되고 있습니다. 면역학의 대가인 아보 도오루 교수는 이것이 암의 가장 중요한 원인이며 암에서 벗어나기 위한 방법론도 자율신경의 균형을 정상적으로 회복시키는 것을 첫 번째로 꼽고 있습니다. 또한 환자의 정신과 심리상태가 암의 진전에 큰 영향을 미친다는 것이 정설로 받아들여지고 있는 현대의학계에서도 자율신경은 매우 중요한 주제로 다루어지고 있습니다.

즉 생활 패턴의 변화로 인해 교감신경이 늘 곤두서 있을 수밖에 없는 체질적 환경과 음식, 공해 등의 외부 요인들이 교감신경을 지속적으로 자극하여 염증을 유발하고, 암세포에 대한 면역계의 기능을 저하시킴으로써 암을 발생시키고 성장시킨다는 것입니다.

자율신경은 집중과 긴장의 상태를 지배하는 교감신경과 이완과 안락의 상태를 관장하는 부교감신경이 서로 조화를 이루도록 되어 있습니다. 암을 비롯한 현대의 질병은 대부분 긴장 상태의 과도한 지속으로 인한 교감신경의 과잉 반응으로 발생하지만, 반대로 알레르기성 질환과 천식과 같이 부교감신경이 지나치게 작동하여 생겨나는 질환도 있습니다.

따라서 중요한 것은 교감신경과 부교감신경 중 어느 하나를 일방적으로 강화시키거나 약화시키는 것이 아니라 긴장이 필요할 때는 교감신경을 작동시키고, 이완이 필요할 때는 부교감신경이 적절하게 작동할 수 있도록 하는 자율신경의 균형적인 체계를 정상화시키는 것입니다.

차가버섯의 가장 큰 특징 중의 하나는 "인체의 항상성(homeostasis)을 복원시킨다"는 것입니다. '항상성' 이란 무엇이든 지나친 것을 바로잡아서 각 기관과 기능을 항상 정상적인 수준에서 유지하도록 하고자 하는 인체의 본원적인 특성입니다. 자율신경의 균형은 인체 항상성을 유지하기 위한 매우 중요한 기능 중의 하나입니다.

본 글 중 '암과 차가버섯' 편에 서술되어 있는 '효소계 활동 복구', '신진대사 과정 정상화', '중추신경계 활동 강화' 등의 내용은 바로 '인체 항상성 복원' 의 결과물들입니다. 또한 차가버섯이 가지고 있는 뇌 기능 정상화, 간 기능 회복, 염증 억제, 세포 자멸사 유도 기능 역시 차가버섯의 항상성 복원 작용에 의해 모든 기능이 정상으로 접근하고 세포가 가지고 있는 유전적 특성을 회복시키는 기전을 통해 이루어지는 것입니다.

당뇨와 혈압의 경우 차가버섯의 항상성 유지 기능은 매우 쉽게 확인할 수 있습니다. 혈당과 혈압이 높을 때는 낮추어 주고, 지나치게 낮을 때는 올려 주는 역할을 합니다. 당뇨와 고혈압 환자가 차가버섯을 드시게 되면 혈당치와 혈압이 높아졌다 내려갔다를 반복하는 널뛰기 양상을 보일 때가 있는데 이것은 차가버섯이 항상성 유지 기능을 복원시키면서 혈당과 혈압에 개입하는 비정상 요인들과 충돌하는 과정에서 생기는 조정 현상입니다.

차가버섯의 항상성 복원 기능은 자율신경 체계에도 매우 깊은 영향을 미칩니다. 암환자들은 대부분 교감신경이 과도하게 작동하고 있는 상태이므로 차가버섯은 교감신경을 억제하고 부교감신경을 강화시키는 방향으로 작용합니다. 이에 따라 암환자가 차가버섯을 먹게 되면 '숙면을 취하게 되고, 통증이 완화되며, 기분이 좋아지고, 자신감이 고양되는 현상'이 나타납니다.

차가버섯 연구의 바이블이라고 할 수 있는 '차가, 그리고 4기암 치료제로서의 차가의 특성'이라는 논문집을 보면 위와 같은 현상이 여러 경우에서 반복적으로 관찰되고 확인되는 것으로 기술되어 있습니다.

아직 집중적으로 연구된 바는 없지만 차가버섯의 다양한 복용 사례를 통해 차가버섯이 탈모와 성기능에 영향을 미치는 것을 확인할 수 있습니다. 탈모와 성기능 부전은 대표적으로 자율신경의 부조화로 인해 발생하는 현상입니다.

유전적인 요인에 의하지 않은 일시적인 탈모는 교감신경이 항상 과도하게 작동하고 있는 환경에서 발생하며 차가버섯을 복용한 결과 탈모 현상이 완화되는 예를 다수 확인할 수 있습니다.

성기능의 부전은 여러 양상과 형태로 나타나지만 이것 역시 부교감신경의 지배 하에서 그 기능이 제대로 발휘될 수 있는 성관계의 순간에 교감신경이 불필요하고 과도하게 개입함으로써 발생하는 경우가 대부분입니다. 차가버섯이 성기능 향상에 영향을 미친다는 증언 역시 여러 사례자들에게서 확인할 수 있습니다.

그러나 차가버섯은 부교감신경의 활성화에만 기여하는 것이 아니고 필요할 때는 교감신경을 자극함으로써 자율신경이 조화를 갖추도록 합니다. 늘 정신이 명석하지 않은 문제를 안고 있는 분이 차가버섯을 드시게 되면 머리가 맑아지는 것을 쉽게 경험할 수 있습니다. 머리가 맑아지는 것은 교감신경이 필요한 만큼 기능을 발휘할 수 있도록 차가버섯이 작용하고 있다는 증거입니다.

또한 아토피, 천식, 각종 알레르기는 부교감신경이 관장하는 림프구의 과잉 활동으로 교감신경이 지배하는 과립구가 내외부적인 이상 요인에 즉각 대응하지 못해서 생기는 증상들입니다. 이 경우 차가버섯은 림프구의 과잉 활동을 억제하고 교감신경이 제 기능을 찾을 수 있도록 함으로써 이와 같은 알레르기 관련 증상들을 완화시키거나 해소합니다.

암은 궁극적으로 인체가 항상성을 유지할 수 있는 기능과 체계에 이상이 생겨 발생합니다. 암세포의 이상 변형을 비롯하여, 산소의 공급, 염증, 스트레스 등 암과 관련된 모든 요인들과 관련하여 인체는 그 어떤 것이 어긋난 길로 틀어질 때 너무 멀리 가기 전에 바로잡을 수 있는 기능이 있습니다. 그 중 대표적인 것이 면역체계입니다. 그러나 어떤 이유로 인해 항상성을 유지할 수 있는 기능에 이상이 생기면 작은 어긋남이 돌이킬 수 없을 만큼 커져 버리게 됩니다. 그것이 암입니다.

차가버섯은 뇌를 비롯하여 간, 심장 등의 각종 기관과 혈액, 신경 등에 이르기까지 인체 각 부분과 기능의 항상성을 복원시키는 기능을 합니다. 이를 통해 암세포가 발생하고 성장하기 어려운 환경을 조성하고 사멸 주기를 벗어나 계속 성장하는 암세포를 자가 사멸로 유도하기도 합니다.

(차가버섯으로 말기암 이겨내기 II - 인체 항상성(homeostasis)과 차가버섯 중에서 인용)

"차가버섯의 생리활성물질 복합체는 질병으로 억제된 환자의 효소계 활동을 상당 정도 복구하여 환자의 신진대사 과정을 정상화 해주고, 그럼으로써 인체의 전반적인 반응성은 물론 중추신경계의 활동까지도 향상시켜 주는 독특한 생물학적 능력을 가지고 있음이 분명하다."

위 글은 종양 치료제로서의 차가버섯을 대상으로 12년간 체계적이고 광범위하게 연구한 소련 의학 아카데미의 코마로프 연구팀이 그 결과를 집대성하여 펴낸 논문집 '차가버섯, 그리고 4기 종양 치료제로서의 차가버섯의 사용'의 서문에 나오는 글입니다.

이 연구는 소련 의학 연구의 최고 권위 기관인 의학 아카데미를 중심으로 모스크바 생물과학연구소, 레닌그라드 제1의과대학, 톰스크 의과대학 등 각 기관에서 생물화학자, 화학기술자, 미생물학자, 약학자, 생리학자, 임상의, 외과의, 종양학자, 병리학자 등 종양과 관련된 모든 분야의 전문가들이 참여했습니다. 또한 위암, 폐암, 식도암 등의 말기암 환자 400여명을 대상으로 12년간에 걸친 장기 임상실험이 이루어졌습니다.

이들의 연구결과 중 특기할 만한 몇 가지를 요약해서 모아 보면 다음과 같습니다.

― 인체기관이 유기적으로 통합되어 있는 조건에서 차가를 적정량 복용함으로써 심장의 자율신경의 자극전달(vegetative innervation)의 활력도를 높이고 그와 더불어 심장 근육의 초기 자극에 대한 민감도를 증가시켰다. 심장의 활동은 차가를 복용하자 강화되었다.

― 차가버섯은 중추신경계, 즉 가장 높은 조정 기관인 대뇌 반구 표피에 직접 영향을 준다. 신경계의 기능적 상태 변화는 이전에 파괴된 일련의 생리적 기능을 정상화시키는 방향으로 나아가며 물질 교환 과정에 영향을 미친다.

– 차가버섯은 뇌피질 신경의 기능을 향상시키며, 차가버섯의 영향으로 뇌 조직의 신진대사 과정이 강화된다.

– 차가버섯은 환자의 인체기관의 효소계의 활동을 자극하는데 이것은 물질대사 교환을 정상화하는 데 영향을 주며 신경계 기능에도 자연히 영향을 미친다.

– 차가버섯 치료를 받은 많은 환자들의 종양은 육안으로 특징을 구분할 수 있게 되었다. 즉, 종양 조직이 단단해지고 각질화 되었다.
– 차가버섯은 또한 종양환자들에게서 급격히 저하된 혈액의 카탈라아제[12]와 프로티아제[13] 활성을 정상치까지 복구시키며, 간의 아르기나아제도 상승시킨다.

– 차가버섯 약제는 환자들의 체내에 자극 작용을 하는 높은 생리활성 물질을 함유하고 있는데, 이 물질은 저항성을 강화시키고 반응성을 고양하며 파괴된 생리 기능을 일부 또는 완전히 재생시킨다.

이처럼 차가버섯은 종양으로 인한 신체의 생리 체계를 적극적으로 회복하고 정상화시킴으로써 인체 스스로의 힘으로 종양을 제어하는 작용을 합니다.

또 하나 중요한 것은 종양환자들의 삶의 질에 대한 문제입니다.

대부분 말기종양 환자들은 신체상태가 극도로 피폐해 있으며 종양 진단을 전후해서는 정신적인 공황과 죽음에 대한 공포를 피할 수 없게 됩니다. 또한 일부 종양은 극한의 통증을 수반하며, 특히 항암치료와 그 후유증으로 인해 견디기 어려운 고통과 신체의 이상을 감당하며 살아야 합니다.

---

12) 과산화수소가 분해되어 물과 산소가 만들어지는 반응을 촉매하는 효소이며 우리 몸 속의 간, 적혈구, 신장에 들어 있다.
13) 전분을 당화시키는 전분분해효소

차가버섯은 대뇌의 기능에 작용하여 종양을 스스로 극복할 수 있는 체계를 복원시키는데, 이러한 역할에는 종양환자의 육체적, 정신적인 고통을 완화시키는 작용이 포함되어 있습니다. 위에서 말한 논문집에는 이러한 사실을 보고하는 보고 내용이 수차례 반복되고 있습니다.

"대부분의 환자들은 종양과 전이에 관련된 통증이 감소했으며 완전히 통증이 사라진 경우도 있다고 하였다. 환자들에게 식욕이 생겼고 숙면을 취하게 되었고 장의 기능이 정상화되었다. 악액질을 지닌 일부 환자들은 활동력이 회복되었고 정상적으로 일을 하게 되었다."

구체적인 병증으로서의 종양을 극복하는 것도 중요하지만, 종양으로 인해 발생하는 정신적 육체적 고통을 완화하고 해소하는 것 또한 매우 중요합니다. 정신적 고통에서 벗어나고 육체적 통증에서 해방되는 것은 다시 인체 기능을 강화하여 종양을 직접적으로 제어하는 선순환 구조를 만들어 냅니다.

차가버섯은 종양으로 인한 통증과 공포를 극적으로 완화시키는 작용을 합니다. 병고에 찌든 모습이 아니라 품위 있는 인간의 모습을 회복시키고 유지시켜 줍니다. 원기를 회복시키고 활동력을 강화시키며 생활의 의욕을 복원시킵니다.

이 내용에 대해 위의 논문집 '차가버섯, 그리고 4기 종양 치료제로서의 차가버섯의 사용'의 제1서문에서 아래와 같이 집약하여 서술하고 있습니다.

"차가버섯에 의한 치료가 환자의 전반적인 상태와 자각증세를 현저히 호전시키고 병의 진행을 경감시키며, 그로써 환자들이 회복될 수 있을 것이라는 강한 희망을 갖게 되고, 또한 어느 정도 고통 없는 죽음의 자리를 마련해 준다는 점은 의심의 여지가 없다."
이와 같이 종양으로 인한 고통을 경감시키고 정신적인 평안과 자신감을 회복시키는 것은 차가버섯의 가장 중요한 능력이면서 자연요법이 추구하는 기초적인 목표를 충족시키는 것이기도 합니다.

차가버섯과 간 기능

러시아에서 구 소련 시절 차가버섯을 국가적으로 연구하고 실험했던 결과를 집대성한 〈차가, 그리고 4기 종양 치료제로서 차가의 사용〉이라는 논문집에 〈하등식물에 의한 생리활성물질과 단백질의 생성 문제에 관하여〉라는 긴 제목의 논문이 있습니다. 여기서 '하등 식물' 이란 차가버섯을 다른 말로 표현한 것이고, 차가버섯이 종양으로 파괴된 인체의 생리 활성을 복원시키는 기능에 대해 중점적으로 연구한 논문입니다.

연구팀은 아마도 차가버섯이 생리 활성을 촉진한다는 가설을 세우고 차가버섯이 동물과 식물의 성장에 미치는 영향에 대해 먼저 살펴본 모양입니다. 그 결과 "차가로 만든 약은 한결같이 저해 인자(inhibitor)에 짓눌린 동물 및 식물 유기체의 몇몇 효소계의 활동을 왕성하게 복구해 준다"는 것을 확인했습니다. 예를 들어 불화나트륨에 의해 활성을 잃은 효모의 발효 능력을 차가가 복구해 주고 발아한 밀의 뿌리의 성장을 멈추게 한 유산 등의 독성 작용을 해소해 준다는 것입니다.

아르기나아제, 카탈라아제

한편으로는 생명체의 활성을 복구하고, 다른 한편으로는 독성물질들을 제거 해주는 것이겠습니다. 그런 가설을 토대로 연구를 계속한 결과 연구팀은 차가버섯이 종양에 시달리는 인체에 미치는 영향을 아래와 같이 정리했습니다. 물론 차가버섯이 하는 역할 중의 일부입니다.

종양환자들의 경우 병이 손쓸 수 없는 단계에 이르지 않은 경우에는 오르니틴 회로[14] 요소 배출의 급격한 감소를 동반하는 간의 억제된 아르기

---

14) 간에서 암모니아를 요소로 만드는 회로

나아제 효소 활동이 차가에 의해 복구된다. 차가는 또한 종양환자들에게서 급격히 저하된 혈액의 카탈라아제와 프로테아제 활성을 정상치까지 복구해 주는 경우도 드물지 않았다.

이와 같이, 차가의 생리활성물질 복합체는 질병으로 억제된 환자의 효소계 활동을 상당 정도 복구하여 환자의 신진대사 과정을 정상화 해주고 그럼으로써 인체의 전반적인 반응성은 물론 중추신경계의 활동까지도 향상시켜 주는 독특한 생물학적 능력을 가지고 있음이 분명하다.
여기서 "오르니틴 회로 요소 배출의 급격한 감소를 동반하는 간의 억제된 아르기나아제 효소 활동이 차가에 의해 복구된다"는 어려운 말이 나오는데 좀 쉬운 말로 풀어 보겠습니다.

'오르니틴 회로 요소 배출'이란 단백질의 분해 과정에서 생성된 암모니아가 혈액에 의해 간으로 운반된 다음 독성이 거의 없는 효소로 전환되는 과정을 말합니다. 이 과정의 최종 단계에 작용하는 효소가 '아르기나아제' 입니다. 아르기나아제의 활동이 억제되면 간이 독성물질을 처리하지 못해 독성물질이 그대로 온 몸을 돌면서 세포와 장기를 오염시키고 종양세포를 발생시키거나 종양세포의 성장을 촉진하게 됩니다.

종양뿐만이 아니라 어떤 식이로든 병에 걸리면 간부터 나빠집니다. 그래서 어디가 아프면 다들 힘이 없는 것입니다. 간이 나빠지는 현상에는 여러 가지 이유와 형태가 존재하지만 그 중 중요한 하나가 아르기나아제와 같은 간 효소의 활동이 저하되는 것입니다. 차가버섯은 직접적으로 아르기나아제의 활동을 복구하여 간 기능을 회복시킵니다.

그 다음 문장에 나오는 '카탈라아제' 역시 간에 존재하는 효소입니다. 아르기나아제가 암모니아성 독성물질을 처리하는 효소라면 카탈라아제는 과산화수소의 분해를 촉진하는 효소입니다. 과산화수소는 세포막에 나쁜 영향을 주고 효소와 같이 몸속에서 중요한 기능을 하고 있는 물질들을 방해하기도 합니다.

카탈라아제는 과산화수소가 물과 산소로 분해되는 반응을 촉진시키는 방법으로 이 과산화수소를 제거합니다. (그 옆에 나오는 '프로테아제' 라는 것은 단백질에서 아미노산을 분리시켜 주는 효소입니다.)

차가버섯이 간 효소의 활동을 복원

이처럼 차가버섯은 간과 관련된 효소들의 활동을 복원시키거나 촉진시 킴으로써 간이 정상적으로 기능할 수 있도록 작용합니다.

종양환자가 항암치료를 받다가 사망에 이르게 될 경우 생명을 멈추게 하는 직접적인 요인은 여러 가지가 있지만 그 중 상당수가 간성혼수를 거쳐 간 기능 부전으로 사망하게 됩니다. 간 부전으로 인한 사망은 굳이 간암 환자에게만 국한되지 않습니다. 다른 종류의 암환자도 항암치료를 오래 받게 되면 간 기능이 완전히 파괴되어 간 부전으로 사망하게 됩니 다. 이때의 간 부전은 위에서 언급한 어려운 이름의 간 효소들의 활동이 완전히 정지하는 것을 의미합니다.

어떤 경우, 어떤 상황에 있는 암환자라도 차가버섯을 복용하는 중간에 혈액검사를 해보면 다른 혈액수치는 물론 간 관련 수치가 거의 정상으로 나옵니다. 항암치료는 가뜩이나 허약한 종양환자의 간에 맹독성 물질을 퍼붓는 것과 다름없는 일이지만, 항암치료와 차가버섯 복용을 병행하게 되면 항암제 독성과 부작용이 최소화되고 혈액검사의 간수치가 정상을 유지하는 것도 차가버섯이 간의 독성물질 제거 기능을 촉진시켜서 그나마 정상적인 상태로 유지시켜 줄 수 있기 때문입니다.

간암환자의 경우 간의 상당 부분이 암세포에 점령되어 기능을 상실하고 있습니다. 그런데 간암환자의 혈액을 검사해 봐도 간 관련 수치가 정상으로 나옵니다. 간에 암세포가 여기저기 생겨 있는데 간수치가 거의 정상으로 나온다면 그건 좀 이상한 일이겠지요? 그러나 차가버섯은 그런 상황, 즉 간의 상당 부분이 암세포에 잠식되어 있는 상태에서도 나머지 정상적인 간이 최대한 제대로 기능하고 있는 상황을 만들어 줍니다.

간암 환자에게 있어서는 종양세포에 점령되지 않은 간의 나머지 부분의 기능을 정상으로 유지시켜 주는 것이 가장 중요합니다. 나머지 부분의 간이 정상적으로 작동할 수만 있다면 아무리 많은 부분을 종양세포가 점령하고 있더라도 언젠가는 종양세포가 사라지고 정상세포가 부활되는 상태를 기대할 수 있습니다.

종양세포가 간의 70% 이상을 점령하게 되면 간의 기능이 멈추는 것으로 알려져 있습니다. 그러나 차가버섯을 드시고 운동을 열심히 하는 간암 환자는 간의 90% 이상이 점령당했는데도 간 기능은 물론 신체의 모든 기능이 정상인 채로 생활하는 경우도 있습니다. 의사들 입에서 "이러고도 어떻게 살아 있을 수가 있느냐"는 말이 나올 정도입니다. 차가버섯이 남아 있는 10%의 간으로 하여금 정상적인 기능을 다 할 수 있도록 도와주기 때문입니다.

간이 제 기능을 발휘할 수 있다면 면역체계가 복원되어 종양세포를 사라지게 하는 순간을 기약할 수 있습니다.

차가버섯은 종양과 관련된 여러 기능과 역할을 수행합니다. 모든 것이 다 중요하지만 그 중 특히 중요한 것이 허약해져 있거나 거의 빈사 상태에 빠져 있는 종양환자의 간을 정상적으로 기능할 수 있도록 해주는 것입니다.

차가버섯과 활성산소

미국에 있는 비영리 재단인 Dove Health Alliance (A Non-profit

Operating Foundation)에서 2005년 발표한 여러 물질들의 활성산소 제거 능력 비교 실험 결과입니다.

[물로 추출한 차가버섯 Wildcrafted Siberian Chaga]
[열대 과일의 일종인 장고 주스 Xango Drink]
[마이다케 (Maitake) 버섯]
[노니 주스 Tahitian Noni Juice]
[동충하초 Cordyceps]
[영지버섯 Reishi]
[알코올로 추출한 차가버섯 제품 Chaga Alcohol Tincture]
[아가리쿠스 Agaricus]

활성산소는 암 발생의 주요 원인이면서 동시에 암 치료를 강력하게 방해하는 존재입니다. 암을 치료하려면 활성산소를 실시간으로 가능한 완벽하게 제거해야 합니다.

특히 운동으로 인해 발생하는 과다한 활성산소와 수면(睡眠) 중에 행해지는 활성산소의 공격은 암 환자에게 치명적인 손상을 초래합니다.

암환자는 말기암으로 진행될수록 활성산소를 제거하는 항산화 효소인 SOD 물질이 인체에 절대적으로 부족합니다. 그리고 암을 치료하려면 현명한 운동과 충분한 숙면이 필요합니다.

이런 문제를 해결하려면 아침에 일어나서, 식사 전 30분은 물론이고 운동 전후, 운동 중간, 자기 전에도 충분한 양의 차가버섯을 필히 복용해야 합니다.
차가버섯으로 활성산소를 충분히 제거 해주면 그만큼 암 치료가 쉬워집니다. 차가버섯의 활성산소 제거 능력을 확인해 보시기 바랍니다.

Dove Health Alliance

September 27, 2005

ORAC Test Results

ORAC is the acronym for Oxygen Radical Absorbance Capacity. Hydrophilic ORAC tests measure the water-soluble antioxidant capacity of the sample. As you can observe from the graph and table below, Wildcrafted Siberian Chaga from Chaga International demonstrates superior antioxidant values compared to superior class medicinal mushrooms and other popular anti-oxidant juices available.

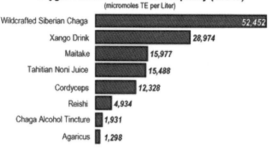

Oxygen Radical Absorbance Capacity (ORAC)
(micromoles TE per Liter)

Wildcrafted Siberian Chaga	52,452
Xango Drink	28,974
Maitake	15,977
Tahitian Noni Juice	15,488
Cordyceps	12,328
Reishi	4,934
Chaga Alcohol Tincture	1,931
Agaricus	1,298

Source: Brunswick Labs, MA

SOD Test Results

Certain enzymes have been found to be powerful antioxidants. Superoxide dismutase (SOD) is an enzyme which converts the superoxide ion to less toxic hydrogen peroxide and is produced by a healthy human body with normal metabolic and immune system balance. Superoxide ions are acquired from chemical elements in foods and the environment, including fertilizers, pesticides, preservatives, and pollutants. We quantified the levels of antioxidant activity of SOD enzymes and determined that Wildcrafted Siberian Chaga had values that are extraordinarily high in comparison to other medicinal mushrooms and popular juices having high antioxidant content.

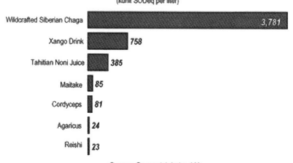

Super Oxide Dismutase (SOD)
(kunit SODeq per liter)

Wildcrafted Siberian Chaga	3,781
Xango Drink	758
Tahitian Noni Juice	385
Maitake	85
Cordyceps	81
Agaricus	24
Reishi	23

Source: Brunswick Labs, MA

(2) 구연산

말기 암 환우 분들이 고민하는 문제 중 중요한 사항이 암환자 체력입니다. 종양이 진행될수록 장어, 해삼, 오리, 전복, 자라, 낙지, 도가니, 제비집까지 먹어도 체력이 살아나기는커녕 더 떨어집니다. 급기야 숨 쉬는 것조차 힘들어집니다. 전형적인 현상입니다.

말기 암 상태에서는 아무리 좋은 음식을 먹어도 체력이 잘 회복되지 않습니다. 오히려 먹을수록 더 체력 저하 현상이 나타납니다. 말기암의 인체는 건강한 인체와는 상황이 많이 다릅니다. 힘을 만들어 주는 특별한 음식을 먹으면 인체에 흡수되어서 영양을 공급하는 것보다 더 큰 에너지가 소화에 투입됩니다. 먹을수록 손해입니다.

종양 환자의 체력이 저하되는 원인은 여러 가지가 있지만 주원인은 암세포가 만들어 내는 젖산 등의 피로독성물질 때문입니다.

포도당 수용체가 발달되어 있는 종양세포는 정상세포보다 20배에 가까운 포도당을 흡수하고, 정상적인 세포와는 달리 무산소 에너지대사를 합니다. 종양세포의 무산소 에너지대사 결과 흡수된 포도당의 6% 정도만 에너지로 사용하고 나머지는 불완전 대사 상태로 배출해 버립니다. 이때 생산되는 물질이 젖산 등의 피로독성물질입니다. 종양세포로부터 배출되는 젖산은 인체 전체를 돌아다니면서 생리대사계를 교란시키고, 근육 등에 쌓여서 통증을 유발하고, 에너지로 재사용하기 위해 간에서 분해가 됩니다.

이 과정에서 간의 과도한 피로를 유발시키고 체력을 저하시킵니다. 종양세포의 성장세가 강하면 식욕이 저하되고 인체가 극도의 피로감을 느끼는 이유입니다.

해결 방법은 간단합니다. 어떠한 음식을 먹어도 회복되지 않던 체력이 살아납니다. 자연적인 방법으로 종양을 치유하기 위해서는 체력이 중요한 요소입니다. 체력이 없으면 희망도 없습니다.

종양세포가 뿜어내는 피로물질이 인체나 간을 괴롭히기 전에 미리 제거해주면 됩니다. 구연산을 음용하는 것입니다. 구연산의 대표적인 효능이 젖산 같은 피로물질을 중화시키는 것입니다. 구연산이 중요한 물질이지만 사용하는 사람이 적은 것은 가격이 너무 저렴해서 더 깊은 연구나 홍보에 투자하기가 어렵고, 가격이 비싼 대체 물질을 생산하는 곳으로부터 공격을 받아서 일 것으로 생각하고 있습니다.

과일 중에 매실과 레몬에 다량의 구연산이 함유되어 있습니다. 건강한 상태에서는 피로 회복을 위해 전분을 발효해서 추출한 순수 구연산보다는 과일에서 자연 상태의 구연산을 섭취하는 것이 더 좋을 수 있습니다. 하지만 종양환자의 경우는 과일 당을 포함해서 가능한 모든 당의 섭취를 막아야 하고, 높은 단위의 구연산이 필요합니다. 말기 암 환자의 체력을 회복시키기 위해서는 구연산을 음용하는 것이 더 효과적입니다.

구연산으로 말기암을 치유한 사례도 있습니다.

구연산의 대표적 기능 중에 '과도한 젖산의 생성을 막아 준다' 는 것이 있습니다. 이 사실로 미루어 종양세포의 에너지 대사에 구연산이 적극적으로 관여할 수도 있습니다. 구연산이 종양세포의 무산소에너지 대사활동을 방해해서 종양세포에게 공급되는 당을 억제할 수도 있다는 주장이 있습니다.

종양환자의 체력 회복에는 구연산이 상당한 역할을 합니다.

구연산은 신 맛이 강합니다. 그리고 음용 목표량이 하루에 3g씩 다섯 번, 총 15g입니다. 구연산은 물에 잘 녹습니다. 구연산 3g을 작은 양의 물에 녹여서 입 속 깊이 부어 넣고 바로 물을 조금 마시면 쉽게 드실 수 있습니다.

(3) 소금

소금에는 염증유발 물질을 제거하는 탁월한 능력이 있습니다. 그리고 소금은 인체의 체액과도 밀접한 관련이 있습니다. 체액에는 혈액과 림프액, 세포 사이에 존재하는 세간액(細間液), 세포 내에 존재하는 세포액 등이 있습니다. 소금은 이들의 균형과 대사를 원활하게 유지할 수 있도록 해 줍니다. 면역계, 대사계를 건강하게 유지하는데 매우 중요한 역할을 합니다.

소금을 먹으라고 하면 소금 공포증이 발동합니다. 사람에게도 천사 같은 사람이 있고 악마 같은 사람이 있습니다. 소금도 마찬가집니다. 소금 공포증의 원발지는 미국입니다. 미국에는 천일염을 생산하는 염전이 거의 없습니다. 대신 식용으로 사용할 수 없는 암염을 공장에서 녹인 다음 화학적으로 순수한 NaCl을 생산합니다. 정제염, 기계염입니다. 이런 소금은 악마 같은 소금입니다. 과다 섭취하면 많은 병의 원인이 될 수도 있습니다. 하지만 약간의 법제 과정을 거친 자연소금은 병적증상에 상당한 치유 작용을 합니다.

죽염 등 많은 종류의 좋은 소금이 있습니다. 필자가 추천하는 소금은 천일염을 약간의 법제 과정을 거쳐 만든 홍천 은해염입니다. 한 번에 2~3g을 입에 넣고 침으로 녹여서 천천히 삼킨 다음 10~20분 정도 후에 충분한 물을 마시면 됩니다. 하루에 5~10g 정도를 음용하면 큰 도움이 됩니다. 회복 상태에 따라 섭취량을 줄여도 좋습니다.

음식 조리 시에 은해염을 사용하고, 일반 치약 대신에 소금과 차가버섯을 1:1로 섞은 소금 치약 사용을 적극적으로 권합니다.

(4) 스테비아

제가 스테비아를 처음 만난 것은 12여 년 전 모스크바 세계 식품 박람회에서입니다. 파라과이 전시관 이었는데 STEVIA 라는 현수막을 크게 붙여 놓고 원주민으로 보이는 분들이 심심하게 앉아 있었습니다.

무슨 약초인가 하고 자세히 읽어봤더니 첫 번째 설명이 강력한 '항암작용' 이었습니다. 파라과이 관에 눌러 앉아서 스테비아 차를 얻어먹으면서 스테비아에 대해 배웠습니다.

파라과이 어떤 고을에 종양환자가 한 명도 없어서, 미국인 의사가 조사를 왔는데 이 고을의 특이 사항은 태어나서 죽을 때까지 스테비아차를 마신다는 거였고, 그 의사가 스테비아를 계속 연구해서 항암작용이 증명되었다고 하면서 연구자료와 사진 등을 보여줬습니다. 자연산 스테비아는 지금 파라과이 밖에 없고, 자연산이 재배한 제품보다 품질이 우수하다는 주장도 했습니다. 스테비아는 잎을 말려서 잎 가루를 사용해야 하며, 공장 추출물이나 시럽 같은 다른 형태의 제품은 안정성이 확보되지 않았다고도 했습니다.

스테비아는 세계에서 유일한 100% 자연물, 제로 칼로리, 제로 탄수화물의 감미료라고도 주장했습니다.

자연산 스테비아를 견본으로 2kg 구입하고 여러 자료를 챙겨서 한국에 왔습니다. 몇 년 동안의 공부와 연구를 통해 7년 전부터 암 치유에 설탕 대신 스테비아를 사용하고 있습니다. 자연산은 아니고 유기농 스테비아입니다. 파라과이에서 채취한 자연산 스테비아는 지금도 제 책상 서랍에 있습니다. 단맛의 정도가 유기농 재배 스테비아보다 10배는 강한 것 같습니다.

일본은 스테비아를 재배해서 사용한지 40년이 훨씬 넘습니다. 스테비아의 상품화는 1971년 모리타 화학공업에서 스테비아 추출 농축액 생산을 하면서 시작되었고 지금은 많은 제품들이 있습니다. 그리고 상당한 수준의 연구자료들이 많이 있습니다. 간단하게 정리하면 스테비아 잎에 들어 있는 단맛이 나는 감미료는 스테비오사이드(stevioside), 다른 이름으로 스테비올 배당체(steviol glycosides)라는 성분입니다. 열과 산, 알칼리에 강하며 발효가 되지 않고 혈당에 영향을 주지 않습니다. 그리고 안전성에 문제가 없음이 여러 경로에서 확인이 되었습니다.

1985년 미국에서 스테비아의 성분인 스테비오사이드는 돌연변이를 일으킬 가능성이 있다는 보고가 있었습니다. 그 후에도 유전독성 가능성, 발암유발 가능성 등이 제기되었습니다.

상당한 호황을 누리고 있던 인공감미료(인공감미료는 독성물질이며 현재 거의 모든 인스턴트식품에 사용되고 있습니다. 인공감미료의 대표적 부작용인 돌연변이, 유전독성, 발암 등을 스테비아에 덮어씌우려는 시도였습니다) 업체의 사주를 받은 학자들의 거짓 연구로 판명이 났습니다.

돌연변이 가능성은 너무 황당한 주장입니다. 조작을 조금하면 생수로도 실험실에서 돌연변이를 일으킬 수 있습니다.

2006년 세계보건기구(WHO)에서 스테비아 추출물은 동물과 사람에게 유전독성을 일으키지 않는다는 결론을 내리고 발표를 했습니다.

스테비오사이드의 발암유발은 증거가 없음으로 결론이 났으며 당뇨 증상을 호전시킨다는 연구결과도 있습니다.

스테비아가 종양을 치유한다는, 강력한 항암제라는 주장과 연구결과가 일본과 남미 쪽에 많이 있지만, 정확한 복용량과 기전에 대해서는 아직 연구 중입니다.

참고로 스테비아의 주요성분은 스테비올 배당체입니다. 여기서 배당체에 주목할 필요가 있습니다. 배당체(glycosides)는 당과 유기화합물이 결합한 화합물입니다. 물리적으로는 당과 유기화합물이 분리되지 않습니다.

배당체의 종류 몇 개를 예로 들면 감자의 '스테로이드 알칼로이드 배당체', 가시오가피의 '아칸토사이드, 지아노사이드 배당체,' 홍삼의 '사포닌 배당체' 등이 있습니다. 다 항암작용을 합니다. 은행 열매의 시안 배당체, 복숭아씨의 아미그달린 배당체 같이 약간의 독성을 지닌 배당체도 있지만 법제 과정을 거치면 독성이 중화되고 러시아에서는 암 치유에 사용하고 있습니다. 은행이나 복숭아씨는 볶아서 소량 먹으면 보약입니다.

배당체는 당을 함유하고 있고, 당과 함께 어떤 물질이 화학적으로 같이 존재합니다. 이런 배당체가 인체에 흡수되면 당 성분으로 인해(종양세포가 전혀 사용할 수 없는 상태의 당이지만) 종양세포에 흡수가 되고 당과 함께 따라 들어 간 화합물이 종양세포를 파괴할 수도 있습니다.

스테비아의 항암 기전을 주장하는 연구들도 이와 비슷합니다. 종양환자는 가능한 당을 섭취하지 않는 것이 좋습니다. 그렇다고 음식을 맛없게 먹는 것도 그리 좋은 방법이 아닙니다. 필요에 따라 설탕 대신에 스테비아 잎을 조금 사용하면 맛이 좋아집니다. 스테비아의 단 맛은 청량감이 있습니다.

(5) 실크 아미노산

실크 아미노산은 누에고치의 껍질에서 추출한 아미노산입니다. 동물성 단백질은 소화과정에서 암모니아 등의 독성물질이 발생합니다. 암환자에게 동물성 단백질의 섭취를 제한하는 것은 단백질에 섞여 있는 염증 유발 물질인 동물성 지방의 섭취를 막으려는 의도도 있지만 동물성 단백질에 의해 만들어 지는 독성물질 때문이기도 합니다. 실크 아미노산은 동물성 단백질이 이미 소화가 된 아미노산 상태입니다. 인체에서 독성물질이 거의 발생하지 않고 부족한 동물성 단백질의 보충제 역할을 합니다.

실크 아미노산의 음용량은 하루 10~30g입니다.

(6) 복합효소

황국균 복합효소(Aspergillus oryzae complex)와 백국균복합효소(white-koji mould complex), 등입니다.

III

종양의 종류에 따른
암 치유 실전

자연적인 방법으로 암을 치유하는 기본 개념은
대부분의 암이 동일합니다. 하지만 더 효율적인
치유를 위해 종양이 발생한 장기의 특성을 고려
해야 하는 경우가 있습니다. 종양이 발생한 장기
에 따라 조금씩 추가되는 사항들이 있습니다.

Ⅲ

종양의 종류에 따른
암 치유 실전

1. 간암

간암 과연 무서운 질환인가?

개복을 통한 수술이 불가능했던 시절에는 암이라는 조직은 사망한 다음에 발견될 수밖에 없었습니다.

알 수 없는 원인으로 사망한 다음 해부를 해보면 인체에 전혀 다른 종류의 조직이 발견되는 경우가 있었고 이러한 조직을 암이라고 부르기 시작했습니다.

이 시대에는 사망한 후에 상당한 크기의 암 조직(상당한 크기가 아니면 발견하기가 어려웠습니다)을 발견할 수 있어서, 암이 생기면 100% 사망한다고 생각했습니다.

진단 기계와 해부학 지식, 기술 등이 상당히 발달한 지금은 상황이 많이 변했습니다. 암 진단을 받지 않고 자연사한 사람을 어떤 이유로 해부해

보면 60% 이상에서 암 조직이 발견된다는 사실도 밝혀졌습니다. 이 분들은 살아서 인체에 암이 발생했지만 별 문제 없이 천수를 누렸습니다.

암이 발견되어서 현대의학 개념의 치료를 하면 5년 생존율이 40% 미만입니다. 암을 그냥 방치하면 60% 이상 별 문제없이 천수를 누릴 수 있고, 치료하면 5년 내에 사망할 확률이 60%를 넘어 갑니다. 그리고 암을 조기에 발견해서 치료해도 암 사망률은 변하지 않고 있습니다.

이러한 사실은 의학계의 발표이고 실지로는 암 사망률이 훨씬 늘어나고 있습니다. 암 환자를 추적조사 하다가 연락이 되지 않으면 생존자로 취급하고, 교통사고나 심혈관계 질환 등의 다른 원인으로 사망해도 생존자로 취급하고, 나이에 가중치를 줘서 70대 암환자는 2명이 암으로 사망해야 1명 사망으로 계산하는 등의 방법으로 암 사망률이 늘지는 않는다고 억지 주장을 하고 있기 때문입니다.

암 조기 진단 무용론과 암 치료 무용론이 전 세계에서 많은 사람들이 주장하고 있지만 보통 사람들에겐 전달되지 않습니다. 일본의 암 산업 규모가 30조 엔을 넘어갑니다. 국방비보다 더 큰 규모입니다. 이렇게 좋은 시장은 절대로 놓치지 않을 것입니다.

간암에는 여러 종류가 있습니다.

암세포가 미분화 상태이고, 발견되면 이미 인체 전체에 전이가 되어 있고, 성장 속도가 빠르고 세력이 강한, 방치하면 매우 위험한 간암이 있고, 분화도가 높아서 정상세포의 특징을 거의 다 가지고 있는 성질이 매우 온순한 간암도 있습니다.

성질이 온순한 간암은 생활을 건강하게 바꾸는 정도의 노력으로도 성장을 멈추고 대부분 자연적으로 사라집니다.

암 조직을 현미경으로 검사해서 암 판정을 내리는 병리의사가 쉽게 간 암 세포로 판정할 수 있는 경우의 암세포가 있고, 약간 변형된 정상세포 인지 간암 세포인지 구분이 어려운 경우의 암세포도 있습니다. 현대의 학은 모든 간암을 악성도가 가장 높은 상태로 가정하고 치료합니다. 잘 라내고 태우고 녹이는 치료입니다.

간암이 발생하는 근본적인 원인은 인체의 건강성과 면역계의 교란입니 다. 간암은 건강성과 면역계가 교란된 결과 나타난 증상입니다. 증상은 원인을 찾아 개선시키면 대부분 자연히 사라집니다. 하지만 현대의학은 간암 자체를 질환의 원인이자 결과로 보고 암세포만 박멸하는 치료를 합니다. 그리고 그냥 두면 어차피 사망한다는 가정 하에 상당히 비논리 적인 치료를 합니다.

항암제나 방사선은 건강한 사람에게 투여해도 암을 발생시키는 강력한 발암제입니다. 이런 발암제를 암을 치료한다는 명목으로 통제받지 않고 사용합니다. 이러한 치료의 결과 교란되어 있던 인체의 건강성과 면역 계는 더욱 심하게 교란되게 되고 별 것 아닐 수도 있던 간암은 무서운 존재로 돌변하게 됩니다.

간이라는 장기는 생물학적 조건만 만들어 주면 자연치유력, 회복력이 인체에서 가장 강력한 장기입니다. 대부분의 간암은 간을 편히 쉬게 하 고 간에 필요한 영양을 충분히 공급해서 간이라는 장기의 생물학적 건 강성을 회복시키는 정도의 노력으로도 어렵지 않게 사라집니다.

악성도가 높은 간암은 암의 크기를 줄이고 세력을 급속히 약화시키는 노력과 병행해서 암을 발생시킨 원인을 찾아 개선시키는 노력이 필요합 니다. 간암은 자연적인 방법으로 치유 노력을 현명하게 하면 악성도가 높고 말기 상태라 해도 과격한 치료가 없었다면 그리 큰 걱정하지 않아 도 됩니다. 간암 치유의 기본은 간이라는 장기를 가능한 많이 쉬게 하는 것입니다. 간이라는 장기는 인체환경이 조성되면 스스로 상처를 치유하고 회복하는 강력한 기능을 가지고 있습니다. 대부분의 간암은 간이라는 장기 자체의 저항력만으로도 세력이 많이 약화됩니다.

간염에서 간경화를 거쳐 발생한 간암을 완치시키기 위해서는 거의 자연요법이 유일한 희망입니다.

간암 완치 비결

간암의 현대의학적인 주요 치료 방법은 절제(Resection), 색전술(TACE), 고주파(RFA), 항암화학치료(chemotherapy) 등입니다. 간에 발생한 암의 위치나 크기, 전이 정도에 따라 치료 방법이 정해집니다.
간암은 극히 초기가 아니면 사실상 완치가 어렵습니다. 종양을 치유하는 기본이, 종양이 발생한 장기를 쉬게 하여 장기 자체에서도 종양에 저항하게 하는 힘을 강화시키는 것입니다. 특히 간암은 간을 가능한 철저하게 쉬게 하지 않으면 회복이 어렵습니다. 간이라는 장기의 특징입니다. 현대의학적인 개념의 간암 치료는 간을 쉬게 하는 것과는 거리가 멉니다. 온전한 치료라고 보기 어렵습니다.

모든 암이 그렇듯이 간암도 어렵지 않게 치유됩니다. 간암을 치유하는 방법을 정리 해보겠습니다.

1. 간을 가능한 쉬게 하는 것입니다.
모든 약의 복용을 중지하고, 간에 부담을 주는 음식의 섭취를 금하고, 과격한 운동을 피해야 합니다. 피로도 간을 괴롭히는 원인 중 하나입니다. 약성이 강한 약초나 약성이 강한 채소도 금지 목록입니다.

간암 환자분들이 주로 복용하는 약은 고혈압, 당뇨, 혈전용해제, B형간염 치료제, 간 기능 보조제, 비타민 영양제 등입니다. 이런 모든 종류의 약을 가능한 완전히 끊어야 합니다. 간암 치유하려고 고혈압이나 혈전으로 죽으라는 소리냐고 하실 분도 있습니다. 바로 완전히 끊는 분도 있고, 겁이 나서 끊지 못하는 분도 있습니다. 환자분 스스로 선택해야 합니다.

간이 분해, 처리해야 하는 성분을 미리 분해해서 간의 부담을 줄여 주면서 위에 열거한 약들의 기능보다 더 훌륭하게 작용하는 것이 차가버섯입니다. 차가버섯 추출분말을 하루 15g 이상 음용할 수 있으면 모든 약을 바로, 혹은 가능한 빠른 시간 내에 복용 중지해도 됩니다. 차가버섯만 음용해도 암이 치유되기 전에 고혈압, 당뇨, 혈전 등이 먼저 개선됩니다.

2. 종양의 세력을 약화시켜야 합니다.
3. 차가버섯을 충분히 복용해야 합니다.
4. 차가버섯 관장을 하루에 적어도 2회 이상 해야 합니다.
5. 깨어 있는 동안은 힘을 다해 허리, 척추, 어깨, 목, 가슴을 바로 세우고 펴야 합니다.
6. 물 공기 좋은 곳에서, 체력에 맞는 운동이 필요합니다.
7. 복수가 급하게 차는 경우, 황달이 심한 경우는 현대의학의 도움을 받으면서 노력해야 합니다.

글 제목에 비결이라는 단어가 있습니다. 암이라는 진단을 받아도 공포에 휩싸이거나 절망하지 말고 조금만 침착하게, 본능과 상식으로 치료방법에 대해 생각해 보십시오. 비결은 인간 본능에 이미 존재하고 있는 방법입니다.

암은 현대의학에 의해 공포 그 자체의 허상으로 가공되어 있지만, 알고 보면 외강내유(外剛內柔)한 관리하기 쉬운 존재입니다. 암은 치유방법 선택에 따라 새로운 건강도 가져다줍니다.

간암 자연치유의 개념

대부분의 간암은 자연요법으로 어렵지 않게 치유됩니다. 다만 다른 암과는 달리 간이라는 장기의 상태가 생존임계치 밑으로 내려가지 않아야 합니다. 이미 간 부전이 진행되고 있는 상태에서는 자연요법으로 회복시키기가 어렵습니다. 간암 증상에서 간부전이 발생하는 원인은 간의 대부분이 암으로 대체되고 암으로 인한 상처가 발생해서 간이 제 기능을 수행하기가 생물학적으로 어려워지기 때문입니다. 대부분의 암으로 인한 간 부전은 일단 발생하면 급속히 진행됩니다.

간암 증상에서 간 부전 증상이 발생하는 다른 원인은 항암제 등의 화학적으로 합성된 모든 약물입니다. 그리고 색전술, 고주파 등의 치료도 간에 큰 충격이 가해지고 간 부전 증상을 발생시키는데 큰 몫을 합니다. 간암의 상태가 아직 간 부전이 발생할 정도가 아닌데도 불구하고 간 부전이 진행되는 것은 항암제 등의 강력한 독성물질을 해독시켜서 배출시켜야 하는데, 암과의 투쟁으로 지쳐있는 간이라는 장기가 해독이나 배출을 하지 못하거나 해독기능이 약하게 되어 독성물질이 간에 쌓이게 되고, 그 결과 간 기능이 급속히 부전 상태로 가게 됩니다.

그리고 간암이 간정맥을 뚫고 들어가 있는 경우는 단기간에 암을 치유하면 간정맥이 복원되지 않아서 정맥 출혈로 사망하게 됩니다. 평생 같이 간다는 생각으로 더 악화되지 않고 서서히 회복시키는 노력을 하는 것이 좋습니다. 이 책에서 권하는 치유방법의 반 정도 노력하면서 자신의 상태를 계속적으로 면밀히 관찰해야 합니다. 피곤을 많이 느끼거나 통증이 약간 생기면 노력의 강도를 조금 높여 주고 회복되면 줄이고 하는 과정을 꾸준히 반복해야 합니다.

간암을 자연적인 방법으로 치유하는 기본은 간이라는 장기를 최대한 쉬게 하는 것입니다. 간 기능은 외부에서 잠시라도 대체 해줄 수 없습니다. 기능이 극히 약해지거나 정지하면 바로 사망입니다. 간을 최대한 쉬게 하는 소극적인 노력을 넘어 간 기능을 보호하고 개선시키는 적극적인 노력도 필요합니다.

간암이 발생한 간이라는 장기는 잠시라도 기능이 정지되면 바로 사망으로 이어지기 때문에 간암을 자연적인 방법으로 쉽게 치유하려면 간이라는 장기를 적극적으로 쉬게 하고, 기능을 보호하고, 기능을 개선시켜서 간이라는 장기의 생물학적 기능이 가능한 원활히 작동하고 남아도는 간에 부여된 체력으로 상처를 스스로 치유하고 장기 자체에서도 암에게 저항할 수 있도록 해야 합니다.

간을 적극적으로 보호하려면 가능한 모든 화학적인 약의 복용을 금지하고, 약성이 강한 자연약재, 모든 화학첨가제 등의 복용도 엄격히 금지해야 합니다.

간암 치유에 중요한 요소가 하나 더 있습니다. 운동의 강도입니다. 간을 적극적으로 괴롭히는 것이 육체적인 피로입니다. 인체가 피로를 느끼고 그 피로가 쌓일 정도로 계속 운동을 하면 간암 치유가 힘들어 집니다. 간암의 운동량은 지금 인체에 존재하는 체력의 30% 정도만 사용해야 하고 걷는 속도도 느리게 해야 합니다.

이런 기본적인 노력을 하면서 동시에 인체 전체의 건강성과 면역계를 회복시키는 노력을 하고 회복되는 면역계가 간암을 인지하고 간암을 공격할 수 있는 인체환경을 조성시켜야 합니다. 면역계가 종양을 공격하기 시작하면 암은 곧 사라집니다. 종양에 의한 상처를 스스로 치유하면서 종양을 공격하기 때문에 종양이 사라지면서 나타날 수 있는 출혈 같은 부작용도, 혈관에 침투하지 않는 이상, 거의 발생하지 않습니다.

간암을 직접 치료하는 물질이나 간암을 직접 치료하는 시술로는 암을 사라지게 하기가 현실적으로 어렵습니다. 물론 분화가 거의 정상세포에 가깝게 진행된 온순한 암인 경우는 그냥 둬도 스스로 사라질 수 있고, 약간의 치료로도 사라질 수 있습니다. 하지만 대부분의 암은 분화 정도가 낮고 성질이 과격하고, 거의 모든 직접적인 치료에 내성을 가지는 특성이 있습니다.

약재로 면역력을 높여서 간암을 치료한다는 주장도 비슷합니다. 처음에 약간의 개선 효과는 나타나겠지만 곧 약재로 높여진 비정상적인 면역력에 내성을 가진 암세포가 출현하고 인체 전체에서 다발성으로 암이 출현하게 됩니다.

암은 인체 스스로 치유하게 해야 완치와 개선율이 매우 높아집니다. 간암 환자가 할 수 있는 인위적인 노력은 간을 쉬게 하고, 간 기능을 보호하면서, 인체의 건강성과 면역계를 회복시키는 노력을 하고, 회복되는 면역계가 간암을 인지해서 공격할 수 있는 인체환경을 조성하는 것입니다. 이게 노력할 수 있는 전부입니다. 나머지는 인체가 알아서 처리합니다.

암은 스스로 자라는 일종의 상처입니다. 상처를 치유하는 현명한 방법은 건강한 인체환경을 조성해서 인체 스스로 깨끗하게 치유하게 하는 것입니다.

간암을 쉽게 치유하는 개념과 실제

자연적인 방법의 간암 치유 기본 개념은 간 기능을 보호, 개선시키고 인체 전체의 건강성을 복원시켜서 인체 스스로 치유하게 하는 것입니다.

인체의 장기는 조건만 만들어 주면 스스로 치유하는 강력한 힘을 가지고 있습니다. 간 기능을 개선, 보호하는 첫 번째는 간을 가능한 많이 쉬게 하는 것입니다. 간을 쉬게 하려면 간을 괴롭히고 강제로 노동을 시키는 일체의 행위를 금해야 합니다. 이 정도만 해도 간암은 반 정도 치유된 것과 비슷합니다. 간을 괴롭히는 물질은 모든 화학물질과 피로물질, 독성물질 등입니다. 간을 괴롭히는 행위는 수술, 고주파, 색전술 등입니다. 화학물질의 대표적인 것이 모든 약, 식품의 인공 첨가물들 등이고, 대표적인 독성물질은 항암제, 방사선 등입니다.

간암을 포함해서 모든 암은 면역계에 문제가 생긴 결과 나타난 증상입니다. 증상은 원인을 제거하면 자연적으로 개선됩니다. 현대의학은 교란된 면역계를 회복시켜서 인체 스스로 치유하게 하는 개념이 거의 없습니다. 있어도, 수술이나 약의 도움 없이 스스로의 노력으로 가능하기 때문에 권장하지 않을 수도 있습니다.

현대의학의 간암 치료개념은 암 부위를 수술로 잘라내고, 강력한 독성물질을 인체에 주입하는 항암화학치료와 방사선 조사 등이 치료의 전부입니다. 조금만 생각을 가지면 치료 방법에 문제가 있음을 알 수 있지만, 대부분이 이런 치료 방법에 의존하기 때문에 간암은 무서운 존재가되어 버렸습니다. 간암은 자연적인 치유 노력으로 쉽게 사라지는 암종입니다.

간암 등의 암은 면역계 교란으로 나타난 증상이지만, 같은 원인으로 발생한 당뇨 등의 일반적인 증상과는 다른, 세포변이라는 신생물질이 만들어 지는 특이성이 있습니다. 암을 자연적인 방법으로 치유하기 위해서는 조금 더 적극적인 노력이 필요한 이유입니다.

암 치유에 있어서는 이론도 중요하지만 이론보다는 과정과 결과가 더 중요합니다. 과격한 병원 치료가 없었다면 간염, 간경화를 거쳐 발생한 간암도 치유할 수 있습니다. 암뿐만 아니라 간경화, 간염도 사라지고 온전한 건강도 회복합니다. 온전한 건강을 회복해야 재발로부터 자유로워질 수 있습니다.

초기라면 몇 달 자연적인 방법으로 치유 노력을 해보고 몇 달 뒤에 수술해도 결과는 비슷합니다. 대부분의 간암은 몇 달 만에 수술에 지장을 줄 정도로 성장 속도가 빠르지 않습니다. 진행성이나 말기는 고통의 총량을 늘리고 삶의 질을 거의 다 포기해도 현대의학으로 완치가 어렵습니다.

현명하게 노력했다면 몇 달 뒤에 병원에 갈 이유가 사라집니다. 간암 세포가 없어졌기 때문입니다.
간암, 걱정하지 않아도 됩니다.

간암이라는 진단을 받았어도, 그것도 완치불가 라는 진단을 받았어도 치유방법 선택을 잘하고 현명한 노력을 한다면 크게 걱정하지 않아도 됩니다.

간암을 포함해서 암에 대한 사회적 통념이 잘못되어 있습니다. 통념이란 '일반 사회에 널리 퍼져 있는 생각' 입니다. 널리 퍼져 있는 생각이지만 진실은 아닐 수도 있습니다. 암이라는 진단을 받으면 무서운 고생과 죽음을 떠올리는 것이 현재의 통념입니다. 하지만 진실은 전혀 다를 수 있습니다. 간암 진단을 받으면 '건강성에 문제가 있었구나. 몇 달 쉬면서 건강을 회복하라는 인체에서 보내는 신호구나. 아직 내 몸이 이런 신호를 보낼 정도로는 건강하구나. 고맙다' 이렇게 생각하는 것이 진실일 수도 있습니다. 이것이 통념이 아님에도 불구하고 진실입니다.

물론 간암이라는 존재는 세포가 변이되어 나타난 신생물질이고, 인체의 조건이 맞으면 전이가 되고 무한히 성장해서 장기를 파손하고 생명을 위협합니다. 그리고 인체환경을 간암의 생존 조건에 유리하게 하기 위해 독성물질을 인체에 계속적으로 분비하고 면역계의 공격을 피하기 위해 암 주위에 염증 반응을 일으킵니다. 당연히 일반적인 면역계 교란으로 나타나는 증상보다는 훨씬 위험한 것이 사실입니다.

간암이 발생했고, 살던 대로 살면 분명 위험한 증상입니다. 암은 살던 대로 살지 말고, 지금 인체에 심각한 문제가 있으니 빨리 노력해서 건강성을 회복시키라는 인체의 신호이고 이 신호를 무시하면 죽는다는 경고입니다. 간암이라는 존재가 나타나지 않았다면 내 몸에 심각한 문제가 있다는 것을 알지도 못하고 잘못될 수도 있을 것입니다.

인체의 건강성을 회복시키고 면역계를 복원시키라는 인체의 신호를 무시하고, 간암이라는 진단을 받으면 수술, 항암, 색전술, 고주파, 방사선 등의 치료를 감행합니다. 이런 치료 방법은 인체의 건강성을 더욱 악화시키고 면역계를 더 강하게 교란시킬 뿐입니다.

현대의학은 암을 면역계가 교란된 결과 나타난 증상으로 여기지 않고, 간암을 질환의 원인이자 질환 자체로 해석하고 있습니다. 간에 암이 그냥 나타났다는 생각입니다. 건강성이나 면역계와는 직접적인 관련이 없다는 개념입니다. 그리고 일단 발생한 암은 자연적으로 절대 사라지지 않는다고 학교에서 배우고 있습니다. 현대의학 개념으로는 초기에 간암을 발견해서 수술로 완전히 적출하지 않으면 완치는 어렵습니다.

간암은 강력한 생명력과 무한 성장, 장기 기능 훼손 등 무서운 존재로 보이지만, 알고 보면 별 것 아닌 존재입니다. 종양에게 공급되는 영양분만 줄여도 맥을 못 추고 크기를 줄이고 암으로 인해 발생했던 이차 증세가 개선됩니다. 염증을 제거 해주고, 활성산소 같은 유리기 물질을 실시간으로 제거해 주면서 물 좋고 공기 좋은 곳에서 깨끗한 음식을 섭취하고 적당한 운동 등으로 건강성과 면역계를 회복시키면 그렇게 무서워했던 간암은 싱거울 정도로 그렇게 사라집니다.

동시에 독성물질을 배출시키는 단순한 해독이 아닌 종합적인 개념의 해독 노력을 하면 더 쉽게 사라집니다.

간 기능을 개선시키고 간을 보호하는 노력을 병행하면 간이라는 장기 자체 힘만으로도 간암을 물리칠 수 있을 정도입니다.

간염, 간경화, 간암 극복기

간암이 발생한 분들 중에서 반 이상이 간염, 간경화와 관련이 있습니다. 그리고 간염, 간경화를 거쳐 간암이 발생한 경우는 현실적으로 치료가 어렵습니다. 색전술이나 에탄올 주입, 고주파 열 치료 같은 방법으로 간암을 치료하면 간경화 진행이 빨라질 수 있고, 그렇다고 간암을 그냥 둘 수도 없고, 항암이나 방사선 치료를 하자니 간염과 간경화로 간은 이미 기능성이나 생체적 건강성이 매우 약해진 상태여서 회복력도 부족하고 형국이 진퇴양난입니다.

간경화나 간암 다 심각한 병적증상입니다. 간염도 인체 상황에 따라 치명적인 위해를 끼칠 수도 있습니다. 현대의학은 간경화의 진행 속도를 늦출 수는 있지만 완치는 불가능합니다. 간염도 증상을 약화시킬 수는 있지만 치료는 불가능합니다. 이런 상태의 간암 치유는 답이 간단합니다. 자연적인 방법으로 치유해야 합니다.

간경화도 치유하고, 간염도 치유하면서 동시에 간암을 치유해야 합니다. 수술이나 약 같은 비자연적이고 화학적인 방법으로 어느 한 증상을 치료하면 다른 증상이 급속히 진행되고, 동시에 모든 증상을 치료하기는 어렵고, 어떤 치료를 해도 어차피 힘든 상황이 됩니다. 현실은 간염 간경화를 거쳐 간암이 나타난 경우 다른 증상은 거의 무시하고 간암을 치료합니다.

간염, 간경화를 거쳐 간암이 발생한 간은 생존이 힘들 정도로 피로에 지쳐있는 상태입니다. 그리고 간은 마지막 순간까지 맡은 임무를 수행해야 합니다. 수술이나 화학적인 치료를 하면 상식적으로 생각해도 간은 더 힘들어지고 살아날 방법을 찾기가 어렵습니다.

몸이 피곤하면 잠시 쉬어야 한다는 사실을 잘 알고 있으면서, 피로에 찌들어 있는 간암이 발생한 장기인 간은 쉬게 해야 한다는 생각이 없습니다. 몸이 피곤한 것은 인체 전체의 장기도 피곤하고 더불어 피로물질이 배출되지 못하고 인체에 쌓여 있다는 의미입니다.

간암이 발생한 간은 회복력이 장기 중에서 가장 강력합니다. 간염, 간경화, 간암을 치유하는 기본은 피로에 찌든 간을 가능한 많이 쉬게 하면서 간 기능을 보호하고 간 기능을 개선시켜서 간의 체력을 강화시켜 줘야 합니다. 간의 체력이 회복되어야 간 스스로도 치유하기 시작하고, 간암에게도 저항하기 시작합니다. 이런 노력을 기본적으로 해야 모든 증상들이 더 이상 진행되지 않고 치유할 수 있는 기반이 조성됩니다.

동시에 종양에게 공급되는 영양을 최대한 차단해서 종양의 세력을 약화시키면서, 인체 전반의 건강성을 회복시키면 인체 스스로 알아서 간염, 간경화, 간암을 치유합니다. 인체의 환경이 적합하면 인체의 회복력, 자연치유력은 어떤 약보다도 강하게 작동하기 시작하고 부작용이 나타나지 않습니다. 그리고 면역계의 공격력도 환경만 적합하면 간암을 충분히 물리칠 만큼 강합니다.

간염, 간경화를 거쳐 발생한 간암을 치유한 분이 있습니다. 하지만 치유사례는 재현성이 중요합니다. 그 사람이 노력한 그대로 내가 했을 경우 나도 치유가 되는가가 중요합니다. 수많은 사람들이 간암 말기를 치유했다는 정보가 넘쳐 납니다. 이게 사실이라면 왜 간암 말기가 무서운지 이해가 되지 않습니다. 대부분 과장된 정보거나 특별한 우연에 의해, 재현성이 거의 없이, 발생한 경우일 것입니다.

간암은 치유방법 선택에 따라 지옥과 천당을 왔다 갔다 할 수 있습니다.

침착하게 글을 읽어보고, 다른 많은 경우도 공부 해보고 현명한 선택을 하기 바랍니다. 간암이라는 진단을 받았어도 치료 방법을 선택할 만한 시간은 충분히 존재합니다.

말기 간암 완치와 온전한 건강회복

세상에서 통용되고 있는 삶의 법칙 중에 '공짜는 없다' '노력하는 만큼 얻는다' '현명한 용기와 행동은 그에 합당한 결과를 가져 온다' '지게 지고 장에 간다' '빈 깡통이 시끄럽다' '아는 만큼 본다' '하늘이 무너져도 살아날 구멍이 있다' '새옹지마' 는 간암 치료에도 그대로 적용할 수 있습니다.

간암 말기라 해도 대부분의 경우 치유가 그리 어렵지 않습니다. 여기서 말기라 함은 간암이 초기에 발견되고 수술과 항암화학치료를 하고 재발하는 과정을 거치면서 말기에 이른 상태가 아닌 말기에 발견되어서 현대의학으로 완치가 불가능한 상태의, 아직 병원 치료를 시행하지 않은 간암 말기를 의미합니다.

간암 초기에서 수술 항암 재발 재수술 항암을 거쳐 말기로 진행된 인체는 이미 자연치유력, 회복력이 거의 고갈되었을 수도 있습니다. 인체에 존재하는 자연치유력, 회복력은 충분히 말기 간암을 사라지게 할 정도로 강력하지만, 인체환경이 이미 생존임계치를 넘어선 상태에서는 작동하지 못할 수도 있습니다.

'공짜는 없다' '노력하는 만큼 얻는다'

대부분의 간암은 말기라 해도 어렵지 않게 사라집니다. 하지만 사라질 수 있는 치유 노력을 스스로의 힘으로 했을 경우입니다. 암은 면역계 교란 증상입니다. 면역계 질환은 어떤 약이나 의사가 치료에 도움은 줄 수는 있지만 완치시켜 줄 수는 없습니다. 면역계 질환을 치료하는 약이나 기술이 아직까지는 거의 없기 때문입니다. 현재의 치료 방법은 잠시 증상을 약화시키면서, 증상은 점점 더 중증으로 발전합니다. 면역계 질환은 스스로의 노력으로 건강성을 회복시켜야 합니다.

'현명한 용기와 행동은 그에 합당한 결과를 가져 온다' '지게 지고 장에 간다'

간암에 대한 사회적 통념이 '무조건 현대의학에 매달리는 것이 최선이다' '현대의학이 못하면 끝이다' 입니다. 말기는 더 강력합니다. 하지만 사실에 기반을 둔 통념이 아닙니다. 암은 면역계 질환이고 현대의학은 면역계 질환에는 속수무책입니다. 간암은 자연적인 방법으로 치유하면 온순하고 바로 사라지는 존재이지만 자연에 역행하는 치료를 하면 무서운 존재로 돌변합니다.

간암이 말기에서 발견된 경우는 현명한 용기를 내지 않으면 통념대로 살아날 방법이 없습니다. 용기를 내고 행동으로 옮겨야 합니다. 하지만 용기를 내기가 말처럼 그렇게 쉽지 않습니다. 가족들이 방해하는 경우도 있습니다. 노령이고 결정권이 약한 경우 병원에서 돌아가기를 바라는 경우가 많습니다. 괜히 통념에 따르지 않았다가는 원망을 들을 수 있다는 기우 때문입니다. 병원에서 사망하면 위로의 말을 들을 수 있는데 다른 짓 하다가 잘못되면 덤탱이(덤터기)를 쓸 수도 있기 때문입니다.

사랑으로 뭉친 관계가 아닌 체면으로 겨우 붙어 있는 관계가 의외로 많이 있습니다. 그리고 다른 사람들이 하는 대로 따라 해야 적어도 외롭지는 않습니다. 남들이 장에 가면 지게 지고 있어도 따라가야 마음이 편합니다.

'빈 깡통이 시끄럽다' '아는 만큼 본다'

삶은 계란은 돌려봐야 알고 빈 깡통은 들어보거나 굴려 봐야 압니다. 빈 깡통은 가볍고 시끄럽습니다. 간암 그것도 말기를 치료한다는 무수히 많은 주장들이 존재합니다. 한 시간 정도 인터넷을 서핑 하면 100여 곳 이상의 의료 기관과 민속의학 등에서 이런 저런 이론과 비법으로 말기 간암 완치를 주장하고 있고, 사례도 참 많이 있습니다. 이게 사실이라면 왜 간암 말기를 두려워하는지 이상합니다.

암은 누가 치료해 줄 수 없는 병적증상입니다. 세포변이라는 신생 물질을 동반한 강력한 면역계 교란 증상입니다. 인간의 면역계를 치료해 줄 수 있는 치료제는 아직까지는 존재하지 않습니다. 대신 인체에는 면역계를 스스로 치료하는 아주 훌륭하고 강력한 치유력이 존재합니다. 이 힘이 작동할 수 있도록 조금만 도와주면 나머지는 인체가 알아서 작동합니다. 개념이 없는 것은 봐도 보이지 않습니다.

'스스로의 힘으로 간암을 그것도 말기를 치료를 한다니 완전히 맛이 간 사람 이구만' 이 정도의 반응이 일반적입니다.

반복되는 주장입니다. 간암 말기라 해도 과도한 치료가 없었고, 지금 먹을 수 있고, 체력이 어느 정도 존재하고 자연사 가능성이 높은 너무 고령이 아니라면 간암 말기, 간염, 간경화를 거쳐서 발생한 간암도 치유할 수 있음은 물론 온전한 건강까지 회복할 수 있습니다. 대부분의 암은 새옹의 삶 같이 대처만 잘하면 온전한 건강, 건전한 삶 같은 더 훌륭한 결과를 가져다줍니다.

2. 갑상선암

갑상선암 중에서 원격전이를 일으키고 성장 속도가 빨라서 실제로 생명을 위협하는 암종은 1~2% 수준입니다. 나머지 98~99%의 갑상선암은 그냥 방치해도 대부분 천수를 누릴 수 있고 저절로 사라지는 경우도 많이 있습니다.

유럽에서의 갑상선암 치료 기준은 암이 성장해서 기도 등을 심각하게 압박할 경우에만 증상 완화를 위한 수술을 하고 그 외는 아무런 치료를 하지 않고 관찰만 합니다. 갑상선암 환자를 33년 째 관찰만 하는 경우도 자주 있습니다.

갑상선을 적출하면 심신(心身)의 균형(均衡)이 무너져서 사람다운 정상적인 생활을 영위하기 어렵기 때문입니다.

물론 갑상선암을 방치하라는 의미는 아닙니다. 자연적인 방법으로 치유 노력을 현명하게 해서 암을 사라지게 하고 온전한 건강까지 회복해야 합니다. 갑상선암은 자연적인 방법으로 치유 노력을 하면 바로 100% 성장을 멈추고, 사람과 노력 정도에 따라 차이가 있지만 몇 달에서 1년 정도면 깨끗하게 사라집니다. 갑상선암이 깨끗하게 사라지는 데 1년 정도 걸리는 경우는 암 덩어리가 바로 사라지지 않고 석회화 되었다가 그 흔적이 서서히 사라지기도 하기 때문입니다.

암세포의 분화도가 낮아서 전이가 발생하고 성장 속도가 빠른 1~2%를 제외한 갑상선암은 암이라기보다는 양성종양의 특징이 더 강합니다. 갑상선암은 갑상선 조직을 채취해서 병리의사가 현미경 검사를 통해 판정을 내리게 됩니다. 병리의사간 다른 결론을 내리는 경우가 가장 큰 것이 갑상선암입니다. 암세포의 모양이 완전히 뒤틀리고 변형되어서 누가 검사해도 확실하게 암세포임을 알 수 있는 경우가 거의 없기 때문입니다.

이럼에도 불구하고 갑상선암 진단을 받으면 하늘이 하얘지고 즉각적으로 갑상선을 제거해 버립니다. 대부분 암에 대해 얼마나 무지하고 두려움에 억눌려 있는지 극명하게 보여주는 증거입니다.

1~2%의 갑상선암은 진단되면 이미 인체 전체에 전이가 이루어진 상태여서 수술로 갑상선을 제거해도 별 의미가 없고 현대의학으로는 치료가 불가능합니다. 갑상선에 발생하는 악성도가 높은 1~2%의 암을 역형성암(逆形成癌) 등의 명칭을 붙여 갑상선암에 포함시켜서 갑상선암 전체를 공포로 몰아 붙이는 것 같습니다.

일반 갑상선암과 분화도가 낮거나 아예 미분화 상태인 암은 갑상선에 발생한다는 공통점 외는 전혀 다른 암종입니다. 분화도가 낮거나 미분화 상태의 역형성암 등도 치유시기를 놓치지 않으면 자연적인 치유 노력으로 어렵지 않게 사라집니다.

'치유시기를 놓치지 않으면' 이란 의미는 희망이 없는 항암제 치료, 방사선치료, 수술 등으로 인체에 존재하는 자연치유력을 무참히 훼손시키고, 이미 인체 전체에 암이 퍼질 때까지 시간을 허비하다가 병원에서 더 이상의 방법이 없으니 퇴원하라는 종용을 받고 그때서야 다른 치유방법을 찾아 나선 경우입니다.

쉬운 갑상선암 치유 비법

'암은 무서운 질환이 아니다' 라는 명제를 증명하는 곳이 있습니다. [차가원 본원]이라는 곳입니다.

어쩌다가 암이 공포의 대상이 되어 있습니다.

갑상선암을 포함해서 모든 암은 인체의 면역계에 교란이 발생한 결과 나타난 증상입니다. 암을 치유하는, 암을 사라지게 하는 상식적인 치유방법은 교란된 인체의 면역력을 회복시켜 주는 것입니다. 물론 암을 치유하는 현실에서는 종양이 발생한 장기의 특성과 종양으로 인한 이차 증세, 환자의 체력 등 여러 상황에 구체적으로 대처하는 것이 필요하지만 암을 치유하는 기본 개념이 그렇다는 것입니다.

현대의학의 갑상선암 치료개념은 갑상선을 수술로 적출하고 항암치료입니다. 수술이나 항암은 면역력을 더 강하게 교란시키고, 잘려져 나간 갑상선을 대신해서 평생 복용해야만 하는 갑상선 호르몬제는 간(肝)을 포함해서 인체를 힘들게 하고 급기야 인체의 면역계는 종양에 대해 속수무책인 상태로 무너져 버립니다.

대체적인 노력은 전혀 해보지도 않고 어떻게 그 중요한 갑상선을 그렇게 쉽게 적출해 버리는지, 자르는 사람이나 자르라고 대주는 사람이나 다 정상이 아닙니다. 암이라는 존재에 완전히 주눅이 들어 있습니다. 대부분의 암은 현명하게만 노력하면 자연적인 방법으로 어렵지 않게 사라지는데도 말입니다. 암만 사라지는 것이 아니고 삶의 질은 더 높아지고 온전한 건강까지 덤으로 챙길 수 있습니다.

암은, 특히 갑상선암은 자연적인 방법으로 쉽게 사라지고, 자연적인 방법으로 치유해야 삶의 질을 유지할 수 있습니다.

현재 국내 암 발생 1위는 갑상선암입니다. 세계적 추세는 아직까지 간암이 1위입니다. 하지만 곧 전 세계 암 발생 1위는 갑상선암이 될 것입니다. 비교적 간단한 방법으로 진단을 할 수 있고, 수술이 쉽고, 일단 현대의학 개념의 일시적인 완치 확률이 높기 때문입니다. 현대의학 개념이란 오직 종양만을 제거하는 것입니다. 삶의 질이나 앞으로 환자가 살면서 겪어야 할 고통은 나중의 문제입니다.

갑상선암도 암은 암이니까 전체 암에 대한 생존 확률도 높아지고 현대의학의 암 치료에 대한 위상도 덩달아 올라가겠지요. 그래서 현대의학이 전 세계적으로 갑상선에 매달리기 시작했습니다.

현재는 갑상선암은 무치료가 최상의 치료라던 프랑스에서도 무조건 수술하려고 하는 이상한 현상이 벌어지고 있습니다.

갑상선암은 자연적으로 사라지는 경우가 많습니다. 그리고 성장 속도가 매우 느리고 전이도 잘되지 않습니다. 진단을 받으면 몇 달 정도 자연적인 방법으로 집중적인 노력을 해서 교란된 인체의 면역계를 회복시켜 주고, 그 다음은 일상생활을 하면서 약간의 노력을 병행하면 갑상선암은 사라지거나 최악의 경우를 가정해도 더 이상 자라지 않습니다. 형태는 존재하지만 이미 암으로서의 특성이 사라졌기 때문입니다.

제가 알고 있는 어떤 곳에서는 갑상선암 환우 분은 암환자 취급도 못 받습니다. 그만큼 힘없고 쉽게 사라지는 암입니다.

갑상선암 완치 비법

갑상선암은 성장 속도가 매우 느리고 예후도 양호한 암입니다. 갑상선암은 스스로의 힘으로 쉽게 회복할 수 있습니다.
유럽에서는 특별한 경우가 아니면 갑상선암의 크기가 16mm까지는 아무 치료도 하지 않고 그냥 지켜봅니다. 갑상선암이 16mm 까지 성장하는데 상당한 시간이 걸리고, 갑상선암이 성장을 멈춰 버리는 경우도 흔히 있습니다.

최근 들어 국내에 갑상선암 환자가 급증했습니다. 실제로 급증한 것이 아니고, 갑상선암 진단은 쉬워서 5mm 정도 크기의 갑상선암까지 찾아내기 때문입니다. 그리고 바로 갑상선을 적출하고 완치했다고 합니다. 갑상선은 인체 전체의 대사기능을 조화롭게 조절하는 중요한 일을 하는 장기입니다.

15mm 크기의 갑상선암이 발견되어도 16mm가 되는데 평균 6~12개월

이 소요됩니다. 진단 기술이 아무리 좋아도 판독은 사람이 합니다. 1~2mm 정도의 오차는 있을 수 있습니다. 갑상선암 진단을 받아도 수술은 6개월 뒤에 해도 결과는 같습니다.

몇 달 자연적인 방법으로 치유 노력을 해보고, 그때 결정해도 됩니다.

누구에게 한 번이라도 따뜻한 사람이 아니었으면 연탄재 함부로 차지 말고 평생 정상적으로 살고 싶으면 함부로 갑상선 절제하지 않는 것이 좋습니다. 갑상선암은 자연적인 방법으로 쉽게 사라지는 암종입니다.

갑상선암은 특별하게 노력할게 없습니다. 자연적인 방법의 암 치유 노력을 하면서,

채소나 해초류, 멸치 등을 통해 적당한 양의 요오드를 섭취하고
유기농 무가당 두유를 하루 3팩 정도 섭취하고
목 주변을 가능한 따뜻하게 유지하고
너무 과도한 운동을 조심하면 됩니다.

갑상선암과 요오드(Iodine)

갑상선암 환우 분들 중에서 요오드가 들어 있는 미역이나 다시마, 마른 멸치 같은 음식을 거부하는 경우가 있습니다. 병원에서 요오드가 든 음식을 먹지 말라고 했다는 것입니다. 갑상선암 환우 분들이 많이들 혼란스러워 합니다.

자연적인 방법의 암 치유 프로그램 중에서 중요한 사항 하나가 종양이 발생한 장기를 최대한 쉬게 하여, 장기에 할당 된 체력으로 장기 자체에서도 종양에 저항할 수 있도록 하는 것입니다. 종양이 발생한 장기 자체에서도 종양에 저항하기 시작하면, 종양에 공급되는 영양을 최소화해서

종양의 세력을 약화시키고 인체 전반의 건강성을 회복시키는 자연적인 치유방법이 강력한 힘을 발휘합니다.

각 장기 별로 쉬게 하는 방법들이 있습니다. 갑상선의 주 기능은 갑상선 호르몬을 생산하는 것입니다. 갑상선 호르몬을 생산하기 위해서는 요오드라는 물질이 필수적으로 필요합니다. 인체 내에 요오드가 충분하게 존재해야 갑상선에서 힘들이지 않고 호르몬을 생산할 수 있습니다. 갑상선을 쉬게 하는 몇 가지 방법 중에서 대표적인 것이 인체 내에 요오드가 부족하지 않게 유지 해주고 너무 과도한 운동을 하지 않는 것입니다.

참고로 한국 같은 요오드가 풍부한 지역에 거주하는 성인은 체내에 20㎎ 정도의 요오드가 있으며 이 중 80% 정도가 갑상선에 존재합니다. 일반적인 요오드 섭취 권장양은 0.15mg, 최대 3mg/일 정도이며 방사능 피폭 시에는 100mg/일 까지 권장하는 연구결과도 있습니다. 다시마 (100g에 180mg), 건조멸치 (100g에 250mg) 등에 많이 함유되어 있습니다. 요오드는 갑상선 호르몬 합성에 꼭 필요하고 에너지 생성, 신경조직에 필요한 단백질 합성에도 관여합니다. 그리고 갑상선암 발생의 주요 원인으로 추정되는 사항 중에 요오드 결핍이 있습니다. 그리고 요오드를 오랜 기간 과다 섭취하면 갑상선 기능 항진증과 갑상선암을 악화시킬 수도 있다는 주장도 있지만 여기서 말하는 요오드는 화학적으로 합성된 요오드를 의미합니다.

갑상선암 발생 원인으로는 1.유전적 요인 2.방사능 노출 3.요오드 결핍 4.여성호르몬 부족 등으로 알려져 있습니다.

처음으로 돌아가서 병원에서 요오드가 들어 있는 음식을 먹지 말라고 한 이유에 대해 살펴보겠습니다. 현대의학에서 갑상선암을 치유하는 대표적인 방법은 수술로 갑상선을 일부 혹은 전부를 제거해 버리고 재발의 위험이 있으면 항암치료로 방사선 동위원소인 '요오드131' 이라는 방사능 물질을 인체에 투여하는 것입니다. 인체 내에서 유일하게 요오드를 흡수하는 기관인 갑상선의 특성을 이용한 치료 방법입니다.

'요오드131'을 투여하면 혈액을 통해 인체 전체에 방사능 물질을 뿌리면서 돌아다니다가 일정 시간이 지나면 갑상선 조직에 80% 정도가 흡수됩니다. 이때 갑상선에 충분한 양의 요오드가 존재하면 '요오드131'이 갑상선에 잘 흡수되지 않습니다.

참고로 낮은 용양의 '요오드131'은 갑상선 세포에 돌연변이를 일으켜서 암을 발생시키고 높은 용양의 '요오드131'은 갑상선 세포를 파괴시킵니다. 암도 파괴되고 갑상선 조직도 파괴됩니다. 어느 정도 짐작하시겠지만 정상세포가 훨씬 많이 파괴됩니다.

병원에서 요오드가 많이 들어 있는 음식을 먹지 못하게 하는 유일한 이유는 인체에 존재하는 요오드의 양을 가능한 줄여서 요오드가 필수적으로 필요한 갑상선 세포에 요오드가 공급되는 것을 막은 다음(갑상선 세포를 굶긴다고 표현합니다) 투여한 '요오드131'을 요오드가 매우 고픈 상태인 갑상선 조직에 쉽게 침투시키기 위해서입니다.

인체에 요오드가 부족하면 갑상선은 계속적으로 중노동을 하게 됩니다. 피곤이 쌓이는 갑상선 조직은 힘이 약해지고 종양이 발생한 장기 자체에서 종양에 저항하지 못하게 되고 그 결과 갑상선암은 더 빠르게 성장할 가능성이 높습니다. 사실일 가능성이 거의 확실합니다. 현장에서 많이 경험했습니다.

재발에 전이까지 나타나서 현대의학으로는 근본적인 치유가 어려운 분들이 요오드가 든 음식을 거부하는 경우도 있습니다. 오래 전에 의사가 먹지 말라고 한 것을 생생하게 기억하고 있습니다. 뭔가 잘못되었다는 의심은 전혀 하지 않습니다. 의사가 신(神)은 아니지 않습니까? 의사를 이 정도로 신뢰하면 갑상선암 정도는 간단하게 나아야 되는 거 아닙니까? 이 지경이 되도록 만들었는데도 무조건입니다. 많은 사람들이 살고 있습니다. 진단만 받고 병원에 전혀 가지 않는 분들도 계십니다.

유럽의 경우 응급상황이 아니면 갑상선암은 그냥 지켜보는 것이 치료 방법입니다. 10년 넘게 크기의 변화가 관찰되지 않는 경우도 흔합니다. 갑상선 절제라는 것을 너무 쉽게 생각합니다. 최선의 방법이니까 의사가 결정해서 하겠지 정도로 느끼는 것 같습니다. 절제하는 순간부터 평생 화학적으로 합성된 호르몬제를 복용해야 하고 이로 인한 부작용들, 우울증, 원인을 알 수 없는 무수한 증상들을 마지막까지 안고 가야 합니다.

술 담배 끊고, 체력 보존 잘하고, 먹는 것만 조심해도 갑상선암은 큰 변화 없이 평생 같이 갈 수 있습니다.

종양은 그 자체가 질환이 아닙니다. 인체 면역계에 이상이 발생한 결과 나타난 증상입니다. 감기 걸리면 두통이 나타납니다. 두통을 사라지게 하려면 머리를 어떻게 하는 것이 아니라 면역력을 올려 감기 바이러스에 저항하는 힘을 강화해서 감기가 낫게 해야 합니다. 감기가 사라지면 두통은, 감기에 종속적으로 존재했지 독립적으로 존재한 적이 없었으므로, 존재하지 않습니다.

감기 걸렸다거나 감기 걸려서 머리 아팠다고 하지 두통 걸렸다고는 하지 않습니다. 두통은 감기에 종속하는 증상이기 때문입니다. 감기가 낫지 않는 이상 두통은 거의 사라지지 않습니다. 감기는 그대로 두고 두통만 따로 치료하는 것은 임시변통입니다.

두통과 종양이 같으냐고 할지도 모릅니다. 치유하는 원리는 같습니다. 다만 종양은 두통보다 조금 심한 증상일 뿐입니다.
마지막으로 요오드의 복용 양입니다

하루 세 끼 해초류와 마른멸치만 먹는 경우는 없습니다. 가끔 반찬이나 국으로 나오는 양으로는 요오드 과다 섭취가 되지 않습니다. 그리고 해초류나 멸치에는 요오드만 있는 것이 아니고 훌륭한 성분들을 많이 함유하고 있습니다. 천연소금에 포함되어 있는 요오드는 무시해도 될 양입니다. 혹 과다 섭취한 경우라도 대소변 등으로 배출됩니다.

방사능같이 인체가 정체 파악을 못하는 물질은 인체에 축적됩니다. 중금속도 인체에 축적됩니다. 긴 진화 과정에서 만들어진 인체 정보에 이런 물질에 대한 대비책이 없거나 인체의 해독 능력을 넘어설 만큼 강력한 존재 들이어서 해결을 못할 수도 있습니다. 하지만 요오드가 든 자연적인 음식을 조금 많이 섭취했다고 요오드가 인체에 축적되지는 않습니다.

정상적인 인체에서는 자연적으로 섭취한 정상적인 물질 중에서 필요 없는 것은 다 배출됩니다. 소변검사에서 요오드 수치가 높게 나오는 것은 일시적인 현상이거나 요오드 문제가 아닌 갑상선이나 다른 장기에 문제가 생겼을 수도 있고 인체 대사기능이 원활하지 못해서 일수도 있습니다.

요오드 부족 국가에서는 염화나트륨(소금)에 10ppm 정도 요오드화나트륨을 첨가해서 요오드를 섭취하게 합니다. 요오드화나트륨은 수산화나트륨에 요오드를 첨가해서 만든 화공 약품입니다. 자연적인 재료가 아닌 화학적으로 합성한 물질은 인체에 축적됩니다.

갑상선 항진증이 있을 경우 소변검사에서 요오드 수치가 높게 나옵니다. 이런 현상은 요오드를 많이 섭취해서 항진증이 나타났을 확률보다는 문제가 발생한 갑상선이 자체적으로 치료하는 과정에서 머금고 있던 요오드를 배출시켜 일시적으로 요오드 수치가 높게나올 확률이 훨씬 큽니다.

음식은, 꼭 필요한 경우를 제외하고는 편식하지 말고 채식을 위주로 해서 골고루 잘 드시는 것이 좋습니다. 해초류나 멸치도 조화롭게 드시는 것이 좋습니다.

해초류나 멸치 같은 요오드 관련 음식을 거절하고 갑상선암이 개선되는 경우를 10여 년 동안 암 환우 분들과 같이 생활하면서 한 번도 본 적이 없습니다.

3. 고환암

고환암은 고형암 중에서 예후가 가장 좋은 암종입니다. 5년 상대 생존율이 90% 이상으로 알려져 있습니다. 5년 상대 생존율이니까, 나이나 기대수명, 사고사, 인체 조건 등을 따지지 않고, 고환암이 직간접적인 사망의 원인인 경우를 제외하면, 실질 생존율은 대략 60~70% 정도 될 것입니다.

고환암 5년 생존율이 다른 암에 비해 상대적으로 높은 편이지만 치명적인 문제를 내포하고 있습니다. 고환암은 5년 생존율을 넘겨도 평생에 걸쳐 재발할 가능성이 높은 암종이고 실제로 몇 십 년 후에 재발하는 경우도 있습니다. 재발하면 대부분 원격전이를 동반하고 있으며 치료가 매우 어려워집니다.

고환암은 치료 후유증이 심각합니다. 많은 경우 남성성과 생식기능을 포기해야 합니다. 고환암 주 발생 연령은 20~30대입니다. 고환암이 극히 조기에 발견되었다면 치료할 시간이 충분합니다. 대부분의 고환암은 성장이 비교적 빠른 편이지만 조기일 경우 지금 수술하나 몇 달 뒤에 하나 결과는 같습니다. 몇 달 자연적인 방법의 치유 노력을 해보고 결과가 만족스럽지 못하면 그 때 수술해도 됩니다. 현명하게 노력했다면 실망할 일은 없을 것입니다.

이미 원격 전이가 발생했거나 재발인 경우는 현실적으로 치료가 불가능하다고 보는 게 현명합니다. 하지만 과도한 항암제와 방사선 치료 등 과격한 병원 치료가 없었다면 고환암은 자연적인 방법의 치유 노력으로 그리 어렵지 않게 사라집니다.

고환암을 자연적인 방법으로 치유하는 기본 개념은 암세포에게 공급되는 영양을 최대한 차단해서 종양의 세력을 급속히 약화시키고, 인체를 적극적이고 종합적으로 정화시키는 노력을 통해 교란되어 있는 건강성과 면역계를 회복시키는 것입니다. 그리고 고환암 치유 능력이 있는 자연물질인 차가버섯의 도움을 받는 것입니다.

이런 노력을 하면 인체에 존재하는 자연치유력, 회복력이 작동하게 되고 암세포는 사라지기 시작합니다.

고환암 치유에 도움이 되는 좋은 음식은 신선한 유기농 채소와 해초류입니다. 과도한 동물성 단백질, 동물성 지방, 열을 가한 식용유는 철저하게 피해야 하는 음식입니다. 너무 끼는 속옷이나 바지를 피하고 고환을 춥거나 덥게 하지 않는 것이 좋습니다.

고환암 진단을 받은 대부분은 암이나 자연요법에 대해 초보자입니다. 고환암 치유 능력이 있고 적극적으로 암 치유 노력을 할 수 있는 암 전문 요양원에 한두 달 입소해서 자연요법을 배운 다음 집에서 노력하는 것도 좋은 방법입니다. 암전문 요양원에 입소가 어려운 경우, 차가버섯의 도움을 받으면서 집에서도 요양원 입소 수준의 체계적인 고환암 자연치유 관리를 받을 수도 있습니다.

4. 뇌종양

뇌종양 과연 위험한 질환인가?

뇌종양은 위험한 질환임에 의심을 품는 사람은 없습니다. 그래서 뇌종양은 위험한 질환이다?

집안에서 불의의 사고로 사망하는 사람이 밖에서 교통사고로 사망하는 사람보다 1.5배 많다는 조사 결과가 있고 미국 정부에서 자금을 지원 받고 있는 연구 단체에서 발표한 자료에 따르면 의료 과실에 의한 사망이 연 78만 건 발생하는데 이는 암으로 사망하는 55만 건의 1.4배에 달한다고 합니다. 산업재해부터 돌연사, 과로사 등등 위험은 도처에 존재합니다. 위험을 단순히 사전적 의미로만 해석하면 삶 자체가 위험입니다.

'위험'의 사전적 의미는 '신체나 생명 따위가 위태롭고 안전하지 못함'입니다. 뇌종양의 '위험도' 정도를 정확히 알아보려면 '위험'의 의미를 현실적으로 재해석할 필요가 있습니다.

심각한 후유증이 따르거나 사망할 수밖에 없는 벗어날 수 없는, 회복할 수 없는 상태라면 심각한 위험이지만, 위험으로부터 어렵지 않게 벗어날 수 있고 더욱 안정된 상태로 돌아갈 수 있다면 별 것 아닌 위험입니다.

뇌종양을 치료하려면 무서운 부작용이 따르는 수술을 해야만 하고, 강력한 세포독성 물질이고, 세포 파괴 물질이며 발암제인 방사선을 뇌종양 주위에 조사할 수밖에 없다면, 그리고 그 결과가 삶의 질이 파괴된 상태의 위태위태한 연명이거나 죽음이라면 뇌종양은 분명 위험합니다.

만약 뇌종양이라는 진단을 받고 그냥 방치하면 사망에 이를 수 있지만, 잠시 삶의 짐을 내려놓고, 몇 달 자연을 즐기면서 삶의 질을 향상시켜 주는 노력을 하면 어렵지 않게 깨끗이 사라지고 인체 전체의 온전한 건강까지 회복된다면, 뇌종양은 위험한 질환이지만 얼마든지 전화위복의 기회로 만들 수 있는, 회복 불가능한 위험이 존재하지 않는 그리 위험하지 않는 질환입니다.

문제는 자연치유 노력으로 대부분의 뇌종양이 어렵지 않게 사라지고 온전한 건강까지 회복하는 것이 사실인지, 어쩌다가 그런 경우가 한두 번 있었는지, 전혀 사실에 근거하지 아니한 낭설인지 확인할 길이 없다는 것입니다. 확인을 하려면 목숨을 담보해야 합니다. 그리고 뇌종양은 무조건 현대의학에 매달려야 한다는 강력한 사회적 통념이 구축되어 있고, 대부분 사회적 통념으로부터 자유롭기가 어렵습니다.

오랜 세월 동안 암환우 분들과 같이 생활하고 있고, 오랜 세월 동안 전 세계의 유명한 자연적인 방법으로 암을 치유하는 많은 병원들을 방문해서 그들의 치유 기전과 실제적인 치유 노력, 그들이 사용하는 자연물질들을 비교분석 검토하고 임상에 적용해 보고 있습니다. 차가버섯을 공부하고 있는지도 10여년이 넘었습니다.

대부분의 뇌종양은 자연적인 치유 노력을 현명하게 시행하면 어렵지 않게 깨끗이 사라지고 사실입니다. 대부분의 재발한 뇌종양도 어렵지 않게 사라집니다.

물론 고령이거나 심각한 합병증이 있거나 등의 이유로 '몇 달 자연을 즐기면서 삶의 질을 향상시켜 주는 노력'을 하기가 힘든 경우도 있지만 대부분의 뇌종양 환우 분들은 어렵지 않게 자연치유 노력을 할 수 있습니다.

뇌종양은 다른 암에 비해 사라지는 속도가 느립니다. 상황에 따라 다르지만 6개월 정도 꾸준히 노력해야 깨끗이 사라집니다. 2년 전에 이 책의 초판이 발행될 때 뇌종양을 자연적인 방법으로 치유 노력을 했을 경우입니다.

현재는 뇌종양이 사라지는 속도가 환우 분 본인이 느낄 정도입니다. 종양 덩어리가 신경을 압박해서 인체의 반쪽에 마비가 온 경우도 보름에서 한 달이면 정상으로 돌아올 정도입니다. 희망적인 내용이고 사실이지만, 현대의학에 고도로 세뇌된 상태에서는 병원 치료 대신 자연치유 방법을 선택하기가 현실적으로 불가능합니다.

하지만 현대의학으로부터 뇌종양 진단을 사망 예측 선고와 같이 받았다면, 재발한 상태라면 생각을 달리할 수도 있습니다. 현대의학으로부터 완치 불가 판정을 받았기 때문에 스스로 살길을 찾아나섰고, 그 결과 전혀 고통 없이, 삶의 질을 높이면서 뇌종양을 깨끗하게 사라지게 하고 온전한 건강까지 회복했다는 또 하나의 역사를 만들기 바랍니다.

뇌종양 완치 방법

뇌종양은 자연적인 방법으로 비교적 쉽게 치유되는 암종입니다. 그리고 뇌종양을 쉽게 치유하려면, 모든 암에 공통되는 사항이지만, 너무 과도한 병원 치료가 없어야 합니다.

병원에서 완치가 불가능하다고 하는데도 병원에 매달리는 것이 현실입니다. 어쩔 수 없는 사회적 현상이지만, 뇌종양은 말기라도 치유할 수 있는 다른 방법이 분명히 존재합니다. 현명한 판단과 선택이 필요합니다.

병원 치료를 다 순례하고, 인체의 회복 능력이 거의 다 파괴된 상태에서는 자연적인 방법으로도 치유가 어렵습니다.

특히 어린 아이가 뇌종양일 경우는 대부분 완치가 어렵습니다. 의사에게 물어보고 완치 확률이 0%면 치유방법에 대한 결단이 필요합니다.

뇌종양을 쉽게 치유하기 위해서는
1. 좋은 공기, 깨끗한 물은 기본입니다.
2. 운동은 건강성을 유지하는 상태로, 너무 과격한 운동으로 피로가 쌓이지 않게, 충분히 해야 하고,
3. 충분한 양의 차가버섯을 복용해야 하고
4. 의료용 산소호흡을 충분히 시행해야 합니다.
5. 인체 특성 중의 하나로, 뇌는 인체 전체에서 스스로를 가장 중요하게 관리합니다. 뇌에 종양이 발생했다는 의미는 이런 본능적 기능에 문제가 생길 정도로 뇌 자체의 방어력이 약해졌다는 것입니다. 뇌의 건강성을 회복시키는 노력이 필요합니다.
차가버섯 캡사이신 마사지를 하루 2회 정도 시행해야 합니다.

뇌를 쉽게 하는 방법은

1. 가능한 모든 화학적인 약 복용을 중지해야 합니다. 화학적인 약은 혈액 속에 녹아 들어서 어떤 식이든 뇌를 각성시키고 피곤하게 합니다. 혈액 속에 녹아든 화학약 성분이 뇌세포까지 직접 전달되지는 않는다 해도 상당한 영향을 끼칠 수밖에 없습니다. 특히 방사선치료는 뇌의 자연 회복력을 무참히 파괴할 수 있습니다.

2. 뇌종양일 경우 카페인이 함유된 음식이나 음료는 금지하는 것이 좋습니다. 특정성분에 의해 강제적으로 뇌가 각성되면 잠깐은 반짝하지만, 그 대가로 뇌는 피곤해 집니다.

3. 만성 두통이나 편두통이 있는 경우는 특히 유기농 재료를 사용한 깨끗한 음식을 먹어야 합니다. 일반 음식을 먹는 경우, 임상에서, 두통 발생 확률이 높아집니다.

4. 불안 초조 증상이나 불면증이 심할 경우 녹차 추출물인 테아닌을 잠시 복용하는 것이 좋습니다.

5. 충분한 양의 소화계 효소를 공급해 줘야 합니다.

6. 안 해도 좋고 하면 훨씬 좋은 것이 있습니다. 모든 욕심과 이해관계는 잠시 내려놓고 자연을 즐기십시오.

뇌종양 치유 혁명

뇌종양은 자연적인 치유 노력으로 쉽게 사라지는 암종입니다. 뇌종양 말기라 해도 과격한 치료가 없었다면 크게 걱정하지 않아도 됩니다.

암은 인체의 면역계에 교란이 발생한 결과 나타난 증상입니다. 당연히 교란된 면역계, 건강성을 회복시키는 노력이 우선되어야 합니다. 하지만 암을 치료하는 현대의학 개념은 다릅니다. 수술과 독성물질을 인체에 주입하는 항암화학치료, 회복할 수 없는 무서운 방사선 조사 등으로 교란된 면역계를 더욱 교란시키고, 건강성을 초토화시킵니다. 그 결과 뇌종양은 무서운 증상이 되어 버렸습니다.

방울토마토를 땅에 심으면, 거름을 많이 주고 자연조건이 훌륭해도 수확할 수 있는 토마토의 양이 20~100개 전후입니다. 하지만 토마토를 수경재배하면 5,000개 이상 어떤 경우는 10,000개의 토마토를 수확할 수 있습니다. 흙에 내린 뿌리는 땅의 저항을 받게 됩니다. 그리고 성장하기 위한 영양분을 얻으려면 많은 노력을 해야 합니다. 하지만 물속에 뿌리를 내린 경우는 뿌리가 전혀 저항을 받지 않고 마음대로 뻗어 나갈 수 있고 이미 영양분이 풍부한 물에서 영양을 마음대로 가져갈 수 있습니다.
뇌종양을 포함해서 암을 어렵지 않게 치유하려면 우선적으로 암에게 공급되는 영양을 최대한 차단해서 종양의 세력을 약화시키고, 종양이 발생한 장기를 가능한 편히 쉬게 해서 암이 발생한 장기 자체에서 상처를 스스로 치유하면서 암에게 저항하게 해야 합니다.

충분한 영양을 가져갈 수 없고 장기의 저항이 시작되면 뇌종양은 물론 대부분의 암은 성장을 멈추고 크기를 줄입니다. 그 결과 통증이 줄고 체력이 회복되기 시작합니다.

동시에 인체 전체의 건강성과 면역계를 회복시키면 인체 전체에서 종양에게 저항하게 됩니다. 이런 상태를 몇 달 지속하면 대부분의 암은 사라집니다. 더욱 확실한 결과를 위해서는 면역계가 이물질인 종양의 존재를 파악할 수 있도록 종양세포 주위에 몰려 있는 염증유발물질을 제거해 주면 면역계가 종양을 직접 공격하기 시작합니다. 뇌종양은 사라집니다.

물론 종양에게 공급되는 영양을 최대한 차단하고, 장기를 쉬게 하고, 면역계, 건강성을 회복시키기 위해서는 종합적인 노력이 필요하지만 이런 노력은 누구나 어렵지 않게 할 수 있는 일반상식 수준의 난이도를 가지고 있습니다. 뇌종양이 치유되는 과정을 예측할 수 있고, 삶의 질은 더 높아지고, 자연적인 방법의 치유 노력 결과는 종양이 깨끗하게 사라지고 온전한 건강까지 회복합니다.

뇌종양 크게 걱정하지 않아도 됩니다.

세상은 순리를 찾아가면 대부분의 문제가 해결되도록 그렇게 만들어져 있습니다. 그런데 '순리'를 찾아서 따르기가 쉽지 않습니다. 살면서 학습한 많은 것들이 방해를 하기 때문입니다.

뇌종양을 포함해서 대부분의 암도 비슷합니다. 치유방법의 선택과 노력의 정도에 따라 전혀 다른 치유의 과정과 결과가 존재합니다.

삶의 질을 더 높이는 노력을 하면서 몇 달 자연을 즐기다 보면 뇌종양이 깨끗하게 사라지는 경우와 뇌수술, 항암화학치료, 방사선 조사, 재발, 고통의 총량이 무섭게 늘어나고 좋지 않은 결과를 맞이하는 경우 둘 다 사실이라면 다들 자연을 즐기겠지요. 하지만 현실은 많은 복잡한 요소들이 뒤섞여서 전혀 다르게 나타나기도 합니다.

뇌종양은 수술로 깨끗하게 제거할 수 있는 경우가 매우 드뭅니다. 수술로 깨끗하게 제거하지 못하는 경우, 현대의학은 치료 방법을 모릅니다. 당연히 고식적인 치료인 항암화학치료와 거창한 이름의 방사선 조사가 치료라는 명목으로 시행됩니다. 그리고 뇌는 수술 자체가 대단히 위험한 부위입니다.

자연적인 방법의 암치유 노력의 목표는 인체의 면역력이 종양을 이물질로 파악하고 공격하게 하는 것입니다. 면역계가 뇌종양을 공격하기 시작하면 암은 곧 사라집니다.

종양에게 공급되는 영양을 최대한 차단해서 종양의 세력을 약화시키고, 종양이 발생한 장기를 가능한 편히 쉬게 해서 남아도는 장기 체력으로 종양에 의해 파괴된 조직을 스스로 치유하고 장기 자체에서도 종양에게 저항하게 하면서, 종합적인 개념의 해독과 인체의 건강성과 면역계를 회복시키는 노력을 하는 것입니다.

뇌종양 환우 분에게 지금 절실한 것은 치유의 과정과 결과입니다. 절대적인 권위와 신뢰를 가지고 있는 현대의학의 치료를 거부하고 자연적인 방법의 치유를 선택하게 하기 위해서는 어지간한 충격적인 사실이 아니면 불가능합니다. 충격적인 사실이 엄연히 존재해도 여러 가지 이유로 믿으려 하지 않습니다.

뇌종양 치유 과정이 즐겁고 그 결과가 온전한 건강회복이라면 그것도 재현율이 99.9%에 가깝다면, 사실이라면 충격이 될 수도 있을 것입니다. 사실이지만 대부분의 경우 믿음을 주지 못해서 별 신경을 쓰지 않고, 죽음을 떠올리며 고통의 총량을 무섭게 늘리기 시작합니다.

하지만 현대의학으로 치료가 완전히 불가능한 뇌종양의 경우, 진행성이나 말기라면 자연적인 방법으로 어렵지 않게 사라지는 것이 사실이니까 한 번 정도는 신중하게 생각해보기 바랍니다.

뇌종양 치유에 신기원을 열다

뇌는 매우 정교하고 복잡한 구조를 가진 장기입니다. 그 결과 뇌수술이 어렵고, 한다고 해도 완벽한 종양 제거가 거의 불가능합니다. 대부분의 뇌종양 환우 분들은 방사선과 항암화학치료를 하게 됩니다. 일반인들이 알고 있는 상식이고 종양 치료 방법입니다. 문제는 이런 치료의 과정과 결과입니다. 치료 과정에 많은 고통이 따르고 결과도 극히 초기가 아니면 희망적인 기대를 하기 어렵습니다. 현재 진행형 사실입니다.

대부분의 뇌종양은 자연적인 방법으로 쉽게 사라집니다. 전혀 고통 없이 삶의 질을 더 높이면서 몇 달 자연을 즐기다 보면 긴장했던 것에 비해 너무 허무하게 사라집니다. 이것도 현재 진행형 사실입니다.

우리가 살고 있는 같은 공간, 같은 시간에 뇌종양에 대한 전혀 상반된 사실이 동시에 존재합니다. 어떤 치유방법을 선택하느냐에 따라 과정과 결과가 거의 결정됩니다.

뇌종양 치유에 대한 큰 줄기를 설명했습니다. 대부분의 경우 현실은 이론보다 훨씬 복잡합니다. 무조건 둘 중 하나를 선택하라는 의미는 아닙니다. 이런 사실이 있다는 것을 알고 있으라는 것입니다. 사람은 생각하는 존재입니다. 그리고 믿음이라는 것을 가지고 있습니다. 사실에 기반을 했든 허구에 기반을 했든 어떤 사람의 믿음은 그 자체로 그 사람에게는 강한 진실입니다. 이미 뇌종양에 대한 어떤 믿음이 존재하는 사람에게 그 믿음을 바꾸라고 강요하는 것은 좋지 않습니다. 믿음을 지키려 목숨을 바치는 사람들도 있습니다.

사회적 통념이 뇌종양은 무조건 수술하고 방사선 조사, 항암화학치료를 해야 한다고 구축되어 있습니다. 그리고 이러한 사회적 통념에서 자유로운 사람은 그리 많지 않습니다. 여담으로 사회적 통념으로부터 자유로운 사람은 암에 잘 안 걸립니다.

현명한 판단만 할 수 있다면 최소한의 고통과 최대의 효과를 얻을 수 있습니다. 수술이 가능하다면 수술을 하십시오, 그리고 항암화학치료나 방사선치료는 하지 않는 것이 좋습니다. 수술이 불가능하다면 현대의학에 대한 미련을 깨끗하게 버리는 것이 좋습니다. 수술이 불가능한 경우 고통의 총량을 수십 배 늘리면서 모든 걸 감수해도 어차피 현대의학적인 방법으로는 살아날 길이 없습니다.

뇌종양은 자연적인 방법으로 특이할 정도로 쉽게 사라지는 암종입니다.

뇌종양일 경우 상당한 도움이 되는 자연요법이 하나 있습니다. 총체적인 노력과 병행해서 시행하면 암은 사라집니다. 차가버섯 캡사이신 마사지입니다. 인체 중에서 제일 큰 장기가 피부입니다. 피부를 자극시키는 요법입니다.

하루 2~3회 차가버섯 캡사이신 마사지를 강하게 하면 말초 혈행, 말초 신경계, 말초대사계가 활성화됩니다. 종양의 발생 원인인지 발생한 결과인지는 명확하지 않지만 뇌종양의 경우 중추신경계와 생체 전기적 반응이 매우 불규칙하고 교란되어 있습니다. 차가버섯 캡사이신 마사지를 하면 신속히 정상을 회복하는 것이 임상에서 확인되었습니다.

인체가 생존하려면 효소라는 존재의 도움을 받아야 합니다. 뇌는 특히 많은 효소가 필요합니다. 소화계 효소를 충분히 공급해 주면 인체는 잠재 효소의 대부분을 대사계효소로 만듭니다. 인체에 효소가 충분히 공급됩니다. 인체에 효소가 충분하면 뇌는 더욱 편하게 쉴 수 있습니다.

자연적인 방법으로 뇌종양이 치유되는 기전이 과학적으로 밝혀진 것은 별로 없습니다. 중요한 것은 과정과 결과입니다. 과정은 자연을 즐기면서 삶의 질은 더 높아지고 결과는 온전한 건강회복입니다. 너무 과격한 병원 치료가 없었다면 뇌종양 말기라 해도 현명한 자연치유 방법을 선택하면 큰 걱정하실 필요 없습니다.

뇌종양 쉽게 치유하는 개념과 실제

10여 년 전, 뇌종양을 포함한 대부분의 암은 자연적인 치유 노력으로 완치할 수 있다는 가설을 세운 적이 있었습니다. 그 가설은 몇 가지 조건이 있지만 '쉽게 치유할 수 있다'로 증명되었습니다.

뇌종양을 쉽게 치유하는 방법과 치유되는 기전까지도 임상적이지만, 거의 정확히 파악되어 있습니다.

제도권이라는 곳은 기득권은 가지고 있지만, 그 속에서는 누구도 스스로 자유롭지 못하고 천재를 능가하는 능력을 가지지 않는 이상 개인의 창의력을 마음 것 발휘하기가 힘듭니다. 의사 지침서라는 것이 있습니다. 어떤 질환에 대한 치료 가이드입니다. 이 가이드라인은 학계에서 정한 치료 방침과 병원의 운영방침, 그리고 현대의학의 중요한 이익집단 중 하나인 보험회사의 치료 상하한선을 모두 만족시켜야 합니다.

그리고 이 지침서에는 제약회사의 로비 같은 보이지 않는 힘도 막강하게 작용하고 있습니다. 의사가 이 환자는 특별한 치료 없이 몇 달 지켜

보는 것이 좋겠다는 판단이 서도 어쩔 수 없이 치료해야 만합니다. 항암을 하지 않는 것이 좋겠다는 판단이 서도 가이드라인에 하라고 되어 있으면 해야 합니다. 미국에서 발표한 자료에 의하면 항암이나 방사선 치료를 하는 의사에게 자신이나 가족이 암에 걸리면 항암, 방사선 치료를 하겠느냐는 질문에 절대 다수가 하지 않겠다고 답을 했습니다. 271명 중 270명이 하지 않겠다는 답을 했습니다.

뇌종양을 쉽게 치유하기 위한 조건은 너무 과격한 병원 치료가 없어야 하고 지금 먹고 걸을 수 있어야 합니다.

대부분의 암은 너무 과격한 병원 치료가 없었다면 자연적인 방법으로 쉽게 사라집니다. 믿기 어렵겠지만 엄연한 사실이고 현실입니다.

뇌종양은 치유방법만 현명하게 선택하면 쉽게 사라지는, 면역계 교란으로 나타난 증상에 불과합니다. 먼저 죽음을 생각하고 난리칠 정도로 무서운 존재가 아닙니다.

암을 쉽게 치유하기 위해서는 현대의학으로부터는 정확한 진단과 암으로 인한 이차 증세 완화 정도의 도움만 받아야 합니다.

말기 뇌종양 완치와 온전한 건강회복

완치 불가 뇌종양 진단을 받고, 누구나 다 죽음을 기정사실로 알고 있다가 뇌종양이 사라지고 온전한 건강까지 회복하는 극적인 반전이 이루어지는 뇌종양 드라마가 있다고 가정해 봅시다. 죽음을 바라던 나쁜 무리는 혼란에 빠질 것이고 죽음을 안타까워하던 착한 사람들은 기쁨과 행복에 겨워할 것입니다.
수술도 어렵고 완치는 생각도 할 수 없고, 방사선 조사를 하면 몇 달 더 살 수 있다는 말기 뇌종양 판정을 받고, 아직 병원 치료를 받지 않은 상태이고 현명한 치유 방법을 선택 한다면 누구나 드라마 같은 극적인 반전을 만들어 낼 수 있습니다.

뇌종양은 암으로 인한 이차 증세가 심각하게 나타납니다. 심지어는 호흡곤란 증세도 나타날 수 있습니다. 일반 암은 한두 번의 항암 같이 시행착오를 거쳐도 치유에 큰 지장을 초래하지 않지만 뇌종양은 암의 위치에 따라 빠른 선택을 하지 않으면 힘든 경우도 있습니다.

뇌종양을 포함해서 대부분의 암은 면역계가 교란된 결과 나타난 증상입니다. 그리고 면역계와 관련된 증상은 의사나 약이 치료에 어느 정도 도움이 되는 경우도 있겠지만 뇌종양을 완치시켜 줄 수는 없습니다. 면역계 증상은 스스로의 노력, 정확히 표현하면 인체 스스로 치유해야 합니다. 인체에는 놀라울 정도로 강력한 자연 치유력, 회복력이 존재합니다. 인체에 존재하는 치유력이 작동할 수 있도록 인체환경을 조성해주면 뇌종양은 말기라 해도, 병원 치료가 없었다면, 어렵지 않게 사라집니다.

뇌종양을 쉽게 사라지게 하는 자연치유력을 작동시키는 기본은 건강성을 회복시키는 것입니다. 건강성 회복은 비방으로 만든 기적의 약이나 1억짜리 대굿 한판 같은 큰 거 한 방으로 회복되는 것이 아니고 많은 작은 것들이 변화되어야 합니다.

건강성을 회복시키는 기본은 좋은 물, 공기, 그리고 음식입니다. 이 세 가지가 만족되지 않으면 건강성 회복은 어렵고 자연치유력도 강력하게 작동하지 않고, 뇌종양은 쉽게 사라지지 않습니다. 그 다음 필요한 것이 적당한 운동과 광범위한 개념의 해독 노력입니다. 마지막으로 뇌종양인 경우 허리 척추 가슴 어깨를 펴고 심호흡을 해서 인체에 충분한 산소를 공급해 주고, 필요한 경우 의료용 산소호흡도 필요하고, 활성산소 같은 유리기 물질을 실시간으로 제거해 주는 적극적인 노력이 필요합니다. 이 외에도 뇌종양을 쉽게 사라지게 하는 충분한 효소 공급, 폐, 간, 대장기능 개선 같은 몇 가지 중요한 노력이 있습니다.

뇌종양은 음식으로 종양의 크기를 줄이고 세력을 약화시키지 않으면 그리 쉽게 사라지지 않습니다. 하지만 음식으로 뇌종양의 크기를 단기간에 줄이고 세력을 약화시키면 대부분의 뇌종양은 말기라 해도 몇 달이면 약간의 흔적(암으로 인한 상처)을 남기고 사라집니다. 흔적까지 사라지는 데는 조금 더 긴 시간이 필요합니다. 암은 주변 조직을 무자비하게 파괴시켜서 상당히 깊은 상처를 유발시키기 때문입니다.
생각을 바꾸면 뇌종양은 쉽게 사라집니다.

암은 치유가 그리 어렵지 않습니다. 암이 무섭다고 생각하는 것은, 암 치료 방법을 모르는 자들이 자신들의 무능을 감추기 위해 암을 무서운 존재로 만들어 버렸기 때문입니다. 암을 두려워하는 것은 진실에 기반을 두지 않은 잘못된 사회적 통념입니다. 뇌종양을 포함해서 암을 어렵지 않게 치유하는 첫 걸음은 잘못된 사회적 통념에서 자유로워지는 것입니다. 현재의 암에 대한 통념에 갇혀있으면 어쩔 수 없이 암은 죽음이고 공포입니다. 감기로 사망하는 경우도 있지만 감기를 공포의 대상으로 생각하는 경우는 드뭅니다.

뇌종양은 차가버섯과 자연요법으로 비교적 쉽게 사라지는 암종입니다. 몇 달 자연을 즐기면서 인체의 건강성을 회복시키는 노력을 하면 기대하는 정도보다 훨씬 빠르게 사라집니다.
반신마비, 경련, 감각저하, 두통, 착시 같은 뇌종양에 의한 이차 증상이 있는 경우, 증상이 개선되고 정상으로 회복되는 것을 노력하면서 확인할 수 있습니다. 이런 증상의 개선은 종양이 작아지거나 사라져야만 가능합니다.

뇌종양 말기로 인체가 종양이 만들어 내는 독성물질에 중독이 되어 있는 경우 그 결과 어느 정도 음식을 먹는데도 불구하고 체력이 계속 저하되고, 다발성 통증이 나타나고 등의 증상이 있을 경우는 구연산 등을 섭취해서 종양이 뿜어내는 독성물질을 중화시키고 독성물질의 발생을 적극적으로 막는 노력이 필요합니다.

뇌수술은 매우 위험합니다. 방사선, 항암화학치료는 뇌에 더욱 위험합니다. 만에 하나 이런 방법으로 증상이 개선되어도 정상적인 상태를 회복하기가 어려울 수도 있습니다.

그리고 대부분의 뇌종양은 성장 속도가 그리 빠르지 않습니다. 초기인 경우는 몇 달 뒤에 수술하나 지금하나 결과는 비슷합니다. 수술이 불가능하거나 진행성이나 말기는 어차피 현대의학으로 완치가 어렵습니다.

몇 달 자연요법으로 치유노력을 해 보시기 바랍니다. 실망하지 않습니다. 다만 너무 과격한 병원 치료를 받았거나 식사와 거동이 어려운 경우는 치유보다는 삶의 질을 높이는 노력이 현실적입니다.

다른 원발암에서 뇌로 전이 된 경우도 과격하고 과도한 병원 치료가 없었다면 그리고 치유방법을 현명하게 선택한다면 그리 걱정할 필요가 없습니다.

5. 담낭암(담관암)

담낭암은 거의 간암에 준해서 노력하면 됩니다. 간 내 담관암이나 간에 전이 된 경우는 간암과 같은 수준으로, 간 외 담관암이나 담낭암일 경우는 췌장암과 간암에 준해서 노력하되 피로가 누적되지 않는 범위에서 운동도 천천히, 충분히 하고 음식은 동물성, 식물성 지방 섭취를 최대한 줄여야 합니다.

담낭암으로 담관이 막힌 경우는 스텐트나 배액술 시술을 받아야 치유할 수 있는 충분한 시간을 확보할 수 있습니다. 담낭암이 담관을 막아 담즙이 배출되지 않으면 담즙이 간으로 역류해서 황달 등의 증상이 나타나고 황달 증상이 심할 경우 쇼크로 위험할 수 있습니다.

담낭암 초기거나 현대의학으로 완치가 가능하면 병원을 믿고 병원 치료에 최선을 다하십시오. 담낭암 초기에는 별 관심이 없습니다. 하지만 나에게 존재하는 담낭암이 현대의학으로 완치가 불가능하다면 치유 방법에 대한 생각을 바꾸십시오. 아니면 담낭암 완치가 불가능해도 고식적 치료를 받다가 '이건 아니다' 싶으면 그때라도 자연적인 치유 방법을 선택하십시오.

회복력, 자연치유력 등 인체의 생물학적 본능이 최소한은 남아 있어야 담낭암에 대한 자연적인 치유 방법을 시도해 볼 수 있습니다.

1. 담낭(담관)은 특정 기능을 가지고 있지 않고 간에서 만든 담즙을 보관하고 흘려보내는 역할을 하는 장기입니다. 적정량의 담즙을 보관했다가 식사에 맞춰 담즙을 한꺼번에 분비하기 위한 장기입니다. 담낭의 괄약근을 열고 닫는 것은 뇌의 명령에 의해 행해집니다. 담낭을 쉬게 하기 위해서는 괄약근이 열고 닫히는 시간을 규칙적이고 일정하게 유지 해주고 횟수를 줄여 주어야 합니다.

하루 세 번 정해진 시간에 식사를 충분히 하고, 식사를 하는 시간도 가능한 동일하게 유지하고, 간식을 금하는 것이 좋습니다. 오늘 08시에 아침을 먹기 시작하고 식사 시간이 30분이면 내일 아침도 가능한 동일하게 하는 것이 좋습니다.

2. 담즙의 주 기능은 지방질 분해이고, 담즙 분비량은 하루에 500~1,000㎖ 정도입니다. 가능한 채식을 하고 동물성이든 식물성이든

지방의 섭취를 제한하는 하는 것이 좋습니다. 지방의 섭취가 줄어들면 담즙의 분비량도 줄어들고 하는 일이 줄면 담낭도 쉬게 됩니다.

3. 간암에 준해서 노력하면 어렵지 않게 치유됩니다.

6. 대장암

대장암은 과연 무서운 질환인가?

너무 부자와 너무 가난한 사람이 많은 사회는 건강하지 못합니다. 어떤 특정 권력이나 지식이 일부의 사람들에게 편중되어 있고 독점되어 있는 사회는 대단히 위험합니다. 건강과 의료에 관한 거의 모든 것을 의사들이 독점하고 있습니다. 대부분의 의사들은 평균을 월등히 상회하는 지식과 능력을 보유하고 있고 부(富)와 부러움도 상당 수준 누리고 있습니다.

의사들이 인류의 건강에 공헌한 정도도 지대합니다. 하지만 인류의 모든 병적 질환이나 증상을 다 치료할 수 있는 능력을 보유하고 있지는 않습니다. 의사들에 대한 사회적 통념은 의사들이 전지전능하기를 바랍니다. 병이 들면 의사들의 능력으로 간단하고 쉽게 치료되기를 바랍니다.

의사들은 이러한 요구에 부정이나 긍정도 하지 않았지만 자연스럽게 거의 전지전능한 존재가 되어 버렸습니다. 그 결과 의사가, 현대의학이 치료하지 못하는 병은 운명으로 받아들이고 조용히 사라져야 한다는, 마지막까지 현대의학 속에 머물러야 한다는 숙명론이 팽배합니다. 스스로 살길을 찾는 경우는 매우 드뭅니다.

인류를 괴롭히는 병적 질환이나 병적 증상의 70% 이상이 인체의 건강성과 면역계에 교란이 발생한 결과 나타나게 됩니다. 문제는 인체의 건강성과 면역계에 교란이 발생해서 나타난 병적 질환이나 증상은 의사나 현대의학이 아직까지 치료 방법을 전혀 모른다는 것입니다. 더 큰 문제는 전혀 모르지만 다 아는 것처럼 행동하고 있다는 것입니다.

대장암은 인체의 건강성과 면역계에 교란이 발생한 결과 증상이 대장에 나타난 경우입니다. 당뇨는 증상이 췌장과 인슐린에 관련된 세포들에게 나타난 경우이고 우울증은 신경계통에 나타난 경우입니다. 증상의 정도와 경로는 다르지만 발병 원인은 비슷합니다.

당뇨 증상에 대처하는 현대의학은 교란된 건강성과 면역계를 회복시키려는 치료는 전혀 시도하지 않고, 오히려 면역계를 더욱 교란시키는 혈당강하제만 처방합니다. 햇볕만 충분히 쬐어도 상당히 개선되는 증상인 우울증에 대처하는 현대의학은 주로 뇌의 기능을 차단시키고 뇌의 기능을 서서히 제거해 버리는 화학 약만 처방합니다.

세포 변이까지 동반되는, 면역계 교란으로 발생하는 최상위 증상인 대장암에 대처하는 현대의학은 무조건 잘라 내고 강력한 세포독성 물질인 항암제와 방사선을 무자비할 정도로 인체에 투여합니다. 암세포를 박멸하기 위함이라는 저항하기 힘든 명분을 앞세워서 무한한 신뢰까지 등에 업고 있습니다.

대장암은 그 자체가 질환이 아니고 증상입니다. 증상은 원인을 찾아서 개선시키면 자연히 사라집니다. 증상을 찾아서 개선시키려는 노력은 전혀 시도하지 않고, 건강성과 면역계를 더욱 심하게 교란시키는 치료를 합니다.

그리고 항암제와 방사선은 강력한 발암물질입니다. 항암제나 방사선은 대장암 세포를 완전히 박멸시키지 못합니다. 대장암 세포가 박멸될 정도로 투여하면 환우 분은 이미 이 세상 사람이 아니기 때문입니다. '모든 대장암 세포는 항암제에 내성을 가지게 된다' 는 것은 현상만 보고 과정을 왜곡한 능력 없음을 극명히 보여주는 핑계입니다.

대장암 세포가 항암제에 내성을 가지게 되는 것보다는, 항암제가 정상적인 인체의 암에 대한 저항력을 말살시켜서, 암세포가 인체의 저항을 전혀 받지 않기 때문에 항암제를 투여했음에도 불구하고 무섭게 성장하는 것입니다. 정확히 표현하면 대장암에는 항암제는 발암제고 항암제의 효과가 조금 나타나는 것 같은 현상은 그나마 인체의 저항력이 작용하고 있었기 때문입니다. 대장암은 현대의학 개념의 치료를 하면 분명 무서운 병적 증상입니다.

대장암에는 많은 종류가 있습니다. 분화도가 높아서 정상 세포의 특성을 거의 다 가지고 있고, 전이도 되지 않고, 성장 속도도 매우 느리거나 저절로 사라져 버리는 성질이 매우 온순한 암부터, 미분화 상태여서 발견되면 이미 인체 전체에 전이가 되어 있는 강한 세력을 가진 대장암도 있습니다.

대장암 세포인지 정상 세포인지 판별하는 거의 유일한 방법인 병리 의사에 의한 현미경 검사에서 약간 변형된 정상 세포인지 암세포인지 구분이 불가능한 경우부터, 포도당 수용체가 과격하게 발달되어 있고 확실한 변형이 되어 있는 등의 누가 봐도 암세포임을 알 수 있는 경우까지 다양합니다. 현대의학은 모든 대장암을 최고의 악성도를 가지고 있다는 가정 하에서 치료가 진행됩니다. 증상 없이 건강검진에서 발견된 대장암은 대부분 성질이 매우 온순한 암입니다. 생활만 조금 건강하게 바꿔도 쉽게 사라지는 그 정도의 대장암입니다.

하지만 잘라내고 항암제, 방사선을 투여하면 그나마 남아있던 암에 대한 인체의 저항이 완전히 사라지게 되고 그 결과 암의 성질이 과격하게 바뀐 것 같은 현상이 나타나거나 새로운 강력한 암이 발생합니다.

면역계 교란으로 나타나는 증상인 악성 종양, 당뇨, 우울증, 류머티즘, 루푸스 등은 현대의학이 치료 방법을 모릅니다. 우선 증상만 어떻게든 약화시켜 보려는 치료를 하지만 그 치료에 사용되는 화학 약들은 면역계를 더욱 교란시키는 작용을 합니다. 증상은 서서히 강해지고 중증으로 진행됩니다.

면역계 교란으로 발생하는 증상은 환우 분 스스로의 힘으로 치유 노력을 해야 쉽게 사라집니다. 곧 투석을 받아야 할 정도의 30년 된 중증의 당뇨 증상도 몇 달이면 깨끗하게 사라집니다.

대부분의 대장암은 무서운 병적 증상이 아닙니다. 조금만 현명하게 노력하면 쉽게 사라집니다. 그리고 온전한 건강을 회복할 수 있는 기회를 제공해 주기도 합니다.

대장암 자연 치유 기본

대장은 맹장과 상행, 횡행, 하행, S결장, 직장 등으로 나눠지고 발생하는 위치에 따라 결장암, 직장암으로 구분하고 통칭하여 대장암이라고 합니다. 여기서 말하는 대장암은 S결장암과 직장암을 제외한 결장암을 의미합니다. 대장암 치유에 필요한 사항입니다. S결장암과 직장암은 '직장암' 을 참조하면 됩니다.

[1] 대장 부근의 복부를 핫팩 등으로 항상 따뜻하게 유지해야 합니다. 핫팩을 피부에 직접 닿게 하면 저온 화상을 입을 수 있습니다. 반드시 간접적으로 따뜻함만 전달되게 해야 합니다.
[2] 체력을 보존하는 방법으로 관장을 해야 합니다.
[3] 소화가 쉬운 음식을 먹어야 합니다.
[4] 암모니아 등 독성 물질이 발생하는 음식의 섭취를 가능한 금해야 합니다.

[5] 고단위 식이섬유를 충분히 섭취해야 합니다.

[6] 항상 허리, 척추, 가슴을 충분히 펴서 대장이 자유로이 움직일 수 있는 공간을 확보해 줘야 합니다.

[7] 대장과 간은 문맥이라는 혈관으로 연결되어 있고 기능상 밀접한 관계가 있습니다. 간 기능 개선 노력도 병행해야 합니다.

[8] 절대적으로 필요한 경우를 제외하고. 모든 화학적인 약의 복용을 금지해야 합니다. 화학적인 약은 대장 내 환경과 간 기능에 악영향을 끼칩니다.

[9] 대장암을 치유하기 위해서는 인체에 체력이 충분히 존재해야 합니다. 과도한 운동은 금해야 합니다. 적당하고 유연한 운동이 필요합니다.

[10] 임플란트 관장이 꼭 필요합니다. 임플란트 관장이란 자기 전에 물 100~150CC, 차가버섯 5~10g, 녹즙 50cc를 섞어서 관장을 한 다음 배설하지 않고 그냥 주무시는 관장 요법입니다. 대장 내 환경이 빠르게 개선됩니다.

대장암을 치유하는 식이요법

대장암 말기는 신이 내려와도 치료가 불가능하다는 글을 쓴 의사가 있습니다. 그만큼 힘들다는 뜻이겠지요. 동시에 현대의학이 치료하지 못하면 딴 짓하지 말고 조용히 따르라는 뉘앙스도 느껴집니다. 조용히 의사의 뜻을 따르겠습니까? 아니면 그리 어렵지 않은 살길을 찾아보겠습니까?

대장암 등 암세포가 생존 에너지를 얻는 과정입니다.

정상적인 인체는 탄수화물, 단백질, 지방으로부터 생존에 필요한 에너지를 얻어 생명을 유지합니다.

자연계에서 탄수화물은 보관하기가 용이한 반면, 지방이나 단백질은 보관하기가 어렵습니다. 그리고 탄수화물은 중간 과정을 거치지 않고 바로 단당류(포도당)로 변화되지만 단백질이나 지방을 생존에 필요한 에너지로 사용하려면 복잡한 과정을 거쳐야 합니다.

대장암을 포함해서 암이라는 신생물(neoplasm)은 어떤 이유로 단순하고 손쉬운 생존방식을 가지고 있습니다. 암은 생존 에너지를, 자연계에 가장 흔하게 존재하고 에너지원으로의 변화가 비교적 간단한 탄수화물에서 만들어지는 단당류(주로 포도당입니다)에만 의존합니다.

물론 대장암이나 일반 암세포가 성장하려면 암세포를 구성하는 성분인 단백질도 필요합니다만 단백질은 생존 에너지원이 아닙니다.
영양소가 생존 에너지로 바뀌는 과정을 간단히 설명하면

단백질은 아미노산 → 유기산 → 피루브산(혹은 활성아세트산) → TCA 회로 → ATP[15](생존 에너지 분자)를 합성하여 저장하게 됩니다.

지방은 글리세롤 → PGAL → 피루브산 → TCA 회로 → ATP 합성
지방산(유기산) → 활성아세트 분자 → TCA 회로 → ATP 합성

탄수화물(포도당)은 해당(解糖)과정 → 피루브산 → TCA회로 → ATP 합성

이 3가지 에너지 대사 과정 중에서 대장암 등 암세포는 해당 과정에서 만들어지는 일부 고에너지원(인산화합물)을 정상적인 TCA 회로를 거치지 않고 세포질에서 직접 사용하고, 아직 에너지가 많이 존재하는 피루브산은 버리게 됩니다.

간단하게 정리하면 정상세포는 탄수화물로부터 에너지를 얻기 위해, 해당과정을 거쳐 만들어진 피루브산 등이 미토콘드리아에서 산소를 이용

---

15) 아데노신에 인산기가 3개 달린 유기화합물로 아데노신3인산이라고도 한다.

한 산화적 인산화 과정을 거쳐 ATP를 만들지만, 대장암 등 암세포는 주로 세포질(cytoplasm)에서 혐기성대사(anaerobic metabolism)를 통해 ATP를 생산합니다.

이러한 과정을 에너지 효율로 비교하면 포도당 분자 하나가 정상적인 과정을 거치면 38개 정도의 ATP가 생성되지만 세포질에서 혐기성대사를 하는 암세포의 경우는 2~3개 정도의 ATP가 생성됩니다.

혐기성대사(무산소대사)란 산소를 필요로 하지 않는 에너지대사로서 산소 대신 유기매체를 이용하여 발효 과정을 거치는 대사입니다. 이때 탄수화물의 분해 과정에서 생기는 고에너지인 인산화합물로부터 ATP를 형성하게 됩니다.

복잡한 에너지 대사 과정을 가능한 간단하게 정리해 봤습니다. 중요한 것은 대장암 등 암세포는 생존 에너지를 탄수화물에만 의존한다는 것과 생존 에너지 소비효율이 매우 낮다는 것, 혐기성대사를 한다는 것입니다.

암세포의 생존 에너지 소비효율이 매우 낮아서 암세포가 생존, 성장하려면 많은 양의 포도당을 필요로 합니다. 그리고 암세포는 포도당을 흡수하는 수용체가 정상 세포에 비해 월등히 발달되어 있습니다.

생존 에너지 소비효율이 매우 낮으면서 혐기성대사를 하는 결과, 발효의 중간 부산물인 젖산이 대량으로 만들어집니다. 호기성 대사인 발효는 포도당이 젖산, 알코올을 거쳐 식초가 되어야 과정이 완성되지만 암세포는 대사를 중간 과정인 젖산이 발생하는 단계에서 끝냅니다. 이때 발생하는 젖산은 독성을 띠며 강력한 통증 물질로 인체에 존재하게 됩니다.

전 세계에서 음식을 위주로 대장암을 포함해서 암을 치유하려는 시도가 많이 있었습니다. 막스 거슨, 켈리 영양대사 요법, 무탄수화물 단백질 요법 등이 대표적인 경우입니다.

음식을 위주로 암을 치유하려면 너무 복잡한 계산을 해야 합니다. 대장암 세포를 형성하는 단백질(아미노산)인 타이로닌, 아르기닌, 페닐알라닌이 함유된 음식을 피하고 암세포의 비타민인 철분, 구리 등을 중화하기 위해 아연, 셀레륨이 많은 음식을 먹어야 하는 등... 일반인에게는 거의 불가능에 가깝습니다. 그리고 이론과 인체 내에서 작동하는 기전이 상이한 경우도 많이 존재합니다.

암 치유 식이요법은 암을 사라지게 하는 여러 가지 자연요법에서 중에서 대단히 중요한 요법입니다. 하지만 식이요법만으로 암을 사라지게하는 데는 한계가 분명히 있습니다. 식이요법은 암의 세력을 약화시켜, 다른 자연요법이 강력한 힘을 발휘하게 해주는 기본이 되는 요법이 되어야 합니다.

이론은 간단합니다. 대장암 세포에게로 가는 포도당을 가능한 막아서 암세포를 굶기는 것입니다.

대장암은 물론 모든 암세포는 충분히 먹지 못하면 성장세가 약해집니다. 1~2주 정도 계속하면 암 덩어리의 크기가 줄어들기 시작하고 암으로 인해 발생하던 이차 증세가 약화되기 시작합니다.

암세포에게로 가는 포도당을 가능한 막는 방법은 생존에 필요한 최소량의 탄수화물만 섭취하고, 식후 혈당피크 현상을 막아 주는 것입니다. 탄수화물 섭취를 최소화해도 식후 혈당피크를 막지 못하면 식이요법의 효과가 느리고 크지 않습니다. 혈중에 당이 잠깐 동안이라도 풍부하면 포도당 수용체가 발달해 있는 암세포가 많은 양의 포도당을 섭취하기 때문입니다.

보통 밥 한공기가 200g 정도입니다. 한 끼에 50g 정도만 먹어도 사는 데 전혀 문제가 없습니다. 대신 생선, 두부, 여러 가지 반찬을 충분히 먹으면 배가 고프지 않습니다. 식후 혈당 피크 현상을 막는 소극적인 방법으로는 혈당 지수가 낮은 재료로 혈당 지수가 낮게 음식을 만들어야 하고, 적극적인 방법은 고농도 식이섬유를 충분히 섭취하여 소장에서 탄수화물이 당으로 바뀌는 시간을 늘려주고 소장 전체에서 당이 흡수되게 해야 합니다. 더 나아가 일정 양의 탄수화물은 대장으로 그냥 빠져나가게 해야 합니다. 얼마 동안은 충분히 먹는데도 살이 조금 빠지게 됩니다. 이 상태가 되어야 대장암이 곧 사라집니다.

너무 늦게 자연치유를 하는 경우, 먹는 것이 어려운 상태에서는 미음부터 시작해야 합니다. 미음에 식이섬유를 상태에 맞게 넣어서 먹기 시작해야 합니다. 미음조차 어려운 경우는 사실 식이요법이 어렵습니다. 어쩔 수 없이 수액을 맞아야 하고, 수액에 포함된 단순 당인 포도당은 대장암 세포가 가장 좋아하는 먹이입니다.

암세포의 세력이 강하고 성장세를 유지하는 동안에는 암 치유 자연요법이 큰 힘을 발휘하기가 어렵습니다. 아무리 인체를 정화시키고, 면역력을 강화시켜도 암의 성장세를 따라잡기가 쉽지 않습니다. 반면에 암세포의 세력이 약화되면 자연요법이 강한 힘을 발휘합니다. 암세포가 쉽게 사라집니다.

식이요법만 설명하고 있습니다. 과일은 식전 30분에 먹고, 약성이 강하지 않은 재료의 녹즙을 충분히 먹고, 효소를 충분히 섭취해야 합니다.

식이요법을 시행하면 암세포의 대사과정에서 발생하는 젖산이 줄어들어 간(肝)이 편하게 되고, 통증이 있는 경우 통증이 줄어듭니다. 선순환이 시작되면 곧 온전한 건강을 회복할 수 있습니다.

말기 대장암 완치와 온전한 건강 회복

대장암을 포함해서 말기 암 상태에서, 암이 사라지고 온전한 건강을 회복하기 위해서는 중요한 몇 가지 조건이 있습니다. 그 중 하나가 과도한 장기적출이나 항암 치료 같은 과격한 치료가 없어야 한다는 것이지만 대장암의 경우는 장폐색 등으로 대장의 일부를 절제한 경우는 희망을 가져도 됩니다.

대장암 유감

오래 전에 어떤 대장암 전문 의사가 저술한 책을 본적이 있습니다. 이분 주장 중의 하나가 '대장암 말기는 신이 내려와도 완치가 불가능하다' 였습니다. 자신의 능력을 신과 동일시 하는 자신감으로 느껴졌습니다. 그리고 대장암을 치유 해주는 신이 존재합니다. 신(神)은 자연이고 인체는 자연(自然)입니다.

대장암 말기를 치유하는 개념은 간단합니다. 물론 대장암 말기 상태는 인체 여러 곳에 전이가 발생한 상태이고, 암이 대장을 뚫고 나와서 주변 장기에 침투해 있는 경우도 있고, 통증과 장폐색, 소화불량, 대소변의 어려움, 체력 저하 등등 당장은 육체적으로 어려운 상태입니다. 몇 달 정도는 견뎌야 편하게 노력할 수 있는 안정권에 진입할 수 있습니다.

대장암 말기는 최우선으로 종양에게 공급되는 영양을 최대한 차단해서 단기간에 종양의 크기를 줄이고 세력을 약화시켜야 치유할 수 있는 충분한 시간을 확보할 수 있습니다. 영양 차단과 동시에 대장암을 직접 공격하는 도포까지 병행하면 얼마지 않아 치유할 수 있는 안정 단계에 들어갈 수 있습니다.

대장암을 포함해서 말기 암 상태에서는 종양이 만들어 내는 피로물질이 인체에 많이 공급되게 됩니다. 그 결과 심각한 피로를 느끼게 되고 체력이 저하되면서 식욕이 떨어집니다. 체력을 올려 보겠다고 강장 음식을 먹기도 하지만 체력이 회복되지 않습니다. 오히려 소화에 더 많은 체력이 소비되어서 체력을 더 약해지고 악순환을 거듭하면서 일어날 힘도 없게 됩니다. 대장암 말기에서 체력을 회복하기 위해서는 종양이 만들어 내는 피로물질을 실시간으로 중화, 배설시켜야 합니다. 체력이 회복되고 식욕이 살아납니다.

이와 더불어 인체 전체의 건강성을 회복시키는 노력을 하면 인체의 회복력이 말기 대장암의 세력을 앞지르게 되고 대장암은 곧 사라집니다.

대장암 등으로 인해 통증이 심한 경우는 일정기간 진통제의 도움을 받아야 하고, 장이 완전히 폐색된 경우는 병원의 도움을 받아 임시라도 통하게 해야 치유할 여유와 시간을 확보할 수 있습니다.

대장암이 초기에 발견되어 적출하고 항암하고, 재발과 전이가 되어 다른 장기를 적출하고 항암 하는 과정을 반복하면서 대장암 말기가 된 경우는 자연 치유가 힘들 수도 있습니다. 인체에 존재하는 자연 회복력이 이미 작동 불능 상태일 수도 있기 때문입니다. 병원에서 손 쓸 수 없는 말기에 대장암이 발견되어 병원 치료를 받지 못하고 할 수 없이 자연적인 방법으로 치유 노력을 하는 경우는 어렵지 않게 치유되는데, 대장암이 초기에 발견되고도 훨씬 큰 고생을 하고 잘못되는 이상한 경우도 있습니다.

자연적인 치유 방법으로 말기 대장암이 사라졌다는 것은 이미 온전한 건강을 회복한 상태입니다.

쉬운 대장암 치유 방법

암이라는 존재를 두려워하게 된 원인은, 암이라는 존재가 사람의 생명을 앗아갈 정도로 위중한 질환이여서가 아닙니다. 물론 드물지만 치유가 어려운 경우의 암도 있습니다. 이런 불가항력적인 암으로 사망하는 수는 극히 일부입니다. 암을 두려워하게 된 이유는, 물론 현장에서는 환자를 살리기 위해 최선을 다하지만, 암이 발생한 원인을 무시하고 원인을 더욱 증폭시키는 치료를 하기 때문입니다. 정확히 말하면 치료하는 방법을 모르면서 치료하기 때문입니다.

대장암을 포함해서 대부분의 암은 몇 달 자연을 즐기면서 인체 전체의 건강성을 회복시켜주면 쉽게 사라집니다. 암이 발생한 장기의 특성이나 개인의 생체적 환경, 암의 분화도 등 암이라는 존재를 형성하는 조건이 사람마다 다른 상태에서 모든 암을 동일 시 하는 것은 치유의 정확도나 일정한 재현성 확보에 영향을 끼칠 수도 있고, 자연적인 암 치유 방법의 신뢰성에 문제가 제기될 수도 있습니다. 하지만 대장암을 포함해서 암을 자연적인 방법으로 치유하는 근간은 동일합니다. 개개인의 상태에 따라 추가되는 노력이나 노력의 강도를 조절해야 되는 경우가 있을 뿐입니다.

개별적으로 추가되는 사항 중 하나를 예로 들면 미분화 암이거나 말기 대장암인 경우는 암이 무산소 에너지 대사과정에서 배출하는 많은 양의 젖산 등의 피로물질을 실시간으로 중화 해독시켜야 하고, 활성산소 등의 유리기 물질과 그로 인해 발생하는 과산화지질 등도 실시간으로 제거하는 노력을 더 강하게 해야 합니다. 차가버섯과 구연산의 섭취를 늘려야 합니다.

대장암 치유를 위한 현대의학의 도움

대장암을 쉽게 치유하기 위해서 현대의학으로부터 받을 도움은 정확한 진단과 스텐트 삽입 같은 암으로 인한 이차 증세 완화 정도입니다.

현실적이고 현명한 대장암 치유

대장에 발생한 같은 병기의 대장암이라도 환자에 따라 전혀 다른 암일 수 있습니다.

대장암은 분화상태가 정상세포에 가까워서 대장세포의 특성을 많이 가지고 있는 경우가 있고, 암세포가 거의 분화되지 않은 미분화 상태도 있고, 중간 정도 분화한 경우 등이 있습니다.

대장암 세포의 분화도에 따라 종양의 특성이 확연하게 달라집니다. 정상 세포에 가깝게 분화된 상태에서 암세포로 변이된 경우는 성장이 느리고 전이가 잘되지 않습니다. 전이가 되어도 다른 장기에 안착해서 성장하는 경우가 드뭅니다. 대장세포의 특성을 많이 가지고 있어서 다른 장기에서의 생존이 어렵기 때문입니다.

미분화 상태의 대장암은 성장과 전이가 매우 빠르고 공격적입니다. 특정 장기의 특성이 거의 없어서 모든 장기에서 성장이 용이하기 때문입니다. 대신 많은 영양 공급을 필요로 합니다.

분화도가 높든 낮든 모든 암세포는 종양이 발생한 장기나 전이 된 장기의 저항을 받게 됩니다. 어떤 경우도 정상세포와 완벽하게 동일할 수가 없기 때문입니다. 이것이 장기의 종양에 대한 저항력을 강화시켜서 종양을 물리치는데 한 몫을 해야 한다는 자연요법의 이론적 근거 중 하나입니다. 장기는 쉽게 해주면 자체 저항력을 스스로 강화시킵니다. 대장암이 발생한 대장도 예외일 수는 없습니다.

미분화 상태의 대장암은 초기에 발견되어도 현대의학으로는 완치가 어렵습니다. 아무리 초기라도 미분화 암의 특성상 이미 세포 단위의 전이가 인체 전체에 발생되어 있습니다. 너무 작아서 현재의 진단 기술로는 발견하지 못할 뿐입니다. 만약 수술을 하면 인체의 면역력이 저하되고, 수술에서 회복까지 상당 시간 습관적으로 포도당을 주사하게 됩니다. 면역력이 작동하지 못해서 인체의 저항을 거의 받지 않고 포도당이라는 종양의 유일한 영양이 충분히 공급되는 사이 대장암은 인체 전체에서 맹렬히 성장하기 시작합니다. 재발과 전이, 재수술과 항암의 전형적인 과정을 거치게 됩니다.

분화도가 높은 경우의 대장암은 초기에 발견하고 삶의 질만 조금 포기하면 현대의학으로도 충분히 완치시킬 수 있습니다. 그리고 분화도가 좋은 대장암인 경우는 발견되자마자 수술하고 항암하나 몇 달 뒤에 하나 결과는 비슷합니다.

미분화 상태의 대장암은 공격적으로 성장과 전이가 빠르고 매우 위험한 암같이 보이지만 극히 치명적인 약점도 가지고 있습니다. 성질이 급한만큼 스스로 사라지는 것도 빠릅니다. 충분한 영양이 일정기간 공급되지 않으면 스스로 사라져 버립니다. 배고픔에 적응하는 방법을 모릅니다. 대장암 주위의 염증만 사라지게 해도 면역계의 공격이 시작되고 공격을 견디지 못하고 사라집니다. 미분화 암은 면역계의 공격에 방어나 적응하는 방법을 모릅니다. 미분화 대장암의 DNA에는 사느냐 죽느냐의 공격적인 성향만 존재하고, 인체 장기의 반격이나 면역계의 공격에 대한 생존 요령이 거의 존재하지 않는 미개한 생물체입니다.

중간 정도 분화한 대장암 세포도 있습니다. 종양이 발생한 장기를 최대한 쉬게 해서 장기의 종양에 대한 저항력을 강화시키고, 종양에 공급되는 영양을 최대한 차단해서 종양의 크기와 세력을 약화시키고, 종양 주위에 항상 존재해서 면역계의 공격을 교묘히 피하게 해주는 염증을 치유해서 면역계가 직접 대장암을 공격하게 하면서 인체 전체의 건강성을 회복시키면, 미분화 암은 더 쉽게, 분화가 잘 된 대장암도 어렵지 않게 사라집니다.

어떤 상태, 어떤 병기의 대장암이라도 진단 받자마자 수술하고 항암하나 몇 달 뒤에 하나 결과는 비슷합니다. 어차피 미분화나 진행성, 말기의 대장암은 현대의학으로 완치가 어렵습니다. 분화가 잘된 암은 성장 속도가 느려서 몇 달 뒤에 수술해도 결과는 같습니다.

몇 달 자연적인 방법으로 치유노력을 해보고 충분히 의미 있는 결과가 나오지 않으면 그때 병원 치료해도 결과는 같습니다. 그리고 자연을 즐기면서 꾸준히 노력했다면 병원에 갈 일은 한 가지 목적 밖에 없습니다. 사라진 대장암을 확인하는 것입니다.

대장암 말기 완치 가능성

초기에 대장암이 발견되고 현대의학 적인 방법으로 깨끗하게 치료했다면 다행이지만, 그렇지 못한 경우 재발되고 항암과 수술을 반복하다가 말기 상태에 이르고 병원에서는 치료를 포기합니다.

대장암이 말기에 발견되는 경우도 있습니다. 이미 대장 주변의 림프절은 물론 뇌, 뼈, 간 등 인체 여러 곳에 전이가 되어 있고, 대장에서 직접 주변 장기에 침습해 있기도 하고 대장 폐색증이 동반됩니다.

대장암 말기 상태에서 중요한 사항은 회생할 수 있느냐 없느냐 입니다. 모든 말기 상태의 대장암 환자가 완치되기는 어렵지만, 완치가 가능한 경우도 많이 있습니다.

완치 가능한 대장암 말기

1. 대장암이 말기에 발견되어 불행 중 다행으로 병원치료가 거의 없는 경우는 완치 가능성이 매우 높습니다. 아직 인체에 자연 회복력, 치유력이 존재하고 있기 때문입니다. 종양의 세력을 약화시키면서 동시에 자연회복력, 치유력이 작동할 수 있는 조건을 조심스럽게 만들어 주면 전이 된 암부터 대장암까지 서서히 사라집니다.

대장 폐색이나 간 전이로 황달 증상이 나타나는 경우는 현대의학의 도움을 받아서 완화시켜야 합니다.

대장암 말기고 완치 확률이 '0%' 지만 병원에서는 항암이라도 하자고 하고 대부분은 항암을 합니다. 말기암 상태의 인체는 항암치료 한 번에 완치 확률이 100%에서 0%로 변할 수 있습니다.

2. 병원 치료를 어느 정도 받다가 이런 방법으로는 대장암 완치가 불가능함을 일찍 깨닫고 병원 치료를 중지한 경우 완치 확률이 높습니다.

3. 병원치료를 마지막까지 받고 더 이상의 방법이 없다고 퇴원을 강요당한 경우 먹을 수 있고, 어느 정도 체력이 존재하고, 암으로 인한 이차 증세가 그리 심하지 않다면, 쉽지는 않겠지만 희망을 가져 볼 만합니다.

대장암 초기, 대장암 말기 치유 방법 선택

대장암이 초기에 발견되면, 삶의 질을 조금 포기하고, 현대의학적인 치료로 일단 완치 가능성이 있습니다. 하지만 이미 상당히 진행된 상태거나 말기인 경우는 현대의학적인 개념의 치료로는 완치가 어렵습니다. 진행성이나 말기 대장암은 병원 치료에 큰 기대를 하지 않는 것이 현실적입니다. 재발한 대장암도 비슷합니다.

대장암을 치료하는 방법이 한 가지는 아닐 것입니다. 그 중에서 현대의학이 대표적이고 대부분 현대의학에 전적으로 의존합니다.

하지만 현대의학으로 대장암 완치가 불가능한 경우라면 사회적 통념이 어떠하든 심각한 고민을 해야 합니다. 중차대한 문제이기 때문입니다.

대장암을 자연적인 방법으로, 자연을 즐기면서 치유하는 방법이 분명히 존재하고 스스로의 노력으로 개선, 완치된 경우가 있습니다.

대장암을 자연적인 방법으로 치유하는 기본은 대장을 쉬게 하는 것입니다. 인간의 장기는 스스로 회복하는 강력한 능력을 가지고 있습니다. 장기가 스스로 회복하려면 장기에 주어진 임무로부터 가능한 쉬게 하는 것입니다. 대장을 쉬게 하면 대장이 종양에 저항하기 시작합니다. 치유할 수 있는 충분한 시간을 확보할 수 있습니다. 동시에 인체 전체의 건강성을 회복시켜서 대장암을 사라지게 해야 합니다.

대장암을 자연적인 방법으로 어렵지 않게 치유하려면 너무 과도한 병원 치료가 없어야 합니다. 완치가 불가능한 상태에서 할 수 있는 마지막까지 병원 치료를 받은 경우는 자연적인 방법으로 치유가 어렵습니다.

현대의학적인 개념으로 대장암 완치가 불가능한 상태라면 진지한 고민을 해보시기 바랍니다. 어떤 경우도 약간의 생명 연장이라는 미명하에 사람으로서 견디기 힘든 치료를 하는 것은 아름답지 않습니다. 그리고 대장암을 치유하는 다른 방법들이 분명히 존재합니다. 암은 병원에서만 치료해야 한다는 사회적 통념에서 벗어나기가 힘들겠지만, 희망이 없는 경우는 새로운 선택이 필요합니다.

대장암 치유 식이요법

대장암을 치유하는 자연적인 방법이 있습니다. 대장암을 치유하는 자연적인 방법에는 하나의 개념 안에 실행해야 하는 여러 가지 요소들이 존재합니다. 그리고 개인의 특성에 따른 변수들도 어느 정도 고려해야 합니다.

대장암을 치유하는 자연적인 방법의 개념은, 잠시 욕심이나 이해관계는 내려놓고, 자연을 즐기면서 인체의 건강성, 면역력, 항상성 등을 회복시켜 종양이 사라지게 하는 것입니다. 그리고 이 개념을 현실로 만들어 주는 것이 여러 시행 요소들입니다. 이 시행 요소들은 기본적으로 다 중요하지만, 더 큰 영향력을 가진 요소와 작은 영향을 끼치는 요소 정도로는 구분 될 수 있습니다.

대장암을 치유하는 식이요법은 자연적인 방법의 암 치유에 있어서 중요한 요소이며 동시에 식이요법의 단기적 결과인 증상의 변화가 바로 나타납니다. 여기서 대장암이라 특정지은 것은 대장암이, 다른 장기에 나타난 악성종양에 비해 식이요법의 영향을 많이 받기 때문입니다.

식이요법의 일차적인 목적은 암의 세력을 약화시키는 것입니다. 암의 성장 속도가 둔화되고 크기가 줄면 인체 전반의 상태가 개선됨을 바로 느낄 수 있습니다. 통증이 줄고, 구토증상이 사라지고, 황달 복수 증상이 약화되면서, 식욕이 상승하고, 체력이 살아나고, 기분이 좋아집니다.

그 다음 암을 치유하는 기본인 체력을 향상시키고, 인체를 정화시키는 것입니다.

여기서는 병원치료를 다 순례하고 현대의학적인 개념으로 더 이상 방법이 없는 경우를 예로 든 것입니다. 초기이거나, 병원 치료를 받지 않았거나, 너무 과한 치료를 받지 않은 경우는 식이요법만으로도 종양을 사라지게 할 수도 있습니다. 물론 건강성을 회복시키는 노력을 병행하면 더 확실하고 빠르게 종양이 사라집니다.

대장암을 치유하는 식이요법은 누구나 어렵지 않게 시행할 수 있지만 암을 치유하는 식이요법의 이론과 과정과 구체적인 시행 방법을 한마디로 간단하게 설명하기는 힘듭니다. 이 책 내용을 전부 읽어 보기 바랍니다.

체력을 증진시키고 인체를 정화하기 위해서는 효소를 풍부하게 함유하고 있는 신선한 채소, 미네랄이 풍부한 해조류, 식물성 단백질 공급원인 두부, 비타민 보고인 나물류, 청국장 같은 발효식품 등을 골고루 잘 먹어야 하고, 소화가 비교적 쉽고 독성 물질 발생이 적은 깨끗한 단백질인 명태 살 같은 음식도 소량 섭취가 필요합니다. 처음부터 먹기가 힘든 경우도 있습니다. 미음부터 시작해서 서서히 개선시켜야 합니다.

인체 정화를 위해서는 소화과정에서 독성물질이 과하게 생성되는 동물성 단백질 같은 음식이나, 소화에 많은 에너지가 필요한 음식, 동물성 지방, 열을 가한 식용유 등은 피해야 합니다. 모든 화학적 합성물의 섭취를 금하고 유기농 재료를 선택하는 것이 좋습니다. 그리고 암의 성장을 촉진하는 특정 단백질을 함유하고 있는 유제품의 섭취를 금해야 합니다. 우유 대신 유기농 무가당 두유가 좋습니다.

화학적 합성물은 인체의 건강성을 회복시키는데 큰 방해물 중 하나입니다. 그리고 화학적 합성물의 대표는 약(藥)입니다. 약이나 병원 치료는 응급 상항에서만 도움을 받고 응급 상황이 해결되면 바로 자연적인 치유 방법을 선택하는 것이 좋습니다.

망상증이라는 어쩔 수 없이 정신병으로 분류되는 증상이 있습니다. 망상증(妄想症)의 근본적인 원인은 '나는 완벽한데 다른 사람들이 몰라준다' 는 개념입니다. 대부분은 이런 개념이 병적인 증상으로 나타나기 전에 자신과 타협을 보게 됩니다.

망상증은 약한 정신 질환에 속합니다. 망상증은 정신분열증에서 나타나는 대책 없는 망상과는 달리 판단력이나 사물 해석 능력에 약간의 교란이 생겨서 나타나는 증상입니다. 망상증이 있는 환자에게 증상이 나타날 때는 지금 당신의 판단이 실제와 다르다는 사실을 아무리 설명해도 통하지 않습니다. 교란된 정신이 발동할 때는 바로잡을 방법이 없고, 환자는 교란된 정신이 판단한 것을 사실화해서 행동합니다. 그리고 이 상태만 지나가면 정상인으로 돌아옵니다.

암에 대해서, 특히 암 치료 방법에 대해서 많은 분들이 망상증 환자입니다. 자신과 타협해 보려는 노력도 없습니다. 대부분은 병원에서 더 이상의 방법이 없다는 소리를 들어야 정상으로 돌아옵니다.

현대의학 개념의 암(癌) 치료는 면역세포의 존재도 몰랐던 150년 전 독일의 생리학자 루돌프 루트비히 카를 피르호(Rudolf Ludwig Karl Virchow, 1821. 10 ~ 1902. 9)가 주장한 가설을 정설로 따르고 있습니다. 그의 가설은 '한번 발생한 암세포는 숙주가 죽을 때까지 무한정 증식한다' 입니다. 그리고 '한번 발생한 암세포는 어떠한 방법으로도 사라지게 할 수 없다 '입니다. 지금 의과대학 교과서에 실려 있는 내용입니다.

보통 사람은 하루에 수천 개의 암세포가 만들어 졌다가 사라집니다. 어떤 경우는 상당히 증식했다가 그냥 사라지기도 합니다. 면역세포가 암세포를 공격해서 죽이는 현장을 찍은 사진도 있습니다. 이런 사실에도 불구하고 현대의학은 피르호의 가설을 따르고 있고 대부분은 현대의학을 따릅니다.

대장암! 이렇게 완치 하십시오

대장에 발생한 암을 대장암이라고 합니다. 현대의학은 악성종양의 종류를 일반인들이 접근하기 어려울 정도로 세분화하고 있습니다. 대부분의 악성종양은 성질이나 특성이 비슷합니다. 악성종양은 누구나 이해할 수 있게 쉽게 구분하는 것이 좋습니다. 대장암, 간암, 기스트[16].... 등으로 구분해서, 마치 암의 종류나 특성이 다르고 치료 방법도 달리해야 하는 것처럼 헷갈리게 하지 말고 '대장에 발생한 악성종양' '간에 발생한 악성종양' '십이지장 근처에 발생한 악성종양' 이렇게 표현하는 것이 좋습니다.

'간암은 치유가 쉬운데 대장암은 어렵다' 이런 논리는 존재하지 않습니다. 간암이나 대장암 치유의 정도가 완전히 동일하지는 않겠지만 일반적인 개념의 범주 내에서는 동일하다고 봐도 됩니다.

대장암이 진행되면 간이나 뇌로 전이되고, 장폐색이 시작되고, 식사가 어려워지고, 통증 등 현상적으로는 치료가 어려운 증상들이 나타납니다. 장내 환경이 악화되면 면역력이 더 떨어지고 종양의 세력은 더 강해지는 악순환이 반복됩니다. 현대의학의 치료 개념에서 그렇다는 말입니다.

면역력, 항상성, 건강성 등 인체 전체의 환경이 암이 발생할 수밖에 없는 상태에서 장기 자체의 건강성이 특히 약화되어 있는 장기에 종양이 나타날 확률이 높습니다. 종양의 치료는 종양이 발생한 장기 자체의 건강성을 회복시키면서, 인체 전체의 생물학적 환경을 나이나 상태에 조화롭게, 건강하게 만들어야 합니다. 이렇게 하면 쉬면서, 즐기면서 종양을 치유할 수 있습니다. 종양을 치유하기 위해서는 수술, 항암 같은 생각하기도 싫은 고생을 할 필요가 없습니다.

물론 자연적인 방법의 치유에도 수술이 꼭 필요한 경우가 있습니다. 장폐색 같은 암으로 인한 이차증세가 위급할 경우 최소한의 수술은 필요합니다. 이 경우에도 잘라 내는 수술이 아니고 천공의 위험이 없다면 가능한 스텐트 같은 인체에 충격이 적은 수술 이여야 합니다.
자연은 인간이 이해를 하든 말든 우주적인 이유를 가지고 그렇게 존재합니다.

---

16) 위장관기질종양

암도 자연입니다. 암이 왜 전이라는 생존전략을 가지고 있는지 확실히 알 수는 없지만 본능과 상식선에서 짐작은 가능합니다. 생존력이 너무 약해서입니다. 새끼를 먼 곳까지 무수히 퍼트리지 않고, 한 곳에 홀로 존재하면 작은 저항에도 치명적인 타격을 받기 때문입니다. 자연적인 치유 노력을 하면 대부분 전이된 암부터 사라지기 시작합니다. 종족 보호보다 개별적인 생존 본능이 강한 미개한 생물체의 생존 전략으로 추정합니다.

종양은 무서워할 만한, 그런 존재가 아닙니다. 사회적 통념이 그렇게 형성되어 있을 뿐입니다. 사회적 통념이 항상 진실은 아닙니다.

7. 만성골수성 백혈병

만성 골수성 백혈병 극복과 온전한 건강 회복

2013년 8월 27일 SBS에서 평일 저녁에 방영하는 '생방송 투데이'에 만성 골수성 백혈병을 이겨내신 한명자님의 치유과정이 소개되었습니다. 방송 특성상 홍미를 끌만한 단편적인 사항만 소개되어서 아쉬움이 있지만, 만성 골수성 백혈병을 병원의 도움을 거의 받지 않고 스스로의 힘으로 이겨냈다는 사실만은 정확하게 방영되었습니다. 이 분은 거의 죽음 근처까지 간 상태에서 본인의 현명함과 꾸준한 노력으로 만성 골수성 백혈병을 극복하고 온전한 건강을 회복했습니다. 이 분은 만성 골수성 백혈병 자연 치유의 전도사가 되셨습니다.

만성 골수성 백혈병을 자연요법과 스스로의 힘으로 어렵지 않게 치유하려면 그에 합당한 노력을 해야 합니다. 종양이 발생한 장기와 종양이 위치하는 장소가 동일한 일반 고형암과는 달리 백혈병은 골수에 암이 발생해서 그 결과가 혈액과 인체 전체에 나타나는 증상입니다. 인체 면역계가 교란된 결과 나타난 증상이 암입니다. 만성 골수성 백혈병은 증상이 골수에 나타났고, 그 결과 미완성의 백혈구를 생산하게 되고 비정상적인 백혈구는 혈관을 따라 온몸을 돌아다니며 통증, 감염 등 이차 증상을 발생시킵니다. 현대의학이나 민간의학이나 뼈에 문제가 생겨서 나타난 암이나 뼈에 전이 된 암에 대해서는 뾰족한 치료 방법이 없습니다.

만성 골수성 백혈병도 치유 개념은 일반 암과 비슷합니다. 노력하는 방법도 대동소이합니다. 인체에는 인체 스스로 결정해 놓은 인체의 중요도라는 것이 있습니다. 인체에서 가장 중요한 부위가 뇌입니다. 그 다음이 피부와 뼈입니다.

인체에 문제가 발생하면 인체 스스로도 치유 노력을 합니다. 치유력이 병적 증상보다 강하면 자연적으로 치유되지만 병적 증상이 강할 경우는 자연치유력이 빛을 보지 못합니다. 종양이 뼈에 전이되거나 골수에 암이 발생하면 인체는 바로, 결과에 상관없이, 인체 스스로 치유하려는 노력을 인체의 현재 상태에 합당하게 최선을 다해 하기 시작합니다. 문제는 뼈를 뇌 다음으로 중요시하는 인체의 본능으로 인해 인체에 존재하는 많은 체력과 영양을 뼈에 투입하게 됩니다.

여기서 체력이란 인체생리대사 전체에 필요한 에너지를 의미합니다. 뼈에 너무 많은 체력이 투입되면 인체 전체의 균형에 문제가 나타나고 종양에 대한 저항력이 현저히 약해집니다. 그 결과 원발암이나 다른 곳에 전이 된 암이 인체의 저항을 거의 받지 않는 상태에서 성장하게 되고, 과도하게 혹은 과소 생산된 미완성 백혈구로 인한 통증, 감염, 식욕 저하, 피로 등의 이차증상이 더 심하게 나타나고 골수에서 흘러나온 암세포가 림프절 등에 전이를 발생시킵니다.

만성 골수성 백혈병을 쉽게 치유하려면 우선으로 뼈와 골수의 건강성을 회복시키는 노력을 해야 합니다. 음식으로 충분히 가능합니다. 한명자 님이 산 증인입니다. 뼈 강화 노력을 해야 인체의 체력이 뼈에 집중되지 않고 인체 전체에 골고루 분배됩니다.

뼈와 골수의 건강성 회복 요법이 생각보다 큰 역할을 합니다

만성 골수성 백혈병에서 뼈를 강화시키는 방법은 깨끗한 음식을 골고루 잘 먹으면서 홍화씨, 검은 깨, 햇볕에 7시간 정도 건조 시킨 표고버섯과 이 성분들이 뼈에 원활히 공급될 수 있도록 에스트로겐과 비슷한 성분을 함유하고 있는 유기농 무가당 두유를 충분히 섭취해야 합니다. 동시에 이들 물질들이 조화롭게 뼈를 강화시킬 수 있도록 차가버섯 추출분말도 충분히 섭취해야 합니다. 간단하게 설명한 뼈 강화 요법이 인체 내에서 어떤 기전으로 작동하는지 과학적으로는 규명되지는 않았습니다. 하지만 상당한 근거를 가진 이론이고, 뼈에 전이 된 암환자와 만성 골수성 백혈병 환우에게 적용했더니 완치나 확실한 개선율이 상당히 높은 결과가 있었습니다. 지금 중요한 것은 결과입니다.

골수에서 비정상적으로 만들어진 백혈구는 혈액을 타고 인체 전체를 돌아다니게 됩니다. 그 결과 나타나는 이차 증상 중 하나가 인체의 중추신경계와 인체에서 발생하는 생체전기가 교란됩니다. 모든 말기 암 환자에게서 비슷한 증상이 나타나지만 특히 골수성 백혈병 환자에게서 더 강하게 나타납니다. 이런 현상을 약화시키면서 인체 전체의 건강성을 강화시키는 것이 차가버섯 캡사이신 마사지입니다. 백혈병 환자에게 뼈 강화 요법과 차가버섯 캡사이신 마사지는 필수 사항입니다.

그 외에도 골수성 백혈병을 치유하기 위한 노력에, 산보를 하면서 나무에 어깨, 등, 허리, 다리, 손 등을 가볍게 부딪쳐서 골수에 미세한 진동을 주는 골수 운동과 광범위한 개념의 해독 노력도 필요합니다.

만성 골수성 백혈병을 스스로의 노력으로 치유한 분들이 있습니다. 그 중에서 공개를 허락한 분이 한명자님 입니다. 이분은 자연적인 방법의 치유 노력 초기에 통증이 워낙 강해서 고생을 했지만 착실하고 확실한 모범생이었고 단무지(단순, 무식, 지속적)였습니다. 한 달 정도 지나서 다들 알고 있었습니다. 곧 완치 된다는 것을. 축하드립니다. 그리고 자신의 만성 골수성 백혈병 극복 사례를 공개해 줘서 고맙습니다.

쉬운 백혈병 치유 방법

'소프트웨어는 육안으로 볼 수 없다. 소프트웨어를 알기 위해 컴퓨터를 분해해도 소프트웨어의 존재를 실증할 수 없다. 더욱이 사람의 몸은 컴퓨터보다 훨씬 복잡하다. 그러므로 사람의 몸에는 눈에 보이는 하드웨어 외에도 해부학적으로 실증할 수 없는 소프트웨어가 반드시 존재한다. 한의학의 많은 이론과 개념은 컴퓨터의 소프트웨어처럼 해부학적으로 영원히 실증할 수 없을 것이다' ....('의사가 당신에게 알려주지 않는 몸의 비밀' 서문 중에서-吳淸忠 지음. 부광출판사)

백혈병의 증상은 몸무게가 줄고, 자주 열이 나고, 감염이 잦아지고, 호흡이 짧아지고, 근육이 약해지고. 뼈와 관절에 통증이 나타나고, 자주 피곤해지고, 입맛이 떨어지고, 림프가 붓고, 간과 비장이 붓고, 밤에 땀이 나고, 타박상이나 출혈이 쉽게 생기고, 피부에 멍든 자국이 이유 없이 나타납니다.

백혈병은 형체와 위치를 가지고 있는 일반 고형암과 분리해서 혈액암이라고 합니다. 암이 자유로이 인체 전체를 떠돌아다닌다는 의미입니다. 현대의학의 주장이지만 사실과 조금 다른 면이 있습니다. 혈액암의 정체는 비정상적인 백혈구가 혈액 내에 존재하는 것입니다. 비정상적인 백혈구는 일반 암세포의 특성을 거의 가지고 있지 않습니다. 백혈병은 골수에 생긴 암이고 그 결과가 혈액에 나타났을 뿐입니다. 모든 혈액암은 사실은 골수암입니다. 백혈병은 백혈구를 생산하는 골수를 정상으로 회복시키지 않는 한 치유가 어렵습니다.

어떤 항암제가 만성골수성 백혈병 치료의 특효약이라고 알려져 있습니다. 그리고 많은 환자가 이 항암제를 복용합니다. 이 또한 잘못된 현실입니다. 이 항암제는 당뇨의 혈당강하제 같이 일시적으로 증상을 완화시켜주는 약이지 치료제가 아닙니다. 혈당강하제를 아무리 열심히 오랜 기간 복용해도 당뇨는 서서히 중증으로 발전하듯이 이 항암제도 마찬가지입니다. 물론 통증 등 암으로 인한 이차 증상이 심한 상태에서는, 골수 검사를 해서 항암제가 통하는 경우, 잠시 항암제의 도움을 받을 필요는 있습니다. 하지만 완치가 목적이라면 골수와 인체 전체의 건강성을 회복시켜야 합니다. 그리고 골수와 인체 전체의 건강성을 회복시키는 것은 그리 어렵지 않습니다.

가능한 일체의 화학적 물질의 섭취나 복용을 금하고, 일체의 방사선 치료를 금하고, 뼈의 건강성을 강화시키는 요법을 시행하면서, 공기 물이 좋은 곳에서 인체 전체의 건강성을 회복시키는 노력을 하면, 당신이 생각하는 것보다 훨씬 간단하게 백혈병이 사라집니다. 다른 암도 마찬가지지만 특히 골수암은 산길을 걸으면서 다리, 허리, 척추, 어깨, 머리까지 나무에 가볍게 부딪쳐 주면 큰 도움이 됩니다. 골수에 미세한 진동을 자주 주기 위한 목적이고 '골수운동' 이라고 부릅니다.

백혈병은 차가버섯과 자연요법으로 쉽게 치유되는 암종입니다. 그리고 대부분의 혈액암은 당장 위험한 사태가 나타날 수도 있는 그런 종류의 암이 아닙니다. 자연적인 방법으로 치유할 시간이 충분합니다. 몇 달 자연적인 방법으로 치유를 해보고 병원 치료는 그때 결정해도 됩니다. 물론 치료를 위해 병원 갈 일은 없어집니다. 골수가 정상적인 백혈구를 생산하는 것은 물론 이미 삶의 질은 더 높아지고 온전한 건강까지 덤으로 챙겼기 때문입니다.

8. 바터팽대부암

바터팽대부암 자연 치유 및 확실한 재발 방지 노력

바터팽대부[17]암 진단을 받았어도 현명하게 대처하면 그리 큰 고생하지 않고도 온전한 건강을 회복할 수 있습니다. 바터팽대부암의 특성과 환자의 상태가 자연 치유 방법 선택에 중요한 기준이 됩니다.

바터팽대부에서 발견되는 종양에는 크게 두 종류가 있습니다. 악성종양인 팽대부선암과 양성종양인 선종입니다. 그리고 팽대 부근처에서 발견되는 양성종양에는 위장관 기질(GIST), 지방종, 신경 내분비 종양 등이 있습니다.

바터팽대부암이 내시경 검사 등을 통해서 증상이 없는 상태에서 조기에 발견되었을 경우와 체중감소, 황달 등의 증상이 있어서 검사 결과 암 진단을 받은 경우가 있습니다. 바터팽대부암이 양성종양인 선종이거나 GIST라면 치료할 시간이 충분합니다. 지금 당장 수술해서 적출하나 몇 달 뒤에 하나, 어떤 경우 일 년 뒤에 하나 결과는 비슷합니다.

하지만 현실은 양성종양이라 해도 암으로 발전할 수도 있고 담관이나 췌관을 막을 수도 있다는 이유를 달면서 대부분 즉시 절제합니다. 조기 바터팽대부암이 발견된 경우도 치료할 시간이 충분합니다.

바터팽대부암이 양성이거나(정확히 표현하면 바터팽대부암이 아니고 대부분 지방 덩어리 정도입니다) 조기인 경우는 지금 당장 수술하나 자연적인 치유노력을 몇 달 해보고 결과가 만족스럽지 못하면 그 때 수술하고 치료하나 결과는 같습니다. 몇 달 만에 수술에 지장을 줄 정도로 급성장하는 조기 바터팽대부암이나 양성종양은 없습니다.

---

17) ampullar of vater 십이지장유두

바터팽대부암 수술은 십이지장, 췌장, 췌관, 담도, 단관, 위장 일부와 주변의 림프절 등을 비교적 광범위하게 적출하게 되고 암세포를 깨끗하게 제거하기가 어려운 경우도 흔합니다. 암세포를 깨끗하게 적출하지 못하는 경우 완치는 매우 어려워집니다.

체중 감소와 황달 등의 증상이 나타난 다음 바터팽대부암 진단을 받은 경우는 우선 해결해야 할 것이 황달증상입니다. 방치하면 황달쇼크로 잘못 될 수도 있기 때문입니다. 배액술을 해서 담즙을 외부로 흘려보내면서 자연적인 방법의 치유 노력을 할 수도 있고 수술로 바터팽대부와 주변을 적출해서 담즙이 통하게 한 다음 자연 치유 노력을 하는 것입니다.

담즙을 외부로 흘려보내면서 치유 노력을 하는 경우와 수술을 한 다음 치유 노력을 하는 경우 개선되고 완치되는 결과는 비슷합니다. 그리고 바터팽대부암 증상이 나타난 다음 진단을 받은 경우는 이미 원격전이가 된 상태일 확률이 높고 현대의학으로 개선되는 비율이 조기암에 비해 현저히 낮습니다.

바터팽대부암 자연 치유 방법은 기본적인 암치유 노력을 하는 정도로 충분합니다. 그리고 바터팽대부암이 발생한 부위에 따라 추가되는 노력이 있습니다. 대부분의 바터팽대부암은 팽대부에만 국한되지 않고 췌장, 담도, 십이지장, 위장 등에 침범한 상태입니다.

자연적인 방법으로 치유노력을 할 경우 췌장과 위장 등을 편히 쉬게 하고 필요한 영양을 충분히 공급해서 이 장기들의 생물학적 건강성을 회복시켜 주면 장기에 남아도는 체력이 종양으로 인한 상처를 스스로 치유하고 장기 자체에서도 종양에게 저항하기 시작합니다.

바터팽대부암 치유에 도움이 되는 좋은 음식은 신선한 유기농 채소와 유기농 견과류, 콩류, 해초류 등입니다. 과도한 동물성 단백질, 동물성 지방, 열을 가한 식용유는 철저하게 피해야 하는 음식입니다.

바터팽대부암 진단을 받은 대부분은 암이나 자연요법에 대해 초보자입니다. 바터팽대부암 치유 능력이 있고 적극적으로 암 치유 노력을 할 수 있는 암 전문 요양원에 한두 달 입소해서 자연요법을 배운 다음 집에서 노력하는 것도 좋은 방법입니다.

현대의학 개념으로 바터팽대부암을 깨끗하게 제거하고 항암제 방사선 치료 등으로 완전관해[18] 판정을 받은 경우도 재발 방지 노력이 필수적으로 필요합니다. 수술이나 강력한 세포독성 물질인 항암제와 방사선은 새로운 암을 발생시킬 수도 있고, 암세포를 완벽하게 제거하지 못했을 수도 있습니다. 그리고 바터팽대부암을 유발시킨 원인인 교란되어 있는 건강성과 면역계를 건강하게 회복시키지 않으면 암은 또 나타나게 됩니다.

바터팽대부암 재발을 확실하게 방지하기 위해서는, 몇 달 치유 노력에 준하는 노력을 통해 인체를 적극적으로 건강하게 만들어 준 다음 가능한 생활 자체를 건강하게 유지하면서 일상생활을 하면 됩니다.

9. 방광암

방광암 치유 방법

방광암을 포함해서 모든 암 치료는 이론보다 결과가 중요합니다. 그리고 결과보다 더 중요한 것은 '삶의 질' 을 해치지 않는 치유 과정입니다. 방광암은 치유했는데 평생 소변을 의지와 상관없이 본다거나 특정 장기가 없는 상태로 살아야 한다면 뭔가 잘못되었습니다.

삶의 질이 저하되면 암은 조만간에 거의 틀림없이 다시 나타납니다. 그

---

18) 寬解 ; 〈의학〉 '완화' 의 전 용어

때는 방법이 없습니다. '그 많은 삶의 질을 포기하고라도 살고 싶었는데' 라는 사라진 사람들의 절규만 남게 됩니다.

방광암이 치유되는 것은 물론이고 삶의 질이 더 개선되고 건강성까지 회복하는 암 치유 방법을 선택하는 것이 좋습니다. 방광암은 자연요법으로 비교적 쉽게 치유할 수 있는 암종입니다. 그리고 방광암은 직간접적인 도포가 가능합니다.

삶의 질을 포기해서라도 방광암 완치 가능성이 있다면, 이 책의 생각과는 전혀 다르지만, 현대의학 개념의 치료에 최선을 다하십시오. 진실에 기반을 두지 않았지만 암에 대한 사회적 통념이 그러합니다. 하지만 완치 확률이 없는 방광암인데도 불구하고 아무런 목적 없이 삶의 질을 포기하는 것은 너무 어리석은 행위입니다.

비교적 젊은 나이의 남자가 방광암 진단을 받고 유일한 치료 방법이 방광부터 남성 상징까지 다 들어내야 하는 것이라면, 그래도 완치에 대한 보장이 없다면 다른 사람은 다 적출해도 당신만은 정신을 차리기 바랍니다. 적출하지 않고도 어렵지 않게 치유할 수 있습니다.

방광암이 말기 상태라 해도, 과격한 병원 치료가 없었고, 밥을 먹을 수 있고, 1km를 걸을 수 있는 체력이 있다면 자연요법으로 거의 다 완치할 수 있습니다. 물론 환자의 의지도 있어야 하겠지요.

방광암이 이미 진행성이거나 말기면, 현대의학으로는 완치가 힘듭니다. 신중하게 치유 방법을 선택하시기 바랍니다.

방광암 완치 방법

방광암은 표재성이든 침윤성이든 자연적인 방법으로 쉽게 치유되는 암종입니다.

모든 암과 마찬가지로 방광암도 현대의학으로 치유가 가능하면 고민하지 말고 병원으로 가십시오. 현대의학이 거의 신의 경지에 존재한다고 세뇌되어 있는 상태를 벗어나기가 일반적인 경우는 불가능합니다.

하지만 나에게 존재하는 방광암의 완치가 불가능하거나 50살 정도의 나이에 방광부터 요도까지 전체를 절제해야 하고 그럼에도 불구하고 완치의 보장이 없으면 생각을 바꾸십시오. 사는 것도 중요하지만 최소한의 '삶의 질' 유지도 그에 못지않게 중요합니다.

1. 방광을 자극하는 원인을 차단해야 합니다.
방광을 자극하는 주요 물질은 카페인과 항생제를 포함한 모든 화학약입니다.

2. 운동은 건강성을 유지하는 상태로, 계속되는 너무 과격한 운동으로 피로가 쌓이지 않게, 최대한 충분히 해야 합니다. 방광암은 폐암이나 간암 같이 운동량에 직접적인 영향을 받지 않습니다. 건강성을 유지하는 범위 내에서 많이 하는 것이 좋습니다. 계곡이 있는 숲 속 걷기가 훌륭한 운동입니다.

3. 차가버섯 도포를 시행하면 치유가 매우 쉬워집니다.

4, 충분한 양의 차가버섯을 복용해야 합니다.

방광암 환우 분 이야기

방광암은 주로 방광내부에 노출되어 있는 상피세포에서 발생합니다. 방광암은 대부분이 이행세포암(transitional cell carcinoma)이고 편평세포

암(Squamous cell carcinoma) 과 선암종(adenocarcinoma)도 10% 정도 됩니다. 이는 방광암 세포의 조직학적 구분 방법입니다. 방광암의 위치에 따라 표재성 암과, 침윤성 암으로 분류하기도 합니다. 방광암은 남성의 발병 확률이 여성보다 3배 이상 높고 방광암의 발병 원인은 모릅니다. 다만 흡연 등 여러 가지 정황으로 미루어 확률적 추측을 애매하게 할 뿐입니다.

방광암의 대표적인 증상은 혈뇨, 배뇨 시 통증, 다뇨, 요관폐색으로 인한 통증, 부종 등입니다. 방광암이 진행되면 아랫배 부근에서 촉진이 가능합니다. 그리고 방광암의 특징은 잦은 재발입니다.

표재성 방광암인 경우 현대의학적 치료는 대부분 경요도절제술(trans urethral resection, 經尿道的電氣切除術)을 시행합니다. 종양을 전기로 태워 없애는 시술입니다. 절제를 한 다음 BCG로 박피를 하거나 항암제를 사용하기도 합니다. 치료가 어려운 경우나 침윤성인 경우는 대부분 방광을 완전히 적출하게 됩니다.

2012년 11월에 폐암 말기, 간전이, 복강 전체 파종 전이, 호스피스 병동 요망 정도가 기록된 병원 소견서를 가지고 입소하신 분이 있었습니다. 부부가 같이 입소하셨는데 남편 분이 응급상태였습니다. 너무 과도한, 장기제거 항암 등을 시행했고 이미 악액질이 상당히 진행되어 통증도 강했고 식사도 거의 하지 못하셨습니다. 두 달 정도 계시다가 병원으로 가서서 바로 사망하셨습니다. 이때 남편 분 보호자로 오신 부인은 방광암 진단을 받은 상태였습니다.

이 부인께서 남편 분을 보내자마자 경요도절제술을 받고 입소하셨습니다.

이 방광암 환우 분이 몸으로 깨달은 것은 병원 치료를 중간에 포기하고 조금만 일찍 왔더라면 남편분이 살 수도 있었을 거라는 것이었습니다.

표재성 방광암은 거의 재발합니다. '긁어내면 또 생기고'를 반복하다가 방광을 전 적출하게 되고 전이되고, 급속히 어려워지는 것이 일반적인 경로입니다. 모든 암이 거의 동일하지만 특히 방광암은 인체의 건강성을 확실하게 회복시키지 않으면 항상 재발의 공포에 시달리게 됩니다.

이 방광암 환우 분을 공짜 손님이라고 불렀습니다. 자연적인 치유를 처음부터 안정권에서 시작하기 때문입니다. 본인 스스로 노력하면서 조금만 보살펴 드리면 쉽게 종양이 사라지는 것은 물론 온전한 건강도 회복하실 수 있습니다.

방광암 차가버섯 도포

방광암 환우 분 중에는 소변 카테터를 차고 있는 경우가 있습니다. 이 카테터를 이용하여 차가버섯 추출 분말을 방광 내로 주입하는 것입니다.

150cc의 물에 30~50g의 차가버섯을 녹인 다음 주사기로 카테터를 통하여 방광에 주입하면 됩니다. 주입한 다음 30분 정도 누워서 배를 밑으로 했다가 등을 아래로 향하게 자세를 두세 번 정도 바꿔 준 다음 일상생활을 하면 됩니다.

10. 설암(구강암)

설암(구강암)도 완치나 확실하게 개선되는 재현율이 아주 높은 암종입니다. 설암에 추가되는 노력도 차가버섯 도포입니다.

설암(구강암) 도포 방법은 차가버섯을 조금 진하게 타서 입에 한참 머금고 있다가 천천히 삼키는 것입니다. 차가버섯을 물에 녹일 경우 일반적인 비율은 물 70~100cc에 차가버섯 1g입니다. 설암(구강암)도포를 위해서는 30~50:1 정도가 적당합니다. 그리고 이와 별도로 하루에 5~10회 정도 수시로 종양 주위에 차가버섯 가루를 적당량 뿌려 줘야 합니다. 차가버섯 가루가 녹으면 가능한 오래 입에 머금고 있다가 자연스럽게 삼키면 됩니다.

설암으로 인한 상처가 커서 차가버섯 도포 초기에 통증이 심하면 차가버섯을 진하게 타서 하루 정도 지난(묵힌) 다음 도포를 하면 통증이 많이 줄어듭니다.

그리고 일주일에 1~2번 정도 포화 농도 상태의 소금물로 가글을 해줘야합니다.

설암 말기 자연 치유 개념

설암은 말기라 해도 과격한 치료가 없었다면 대부분 어렵지 않게 치유됩니다. 설암이 치유되는 과정을 충분히 예측할 수 있고, 삶의 질을 향상시키면서 누구나 쉽게 할 수 있는 노력이며 완치나 확실하게 개선되는 재현성이 매우 높습니다.

설암에 대한 자연적인 방법의 치유 개념이 중요합니다. 이 개념이 확실하게 구축되지 않으면 완치시킬 수 있는 방법을 찾기 어렵고, 완치를 희망하기가 사실상 힘듭니다. 완치가 어렵다는 것은 설암은 무서운 존재가 된다는 것입니다.

거의 대부분의 설암은 몇 달 자연을 즐기면서 자연적인 방법으로 치유노력을 하면 쉽게 사라집니다.

암환자 분들이 쉽게 빠지는 오류가 있습니다. 암을 치유한다고 알려진많은 물질들이 있고, 그 물질들을 먹으면 암이 사라질 수 도 있다고 믿는 것입니다. 이런 오류에서 벗어나지 못하면 헤매다가 끝납니다. 세상에는 먹기만 해서 암을 사라지게하는 그런 물질은 존재하지 않는다고 생각하는 것이 좋습니다.

설암을 치유하는 자연적인 방법이란 종양에게 공급되는 영양을 최대한 차단해서 종양의 세력을 약화시키고, 설암이 나타난 혀를 가능한 자극하지 않고, 인체 전체의 건강성과 면역계를 회복시키는 총체적인 노력을 하면서, 회복되는 면역계가 종양을 인지하고 공격할 수 있는 인체 환경을 만들어 주는 것입니다.

설암환우 분이 할 수 있는 노력은 여기까지입니다. 그 다음은 인체가 알아서 암을 사라지게 합니다.

물론 어떤 물질을 복용하고 암이 사라진 경우도 있습니다.

하지만 이런 경우는 같은 노력을 했을 경우 누구에게나 같은 결과가 나오는 재현성이나 누구에게나 적용할 수 있는 일반성이 결여된 특수한 경우입니다. 같은 종류의 암이라 해도 암의 특성에 따라 생물학적으로 상당한 차이가 있습니다. 정상 세포에 거의 가깝게 분화되다가 변이된 아주 온순한 암도 있고, 원발을 모를 정도로 분화도가 낮은 암도 있습니다. 온순한 암은 그냥 둬도 저절로 사라질 수도 있고, 암을 치유한다는 물질들을 음용하면서 조금만 노력하면 쉽게 사라집니다. 물론 현대의학적인 개념의 치료로도, 삶의 질은 어느 정도 포기해야 하지만, 어렵지 않게 치료할 수 있습니다.

분화도가 낮은 혹은 거의 분화하지 않은 설암은 자연약재나 수술, 항암화학 치료로는 증상 개선조차 힘들다고 생각하면 거의 확실합니다. 분화도가 낮은 암은 성장과 전이가 빠르고 생명력도 강합니다. 인체를 총체적으로 개선시키는 노력 없이, 인위적으로 암을 공격하는 물질만 복용하면 암세포는 거의 모든 물질에 바로 내성을 가지는 놀라울 정도로 적응력이 탁월합니다. 특히 암의 세력이 강할 경우는 인위적으로 투여하는 물질에 영향도 받지 않습니다.

지금 나에게 발생한 설암이 온순한 암인지, 어느 정도 과격한 암인지, 항암 한 번에 인체 전체에서 창궐하는 아주 강한 암인지 정확히 알 수가 없습니다. 모든 종류의 암에 같은 결과가 나오는 일반성이 확보된 설암 치유 방법을 선택하는 것이 안전합니다.

설암이라는 진단을 받으면 대부분 정도의 차이는 있지만 혀를 절제하게 됩니다. 어떤 경우는 혀를 전 절제하는 경우도 있습니다. 그리고 전이가 의심되는 경우는 항암화학 치료가 진행됩니다. 온순한 암은 정상세포의 특성을 거의 다 가지고 있어서 전이가 잘 안됩니다. 과격한 암은 초기에 발견해도 이미 인체 전체에 세포 단위로 퍼져 있습니다.

온순한 설암의 경우는 암이 존재하는 혀 부위를 절제만 해도 완치될 수 있습니다. 하지만 드문 경우입니다. 그리고 전이가 이미 발생한 진행성이나 말기 설암은 치료가 매우 어렵습니다.

설암을 치유하는 인위적인 노력은 암의 세력을 약화시키면서 회복되는 면역계가 암을 인지하고 공격할 수 있는 인체 환경을 만들어 주는 것입니다. 암을 치유하는 것은 인체 스스로 합니다. 뼈가 붙고 상처를 회복시키는 것도 인체 스스로 합니다. 환자가 할 수 있는 노력은 인체 환경을 개선해서 인체가 스스로 치유하는 과정을 간접적으로 도울 뿐입니다

설암 치유에 신기원을 열다

일반적인 개념으로 모든 암은 치료에 고통과 후유증이 동반됩니다. 그 중에서 특히 설암은 치료가 잘되어도 다소간의 혹은 심각한 후유증상이

남게 됩니다. 그리고 고통을 감수하면서 최선을 다해도 진행성이나 말기 설암은 완치가 어렵다고 보는 게 거의 정확합니다.

그런데 이런 설암이 도저히 믿기 어려울 정도로 쉽게 사라지고 개선됩니다. 3개월 잔존수명을 선고 받은 설암 말기 환우분이 몇 달 자연을 즐기면서 현명하게 노력하면 암이 거의 사라집니다.

모든 암이 다 그렇지만 설암 특히 말기인 경우는 절망감이 상당히 큽니다. 통증으로 물도 마시기 어렵고 혀를 전 절단해도 6개월 정도 밖에 살 수 없는 경우도 있습니다. 지금 누가 이러한 상황이라면 그리고 아는 것이 현대의학뿐이라면 몸부림을 쳐도 벗어날 방법이 없습니다.

세상은 어느 정도의 규칙(規則)과 질서(秩序), 자유(自由)와 방종(放縱)이 조화롭게 섞여서 흘러가고 대부분의 상황은 예측이 가능합니다. 그리고 세상에는 '예외'라는 특이성도 존재합니다. 내가 알고 있는 것이 세상의 전부가 아니라는 의미입니다.

일반적으로 알고 있는 말기 설암은 어떠한 고통을 감수하고 최선을 다해도 살아날 방법이 없습니다. 사회적 통념으로 굳어 버렸습니다.

그런 설암이 사실은 어렵지 않게 사라집니다. 자연적인 방법으로 치유할 경우입니다. 물론 자연을 표방하면서 억지로 만들어진 치유 방법은 절망만 더 가중시키는 경우도 있습니다.

설암의 완치나 확실한 개선의 재현율이 매우 높은 이유 중에 중요한 것이 하나 있습니다. 총체적인 노력과 병행해서 차가버섯 도포가 가능하다는 것입니다. 차가버섯 도포는 차가버섯과 소금을 상황에 맞게 독립적으로 정확한 양을 정확한 방법으로 사용해야 합니다. 총체적인 노력과 병행해서 차가버섯 도포까지 시행하면 재발이든 말기든 몇 달 자연을 즐기다 보면 깨끗하게 사라지거나 확실하게 개선됩니다. 그리고 설암으로 인해 만들어진 상처가 회복되려면 암이 사라지고도 몇 달에서 반년 정도의 시간이 더 필요합니다.

설암 환우분이나 가족 분들이 중요하게 여기는 것은 치유 과정과 결과입니다. 치유 과정은 삶의 질을 더 높이는 노력입니다. 자연을 즐기는 것입니다. 결과는 암이 완전히 사라지고 온전한 건강 회복입니다.

설암은 물론이고 차가버섯 도포가 가능한 직장암, S결장암, 악성흑색종 등도 긴장 한 것에 비해 대부분 너무 허무하게 사라집니다.

암은 현명한 자연적인 방법으로 노력하면 무서운 질환이 아닙니다. 오히려 건강성을 회복할 수 있는 기회가 될 수도 있습니다.

설암(구강암) 환우 분의 생사가 갈리는 결정

얼마 전에 설암(구강암) 말기, 혀를 전 절제하면 잔존 수명 6개월 안 하면 3개월 선고 받고 3개월 더 살려고 혀 자르기 싫다고 병원 치료 없이 자연요법을 선택하신 설암(구강암) 말기 환우 분이 계셨습니다. 지금은 상당히 개선되었습니다. 상당한 개선이란 암이 거의 다 사라졌다는 의미이면서 동시에 인체의 건강성을 회복했다는 개념입니다. 자연적인 방법으로 암을 완치한 경우 재발 걱정을 하지 않아도 될 정도로 인체의 건강성이 회복됩니다. 암이 사라지기 전에 인체의 건강성이 먼저 회복됩니다.

설암(구강암) 말기이신 이 분이 만약 혀를 자르고 항암화학 치료를 했다면, 과거를 가정하는 것은 어리석은 짓이지만 만약 수술을 선택했다면 지금 같이 건강하게 본업에 복귀하지는 못했을 것입니다.
설암(구강암)을 포함해서 대부분의 암은, 암 자체가 질환이 아닙니다.

암은 면역계에 문제가 생겨서 나타나는 증상 중 하나입니다. 당뇨도 면역계 이상으로 나타나는 증상이지, 당뇨가 질환의 원인이자 질환 자체는 아닙니다.

암을 어떻게 보든, 중요한 것은 설암(구강암) 환우 분의 치유 과정과 결과입니다. 완치하신 분들이 엄연히 계시니까 결과는 알 수 있고 치유 과정을 간단하게 표현하면 자연을 즐기면서 삶의 질을 높이는, 고통이 없는 즐거운 노력입니다.

대부분의 암 환우 분들은 항암제를 약으로, 암을 치유하는 약으로 생각합니다. 그리고 사회적 통념이 암은 무조건 병원입니다. 세상 사람들이 다 그렇다고 해도 내 생명이 달려 있는 경우는 신중한 결정이 필요합니다. 최소한 설암(구강암)으로부터 내 생명을 지키기 위해서는 항암이라는 것이 과연 무엇인지, 암을 치유하는 약인지 고식적인 행위인지 정도는 알고 있어야 합니다. 그리고 암이라는 존재에 대해서도 최소한의 개념은 가지고 있어야 합니다. 현대의학은 이미 전이가 발생한 진행성 암은 치료 방법을 모른다는 사실도 정확히 알고 있어야 합니다.

설암(구강암)이라는 진단을 받으면, 그것도 말기라는 진단을 받아도, 정신을 차리고 현명한 치유 방법을 찾아서 노력하면 어렵지 않게 사라집니다. 설암(구강암) 초기라면 몇 달 뒤에 수술해도 결과는 비슷합니다. 자연적인 방법으로 몇 달 노력해 보고 개선이 없으면 그때 수술해도 됩니다.
설암은 별것 아닌 존재입니다

설암을 포함해서 대부분의 암은 별것 아닌 존재입니다.

하지만 자연에 역행하는 치료를 하면, 설암을 포함해서 대부분의 암은 무서운 존재로 변하고 광분(狂奔)하게 됩니다. 대부분의 사람들은 암은 현대의학으로 치료해야 한다는 강한 믿음의 지배를 받고 있어서 암은 앞으로도 계속 무서운 존재입니다.

하지만 아주 간혹 '조금 현명한' 분들이 있습니다. 이 분들의 생각은 '암은 무섭다. 그러나 현대의학을 믿지 못하겠다' 입니다. 병원치료를 거부하고 어떤 식이든 자연적인 방법과 스스로의 힘으로 암 치유 노력을 합니다. 이 분들을 조금 현명하다고 한 이유는 용기를 냈지만 여전히 암을 두려워하고 있기 때문입니다.

또 아주 간혹 '어쩔 수 없이 현명한' 부류에 속하는 경우도 있습니다. 수술, 항암화학 치료 다 불가능하고 몇 달 밖에 살 수 없다는 통보를 받은 분들 중에서 일부가 현명한 판단을 합니다. 이 상태에서도 대부분은 끝까지 현대의학에 매달립니다. 어떤 가족들은 환자가 현대의학 안에 있다가 죽어야 원망을 듣지 않는다고 생각하는 경우도 있습니다.

설암 초기 진단을 받았다거나 현대의학으로 완치 가능성이 조금이라도 있다면, 현대의학에 최선을 다 하십시오. 삶의 질을 조금 포기하면 일단 완치할 수도 있습니다. 암에 대한 사회적 통념에서 벗어나기가 많은 경우 매우 어렵습니다. 희망이 조금이라도 있다면 남들 하는 대로 하는 것이 외롭지 않고 편합니다.

하지만 어떤 노력을 해도 완치가 불가능하다는 설암 판정을 받은 경우는 용기를 내시기 바랍니다.

설암은 자연적인 치유 방법과 몇 가지 필요한 노력을 하면 미분화 형태의 말기라도 저항 한 번 못하고 사라져 버리는 별 것 아닌 존재입니다.

11. 식도암

식도암은 쉽게 치유됩니다.

식도암 조기 증상은 거의 없습니다. 식도암이 어느 정도 진행되어야 목에 음식물이 걸리는 듯한 느낌이나 음식물을 삼킬 때 통증, 연하 곤란 등의 증상이 나타납니다.

간혹 위 등의 내시경 검사를 통해 조기 식도암이 발견되기도 합니다. 대부분 즉시 식도 절제술을 시행합니다. 식도절제 수술은 복부, 흉부, 경부에 대해 광범위하게 시행되며 수술 부위가 심장이나 기관지, 폐 등에 근접해 있어서 수술에 따른 위험성이 큰 수술입니다.

그리고 식도암 수술 시 림프절을 적출하기 위해 대부분 흉관을 절제하게 됩니다. 흉관은 림프액이 지나는 중요한 기관으로 흉관이 절제에 의한 충격을 받으면 상당한 후유증이 발생할 수도 있습니다.

식도암 증상이 나타난 다음 암 진단을 받은 경우는 이미 진행성이고 현대의학으로는 치료가 거의 불가능합니다. 어떤 고통을 감내하고 삶의 질을 다 포기해도 결과는 이미 정해져 있습니다. 진행성 식도암은 대부분 수술이 어렵습니다. 강력한 세포독성 물질인 항암제와 방사선을 이용한 고식적 치료가 전부입니다. '고식적'의 사전적 의미는 '일을 근본적으로 해결하지 않고 임시로 둘러맞춰 처리하는 것'입니다.

이런 식도암이 자연적인 방법의 치유 노력으로 쉽게 사라집니다. 식도암은 인체의 건강성과 면역계에 교란이 발생한 결과 나타난 증상입니다. 증상을 치유하는 기본은 증상을 발생시킨 원인을 찾아서 개선시키는 것입니다.

식도암이 발생한 원인은 그냥 두고 증상만 제거하는 것은, 그리고 그 치료방법이 암을 발생시킨 원인인 교란되어 있는 인체의 건강성과 면역계를 더욱 심하게 교란시킨 다면 이런 치료방법은 정상이 아닙니다. 대부분의 사람들이 암을 무척 두려워하지만 암이라는 존재의 실체에 대해서는 거의 관심이 없습니다. '암 걸리면 일단 무조건 병원에 가야하고 의사가 못하면 어쩔 수 없다' 정도입니다.

식도암은 식도를 적출하고, 강력한 세포독성 물질이며 발암제인 항암제와 방사선을 인체에 투여하고, 전이되면 또 수술하고 항암제 방사선을 반복하면서 지옥을 경험해야 하는 그런 무서운 존재가 아닙니다. 긴장한 것에 비해 싱겁게 사라지는 식도암이 무서운 존재로 돌변한 것은, 인체 전체에 문제가 발생해서 그 증상이 국소에 나타난 암을 인체 전체의 문제로 여기지 않고, 암은 암이 나타난 장기의 국소적인 문제이며 암 자체가 질환의 원인이자 결과로 규정한 현대의학의 암에 대한 잘못된 해석과 잘못된 분석을 바탕으로 만들어진 치료 방법 때문입니다.

물론 식도암이 무서워진 가장 큰 원인은 현대의학의 암 치료 방법에 대해 최소한의 합리적인 의심조차 하지 않고 자신의 생명을 무조건 맡겨버린 우리 모두에게 있습니다. 식도암 자연 치유 방법에 대해 논하기 전에 치료 방법 선택에 대해 개인적인 의견을 제시하겠습니다.

식도암이 조기에 발견되었다면 치료 시간이 충분합니다. 당장 수술하나 6개월 뒤에 하나 결과는 거의 같습니다. 몇 달 만에 수술에 지장을 줄 정도로 빨리 성장하는 조기 식도암은 없습니다.

조기 식도암 진단을 받았다면 현대의학 개념의 치료를 하기 전에 몇 달 자연적인 방법의 치유 노력을 해 보기 바랍니다. 결과가 만족스럽지 않으면 그 때 병원에 가도 치료에 큰 차이가 없습니다. 하지만 성실하고 현명하게 노력했다면 병원에 갈 일은 사라진 식도암을 확인하러 가는 것 밖에는 없습니다.

재발이나 주변 장기에 참투했거나 전이가 이루어진 진행성 식도암 진단을 받았다면 식도를 전적출하고 항암제, 방사선을 아무리 투여해도 결과는 이미 정해져 있습니다. 살아남을 수 있는 방법은 기적을 바라거나 스스로 살길을 찾는 것입니다. 식도암은 자연적인 방법으로 치유 노력을 하면, 과격한 병원 치료가 없었다면, 진행성 상태라 해도 어렵지 않게 사라집니다. 식도암만 사라지는 것이 아니라 온전한 건강까지 회복해서 재발의 위험으로부터도 자유로워집니다.

그리고 종양이 발생한 장기별로 추가되는 노력이 있습니다. 종양이 발생한 부위에 차가버섯 도포를 시행하는 것과 종양이 발생한 장기를 가능한 편히 쉬게 하는 것입니다. 종양 부위에 차가버섯 도포를 시행하면 종양의 크기가 급속도로 줄어들고 도포가 어려운 경우에 비해 훨씬 빨리 사라집니다. 10 여년 넘는 임상에서 재현율이 100%임을 확인했고 러시아의 의학계에 처음 보고된 것은 150년 전입니다.

그리고 종양이 발생한 장기를 편히 쉬게 하고 장기의 생물학적 환경을 건강하게 만들어 주면 장기에 남아도는 체력이 암으로 인해 발생한 상처를 스스로 치유하고 장기 자체에서도 종양에게 저항하기 시작합니다. 식도암 자연 치유가 쉬운 이유는 차가버섯 도포와 장기를 쉽게 하는 것이 다 가능하기 때문입니다.

식도암이 발생한 식도를 가능한 편히 쉬게 하고 생물학적 건강성을 회복시키려면 자연 치유 노력 처음 한두 달은 모든 음식을 맷돌이나 맷돌에 준하는 도구로 죽 수준으로 간 다음 미지근한 상태에서 조금씩 삼켜야(거의 마셔야)합니다. 그리고 오일풀링을 하루 두 번 정도는 시행해서 먼저 구강 내 생물학적 환경을 개선시켜야 합니다.

탄산음료, 카페인 음료, 맵고 짜고 시고 뜨겁고 찬 음식 등 모든 자극적인 음식의 섭취를 금해야 합니다. 아무리 시원한 찬물을 마시고 싶어도 처음 한두 달은 참아야 합니다.

12. 신장암

신장암은 신장의 기능이 거의 정지한 부전 상태가 아니라면 자연요법으로 비교적 어렵지 않게 치유할 수 있습니다. 신장암을 쉽게 치유하려면 몇 가지 지켜야 하는 중요한 사항이 있습니다.

첫 번째가 인체 내에서 독성 물질을 유발시키는 일체의 음식 섭취를 제한해야 합니다. 인스턴트식품, 식품첨가물, 채소에 묻어 있는 잔류 농약, 동물성 단백질, 동물성 지방, 열을 가한 식용유, 약성이 강한 물질들입니다. 철저하게 유기농 재료를 사용하고 가능한 채식 위주로 식사를 해야 합니다.

두 번째는 일체의 화학적으로 제조된 약의 복용을 금해야 합니다. 당장 생명이 위험한 경우가 아니면 소화제의 복용조차 금해야 합니다.

세 번째는 가능한 저염식을 하는 것이 좋고 녹즙은 음식으로 대신하고 필요할 경우 하루 한 번 정도 음용하기를 권해 드립니다. 칼륨이 많은 녹즙과 나트륨이 많은 염분은 서로 불가분의 관계에 있고, 정상적일 경우는 인체가 알아서 배설을 시켜버리는 방법 등으로 서로 균형을 맞추지만 신장에 문제가 생긴 경우는 균형이 맞추기가 어려워질 수도 있습니다. 한 종류의 양이 많아지거나 적어지면 신장에 무리가 가게 됩니다.

네 번째는 충분한 양의 깨끗한 물을 마시는 것입니다. 신장암의 경우는 녹차나 커피 등 카페인이 함유된 차 종류는 가능한 마시지 않는 것이 좋습니다. 카페인 종류나 어떤 성분들이 신장을 힘들게 할 수 있습니다.

깨끗한 물을 마셔야 합니다.

다섯 번째가 항암 화학치료, 방사선 치료를 받지 않아야 합니다.

이런 노력의 목적은 신장에게 무리가 갈 수 있는 경우를 미리 배제하고 오줌을 그냥 마셔도 될 정도로 깨끗한 상태로 유지해서 신장 내 환경을 편하게 해줌으로서 신장을 쉬게 하려는 목적입니다.

아래의 내용은 '물은 답을 알고 있다' vol 2 (에모토 마사루 지음, 홍성민 옮김, 더난 출판사)에 나오는 내용 중 일부입니다.

일본 홀리스틱(Holistic) 의학협회 이사로 있던 데리야마 신이치로는 한창 일할 나이에 말기 신장암에 걸렸다. 그는 하루 일과 중 매일 아침 아파트 옥상에서 떠오르는 해를 바라보았는데, 그러는 사이 어느덧 암이 서서히 없어져 완치되는 기적을 경험했다.

데리야마는 찬란한 아침 햇살을 보는 동안 모든 생명이 그 빛으로 소생된다는 것을 깨닫고는 자신도 모르게 "고맙습니다"라는 말을 했다고 한다, 암에 걸린 것을 인정하고 "고맙습니다"라고 말함으로써 건강한 세포들이 소생하기 시작한 것이다.

말을 건네는 행위가 생명에 미치는 영향에는 상상을 뛰어넘는 무언가가 있다.

열 살 된 한 소녀가 해바라기를 키우는 실험을 했다. 먼저 해바라기 씨앗을 넣은 봉투와 화분, 물을 넣은 페트병에 각각 '고맙습니다', '멍청한 놈'이라 적고, 또 직접 그런 말을 하면서 씨앗을 뿌려 키웠다고 한다. 그러자 '고맙습니다'라고 쓴 쪽의 해바라기는 윤기가 흐르는 둥그런 잎사귀에 키도 훌쩍 자랐다. 그런데 '멍청한 놈'이라고 쓴 해바라기는 잎

모양도 삐죽삐죽하고 본잎은 비뚤어지고 쭈글쭈글했다고 한다.

줄기 단면을 현미경으로 관찰해보니 '고맙습니다' 라고 적은 해바라기는 섬유질이 촘촘하게 꽉 찼는데, '멍청한 놈' 이라고 쓴 해바라기는 섬유질이 거칠고 알갱이가 크며, 변형되어 구멍이 많이 뚫려 있었다고 한다.

식물도 자신의 의사를 갖고 있는 생명체다. 어떤 말을 하느냐에 따라 이렇게 식물의 성장에 차이가 날 수 있다. 이 실험을 한 소녀의 어머니도 편지를 보내 주었는데, 마지막에 이런 말을 적어 놓았다.

'만약 이게 해바라기가 아닌, 아이를 키운 거라면 어떻게 되었을까요?' 말이란 우주의 모든 것에 주파수를 맞출 수 있는 스위치라고 생각해도 좋을 것이다. 또는 어느 곳으로도 날아가서 스위치를 켤 수 있는 리모컨일지도 모른다.

말을 자유자재로 구사할 수 있는 생물은 인간뿐이다. 그 말은 우주에 존재하는 모든 것에 파장을 맞출 수 있다는 말이기도 하다. 파동은 순간적으로 전달된다. 말과 생각도 발설한 순간에 어느 곳으로나 날아갈 수 있다.

우리는 때로 좋지 않은 예감이나 우연의 일치를 경험한다. 가족이나 아주 가까운 사람이 멀리 떨어진 장소에서 죽었을 때 그 사람이 꿈에 나타나기도 한다. 문득 한 친구의 얼굴을 떠올렸을 때 그 친구에게 전화가 걸려 오기도 한다. 이런 것들도 생각이라는 파동이 만들어 내는 현상이다.

예전에 이런 실험을 한 적이 있다. 도쿄에 있는 내 사무실에서 수돗물을 병에 담아 책상 위에 올려 두었다. 그냥 평범한 수돗물이었는데, 결정을 찍어 보니 도쿄의 수돗물은 염소 소독을 해서인지 제대로 된 모양의 결정을 만들지 못했다.

나는 전국 각지에 살고 있는 500명에게 미리 연락을 해서 어느 날 어느 시각에 일제히 다음과 같이 해달라고 부탁했다. 감사하는 생각으로 마음을 채우고 '책상 위의 수돗물이 깨끗해졌다'고 생각한 다음 "고맙습니다"라는 말을 하는 것이다.

예상대로 그 후 수돗물의 결정 사진을 찍어 보니 매우 아름다웠다. 평범한 수돗물이 깨끗한 물로 바뀐 것이다.

어떻게 이런 일이 일어날 수 있을까. 이미 여러분도 알고 있을 것이다. 500명의 생각과 말이 한순간에 물에게 전달된 것이다.

파동은 시공을 초월한다. 지금 여러분의 생각도 세계에 영향을 미치고 있다. 그것을 알면 운명을 바꾸는 모든 열쇠가 지금 여러분 손에 쥐어져 있다는 것도 이해할 수 있지 않을까.

편집자 주 : 홀리스틱이란 국소적인 것을 따지는 보다는 전체의 조화를 중시하는 개념입니다.

13. 악성림프종 (호지킨씨 림프종과 비호지킨씨 림프종)

악성림프종은 림프조직 세포들이 변이되어 발생하는 혈액암의 일종이지만, 암의 존재 위치를 확인하기 어려운 백혈병과는 달리 어디에 존재하는지 확인이 가능하다는 점에서 고형암의 특징도 가지고 있습니다. 악성림프종은 수술적 치료 방법은 거의 사용되지 않고 방사선 조사와 복합 항암 화학제 투여가 치료의 주축을 이루고 있습니다.

방사선 조사와 복합 항암 화학제 투여는 건강한 사람에게 적용해도 암을 발생시킵니다. 암만 발생시키는 것이 아니라, 인체에 회복할 수 없는 생물학적 충격이 가해지기도 합니다.

악성림프종이 발생한 원인은 그냥 두고 암이 발생한 원인인 교란되어 있는 건강성과 면역계를, 암을 치료한다는 명목으로 더욱 강하게 교란시키는 것은 어딘가 이상합니다. 악성림프종은 병리 조직학적으로 호지킨씨 림프종과 비호지킨씨 림프종으로 구분됩니다.

호지킨씨 림프종은 처음 암이 발생한 장기에 국한되어 성장하는 반면, 비호지킨씨 림프종은 림프절뿐만 아니라 인체의 모든 장기에서 발생할 수 있고 치료를 해도 인체 전체에서 계속 나타나는 경향이 있습니다.

호지킨씨 림프종은 악성림프종 중에서 4% 정도를 차지하고 대부분은 악성도가 높은 비호지킨씨 림프종입니다. 악성림프종은 수술을 하지 않는 대신, 일반 암에 비해 강한 방사선과 복합 항암제를 사용하게 됩니다. 치료의 부작용도 그만큼 강해집니다.

흔히 나타나는 부작용을 간단하게 정리하면 골수 기능 억제(골수 세포가 파괴되어 골수에서 정상적인 백혈구를 생산하지 못해)로 인한 감염의 증가, 패혈증, 폐렴, 백혈병 발생, 뼈의 괴사, 불임 등입니다.

악성림프종의 5년 생존율은 10% 미만입니다. 최근에는 생존율을 높일 수도 있다는 이유로 '조혈모세포 이식'을 권하는 병원에 늘고 있습니다. '조혈모세포 이식'이 생존율을 높이는지 낮추는지는 정확히 알 수 없습니다.

한 가지 확실한 것은 삶의 질이 완전히 무너진다는 것입니다.?

'조혈모세포 이식'이란 환자의 골수나 말초 혈액에서 조혈모세포를 채취하여 냉동 보관한 다음, 강력한 항암제와 방사선을 인체에 투입하여 암세포와 환자의 정상적인 조혈모세포까지 모조리 제거한 후에 보관해 두었던 조혈모세포를 말초 정맥에 주사해서 보충시키는 치료 방법입니다. 인체에는 암세포와 조혈 모세포만 존재하는 것이 아닙니다. 99.9%는 정상 세포입니다.

정상세포는 암세포보다, 항암제 같은 강력한 세포독성 물질이나 방사능에 대해 생물학적 방어력이 약합니다. 그리고 채취했던 조혈모세포에서 암세포를 완벽하게 제거하지 못하면 소용이 없게 됩니다.

악성림프종은 일반적인 암 자연치유 노력을 하면 어렵지 않게 사라집니다. 그리고 암이 발생한 부위나 종류에 따라 추가되는 노력이 있습니다.

악성림프종인 경우는 차가버섯 캡사이신 마사지가 큰 도움이 됩니다. 차가버섯 캡사이신 마사지는 특히 혈액암 치유에 상당한 능력을 발휘합니다. 악성림프종이 뼈에 나타난 경우는 뼈 강화 요법이 추가되고, 폐 등 다른 장기에 전이가 되었을 경우는 전이된 장기를 가능한 편히 쉬게 하고 장기에 필요한 영양을 충분히 공급해서 장기의 생물학적 건강성을 회복시켜 주어야 합니다.

악성림프종 치유에 도움이 되는 좋은 음식은 신선한 유기농 채소와 유기농 견과류, 콩류, 해초류, 유기농 발효식품, 유산균 등입니다. 과도한 동물성 단백질, 동물성 지방, 열을 가한 식용유는 철저하게 피해야 하는 음식입니다.

현대의학 개념으로 악성림프종 완전관해 판정을 받은 경우도 재발방지 노력이 필수적으로 필요합니다.

강력한 세포독성물질인 항암제와 방사선은 새로운 암을 발생시킬 수도 있고, 암세포를 완벽하게 제거하지 못했을 수도 있습니다. 그리고 악성림프종을 유발시킨 원인인 교란되어 있는 건강성과 면역계를 건강하게 회복시키지 않으면 암은 또 나타나게 됩니다.

악성림프종 재발을 확실하게 방지하기 위해서는, 몇 달 자연치유 노력에 준하는 노력을 통해 인체를 적극적으로 건강하게 만들어 준 다음 가능한 생활 자체를 건강하게 유지하면서 일상생활을 하면 됩니다.

14. 악성흑색종

피부에 발생한 악성흑색종은 차가버섯 도포가 용이합니다. 하루에 5회 이상 차가버섯 추출분말 도포를 시행해야 합니다. 차가버섯을 흐르지 않을 정도의 농도로 물에 타서 종양과 주위에 약간 넓고 부드럽게 발라 준 다음 물기가 있는 거즈 등으로 덮고 30분 정도 마르지 않게 스프레이로 거즈에 물을 조금씩 뿌려 주면 됩니다. 간혹 도포 초기에 통증이 강하게 나타나고 도포 부위가 부어오를 수 있습니다. 차가버섯의 농도를 약하게 시작해서 서서히 높여가면 됩니다.

또 하나 중요한 사항은 악성흑색종을 물리적, 화학적으로 절대 자극하지 않아야 합니다.

악성흑색종 치유에 신기원을 열다

악성흑색종을 포함해서 암에 대한 공포가 점점 더 증폭되고 있습니다. 그 와중에서도 항암화학 치료나 병원 치료를 거부하는 경향도 조금씩 늘고 있습니다. 몇 달 더 살려고 병원치료 해 봤자 도움이 되지 않고, 고통의 총량만 더 늘어나는 것을 직간접적인 경험으로 학습을 했기 때문입니다. 그리고 수술이나 항암 화학치료, 방사선치료를 강력하게 반대하는 세계적인 권위를 가진 의사들의 주장과 그에 관련된 책들의 영향도 클 것입니다.

악성흑색종은 피부에 있는 멜라닌세포가 변이된 신생 물질입니다. 변이된 신생물질이지만 멜라닌 색소의 생물학적인 특성은 어느 정도 가지고 있습니다. 멜라닌세포는 세포 덩어리를 구성 해주는 물질이 없어서 움직임이 자유롭습니다. 전이가 매우 빠릅니다. 악성흑색종은 발견되면 거의 대부분 이미 암세포가 주변 림프절을 지나서 온 몸에 퍼진 상태입니다.

악성흑색종이 발생한 부위를 절제하고 항암화학 치료가 일반적인 치료 방법입니다. 암은 그리 무서운 증상이 아닙니다. 하지만 암으로부터 쉽게 생환하려면 보통 현명해서는 거의 불가능한 것도 현실입니다. 항암화학 치료가 암을 치료한다고 믿고 있기 때문입니다. 조금만 노력해서 이에 관련된 책을 한권이라도 읽어본다면 쉽게 알 수 있는 사실을 알려고 하지 않습니다.

예후가 좋지 않은 악성흑색종은 현명한 자연적인 방법으로 쉽게 사라지는 암종입니다. 특정 장기에 발생해서 원발을 중심으로 인체에 전이를 일으키는 일반 고형암과는 특성이 많이 다릅니다. 악성흑색종은 전이가 되고 전이된 암이 덩어리를 형성하기 전까지는 특정 장기에 충격을 거의 주지 않습니다. 피부에 신생물질이 나타났을 뿐이고 인체의 면역계와 건강성을 회복시키기가 다른 암에 비해 많이 용이합니다. 거의 공짜 수준입니다. 회복된 면역계가 종양을 공격하게 하는 것도 간단합니다.

특히 악성흑색종은 차가버섯 도포가 매우 용이합니다. 지금 수술하나 한 달 뒤에 하나 결과는 비슷합니다. 한 달만 자연적인 방법으로 노력해 보고 결과가 확실하게 만족스럽지 못하면 그 때 수술하고 항암화학 치료하기를 권해 드립니다. 악성흑색종은 힘도 써 보지 못하고 사라지는 소문에 비해 불쌍할 정도로 별 것 아닌 암입니다.

악성흑색종 말기라 해도 과격한 치료가 없었다면 걱정하지 않아도 됩니다.

현실적이고 현명한 악성흑색종 치유

암 중에서 악성도가 높고 환자를 가장 괴롭히는 암이 악성흑색종입니다. 발생 건수가 많지 않아서 힘든 과정이 잘 알려지지 않았을 뿐입니다.

악성도가 높은 암 중에서 가장 쉽게 사라지는 암도 악성흑색종입니다. 현대의학 개념에서는 전이와 성장이 매우 빠른 무서운 암이지만, 자연요법에서는 치유가 가장 쉬운 암입니다.

악성흑색종은 발견되면 즉시 암 부위를 처참하게 절단합니다. 환자에게 생각할 시간을 주지 않습니다. 발이라면 뼈까지 절단하고 서혜부도 적출합니다. 이것으로 암이 사라진다 해도 이런 방법은 치료가 아닙니다. 불행히도 대부분의 경우에서 뇌, 뼈, 간, 폐, 복강 등에 다발성 재발이 나타나고 고통의 총량이 수십 배로 늘어나고, 피부 상당 부분에 악성흑색종이 창궐하고 사망합니다.

현대의학을 거의 신에 가깝게 신봉하는 환자나 가족에게 3개월 정도 차가버섯과 자연적인 방법으로 악성흑색종 치유 노력을 해보라고 하면 '지금 장난하느냐'고 합니다. 살 수 있는 거의 유일한 방법이라고 좀 강하게 설득하면 화를 냅니다. 자연요법이 살 수 있는 거의 유일한 방법이고 확실한 사실인데도 말입니다. 만약 환자가 의사에게 3개월 자연요법으로 노력 해보고 그때 치료받아도 되냐고 물어보면 그 때는 이미 산 사람이 아니라는 답을 듣게 됩니다. 악성흑색종은 번개암이라고 설명하면서 번개같이 번지는 암을 3개월 뒤에 치료한다는 게 말이 되느냐고 호통을 칩니다. 어차피 치료를 못하면서도 말입니다.

악성흑색종이 발견되면 이미 전이는 완료된 상태입니다. 그럼에도 불구하고 더 이상 전이를 막자는 희한한 발상으로 서혜부를 절단합니다. 병원에 무조건 매달리지 말고, 조금 노력해서 앞서 간 환우 분들의 치료과정과 어떻게들 사라져 갔는지 현실적으로 살펴보기 바랍니다. 그리고 한 달 늦게 종양이 발견되었다고 생각하고, 수술로 절단하기 전에 한 달만 자연요법으로 치유 노력을 해보시기 바랍니다. 실망하기는커녕 소망했던 것보다 훨씬 좋은 결과가 나타납니다. 더 이상 치료하러 병원에 갈 일이 없어집니다.

악성흑색종은 자연요법으로 치유해야 쉽게 사라집니다. 그리고 온전하게 살 수 있는 거의 유일하고 확실한 방법입니다. 용기를 내십시오.

악성흑색종의 특이성을 이용한 쉬운 치료법

악성흑색종(Malignant melanoma)은 악성도가 매우 높은 암종입니다. 2012년에 2,700여명이 이 질환으로 치료를 받았습니다.

우선 2,700여명의 악성흑색종 환우 분들 중에서 과연 몇 분이 현대의학적인 방법으로 치료에 성공했는지 정확히 알아보시기 바랍니다. 그리고 치료에 실패한 분들이 어떤 과정을 거쳤는지도 알아야 합니다. 알고 나면 나의 생명은, 적어도 악성흑색종일 경우, 내가 지킬 수밖에 없다는 사실을 깨달을 수 있습니다.

대부분의 암 환우 분은 전혀 준비가 되지 않은 상태에서 암이라는 진단을 받게 됩니다. 생명이 달려 있는 문제에 대해 전혀 준비가 없었다는 사실, 그 이면에는 현대의학에 대한 무한 신뢰라는 것이 있습니다. '암에 걸리지 말아야지 걸리면 무조건 현대의학이다. 그리고 현대의학이 못하면 다른 방법이 없다' 대부분은 이런 정도의 개념을 가지고 있고 사회적인 통념입니다.

악성흑색종이 극히 초기에 발견되고 병원에서 어렵지 않게 치료할 수 있다는 진단을 받은 경우는 병원에서 최선을 다하시기 바랍니다. 극히 초기고 병원에서 치료가 가능하다는데 자연적인 방법으로 치유하라고 하면 들리기나 하겠습니까? 대신 상당 수준의 삶의 질을 포기해야 하겠지요.

하지만 악성흑색종이 이미 세포 단위 수준으로 전이가 되었거나 재발된 상태라면 현대의학으로는 완치가, 완곡하게 표현해도, 매우 어렵습니다.

대부분의 악성흑색종은 차가버섯 도포가 대단히 용이하다는 특이성을 가지고 있습니다. 그리고 차가버섯 도포는 악성흑색종과 흑색종이 발생한 부위에 치유작용을 강력하고 신속하게 도와줍니다. 이미 전이가 된 상태라면 한 달 정도 늦게 발견되었다고 생각하고 한 달 정도 차가버섯 도포를 해보십시오.

악성흑색종은 인체 전체의 면역계에 교란이 발생한 결과 나타난 대부분의 암과는 다르게 국지적인 문제로 발생하는 경향이 강합니다. 이러한 특징이 임상에서 나타납니다. 큰 노력 없이 한 달 정도 도포만 해도 상당히 개선됩니다.

현실은 악성흑색종이 발견되면 대부분은 고민할 시간도 주지 않고, 주로 발의 일부분과 서혜부 적출같이, 즉석에서 신체를 과격하게 적출해 버리고 항암 치료를 합니다. 하지만 수술에 본인이 동의해야만 이런 행위가 가능합니다.

악성흑색종의 상태가 현대의학으로 완치가 불가능하다면 생각을 바꾸십시오. 위험한 지병이나 생존이 어려운 다른 원인이 없다면 악성흑색종은 그리 위험한 질환이 아닙니다. 흑색종은 치유 방법 선택에 따라 가장 악성 종양에서 가장 순한 종양으로 '순간이동' 합니다.

15. 위암

위암, 과연 무서운 질환인가?

증상 없이 건강검진에서 발견된 상피조직에만 존재하는 조기 위암은 대부분 악성도가 매우 낮은 암입니다. 유럽의 대부분 국가에서는 상피조직에만 존재하는 위암은 수술을 하지 못하게 하고 있고 암보험 적용도 안 됩니다.

상피조직에만 존재하는 위암 세포는 암으로 발전할 수도 있고 일반 용종 정도로 존재하다가 사라질 수도 있기 때문입니다. 그리고 암으로 발전해도 대부분 성장 속도가 매우 느리고 전이도 거의 되지 않습니다.

위조직을 채취해서 현미경 관찰을 통해 암 판정을 내리는 병리 의사가, 판정 내리기 어려운 암 중에 하나가 상피에만 존재하는 위암세포입니다. 약간의 변형이 생긴 정상 세포 같기도 하고 암세포의 특징도 있는 것 같기도 해서 판정 내리기가 힘듭니다. 진단에 따라 멀쩡한 위가 사라질 수도 있기 때문입니다.

일본이나 한국에서는 상피조직에만 존재하는 조기 위암도, 암인지 아닌지 구분이 어려운 극히 초기를 제외하고는 (이마저 내시경 수술로 절제합니다), 대부분 위 절제 수술이 시행됩니다. 전혀 문제가 없을 수도 있는 위가 사라지기도 합니다.

위를 전절제하면 장이 대신 그 역할을 한다고 태연하게 설명합니다. 절대로 장이 위 역할을 대신하는 그런 일은 없습니다. 위가 없는 삶이 어떤지 상상이라도 해 본적이 있는지요?

위가 없는 상태의 삶이 어떠한지 짐작이라도 한다면 그렇게 쉽게 위를 자르지는 않을 것입니다. 위를 절제하고 나타나는 비교적 가벼운 후유증을 몇 가지 정리해 보겠습니다.

위에 음식물이 들어오면 뇌에 연락을 해서 담낭에 모여 있는 담즙을 분비하도록 하는 미주신경이라는 것이 있습니다. 위를 절제하면 이 신경도 완전히 절제됩니다. 밥을 먹었는지 뇌가 알지 못해서 담즙을 적기에 분비할 수 없습니다. 담즙이 정체되어 담석이 생기고 대부분 식사와 상관없이 담즙이 분비됩니다.

위라는 장기가 사라지면 큰 공간이 생기게 됩니다. 장기들의 위치가 변하면서 특히 폐에 치명적인 무기폐와 폐부전이 발생할 수 있습니다. 발생한다고 각오하는 것이 현실적입니다. 식도에서(소화 작용 없이) 장으로 음식물이 바로 떨어지게 됩니다. 그 결과 소장에서 당이 급속히 흡수되어 고혈당 증상이 나타나게 됩니다.

이 사태를 해소하기 위해 췌장에서 인슐린을 빠른 시간에 대량으로 생산하게 되고 대량 생산된 인슐린이 공급될 즈음에는 이미 혈당의 상당 부분이 해소된 상태여서 갑자기 저혈당 증후군이 발생합니다. 고혈당과 저혈당 증후군에 평생 시달리는 경우도 있습니다. 췌장에도 과부하가 걸려서 발생할 수 있는 모든 후유증이 나타납니다.

역류성 식도염 증상이 심하게 나타나면 담즙과 췌장액을 분비하는 총담관의 목적지를 변경시키는 수술을 받아야 하는 경우도 있습니다. 위산은 철분 흡수에 매우 중요한 역할을 합니다. 위산이 분비되지 않아서 철분부족으로 나타나는 빈혈 등 모든 증상이 발생합니다. 작은 후유증들입니다.

상피조직에만 존재하는 위암은 상당히 진행되었다고 해도 자연적인 방법의 치유 노력으로 어렵지 않게 깨끗이 사라집니다. 오랜 세월 동안 충분히 확인된 사실입니다.

이미 근육층을 파고들었거나 주변 조직에 침윤한 상태이거나 원격 전이가 확인되었거나 재발이라면 악성도가 높은 위암입니다. 원격전이가 확인되지 않아도 악성도가 높은 위암은, 발견되면 이미 인체 전체에 전이가 되어 있는 상태입니다. 전이암의 크기가 작아서 확인이 되지 않을 뿐입니다. 악성도가 높은 위암은 현대의학 개념으로는 완치가 매우 어렵습니다. 어떤 고통을 감내하고 삶의 질을 다 포기해도 결과는 이미 정해져 있습니다.

악성도가 높은 위암도 자연적인 방법의 치유 노력을 현명하게 하면 어렵지 않게 사라집니다.

위암 중에 특히 악성도가 높은 종류가 있습니다.

얼마 전까지 아주 멀쩡했는데 약간의 거부감이 있어서 동네병원 거쳐 큰 병원에서 검사했더니 위장의 거의 전체가 암세포로 덮여 있고 위암 세포가 위벽을 뚫고 나가 주변 조직에 깊이 침투해 있고 원격 전이까지 발견되는 경우입니다.

이런 위암은 병원에서 치료를 하지 않는 것이 환자에게 유리하다고 치료를 하지 말자고 제안합니다.

놀란 가족들은 수술이라도 한 번 받게 해달라고 매달리게 되고 대부분 개복했다가 위에 달라붙어 있는 암 덩어리만 확인하고 바로 닫아 버리는 형식적인 수술을 하게 됩니다.

전신마취 수술은 인체에 상당한 생물학적 충격을 줍니다. 수술 전에 시행되는 각종 검사와 습관적으로 맞는 포도당 수액 등으로 인해 위암의 악성도는 되돌릴 수 없을 정도로 강해집니다.

악성도가 특히 높은 위암이라도 진단 받고 바로 자연적인 방법의 치유 노력을 충실히 시행하면 어렵지 않게 사라집니다.

'현대의학도 손을 못 쓰는데 도대체 어떻게 자연적인 방법으로 위암이 사라진단 말이냐' 고 흥분하시는 분들이 많을 것입니다. 현대의학은 면역계 교란으로 발생한 증상은 치료 방법을 모릅니다.

면역계 교란으로 발생하는 비교적 가벼운 증상인 당뇨도 완치시키는 방법을 모릅니다. 하지만 인체에는 조건만 만들어 주면 면역계 교란으로 발생하는 증상을 스스로 치유하는 강력한 힘을 가진 자연치유력과 회복력이 존재합니다.

곧 투석을 해야 할 정도로 오랜 기간 중증의 당뇨 증상이 있었어도 췌장 조직이 조금이라도 살아 있다면 자연적인 방법의 치유 노력으로 어렵지 않게 당뇨 증상은 사라집니다. 당뇨보다 조금 더 집중적인 노력이 필요하지만 암도 비슷합니다.

현대의학은 인체에 존재하는 강력한 힘을 가진 자연치유력, 회복력을 인정하지 않습니다. 부서진 뼈가 붙고 갈라진 살이 아무는 것은 인체 스스로의 힘입니다. 뼈가 붙고 살이 아무는 과정은 거의 신비에 가까울 정도로 정교하고 치밀합니다. 의사나 화학적인 약은 더 자연스럽고 빨리 아물 도록 보조 역할을 할 뿐입니다.

이런 사실을 인정하지 않고 의사가 뼈를 붙이고 살이 아물 도록 하는 척합니다.

현대의학으로 치료 방법이 없다면 용기를 내시기 바랍니다. 온전한 건강까지 회복해서 전화위복의 기회가 될 수도 있습니다. 상피조직에만 존재하는 조기 위암이라면 몇 달 뒤에 수술해도 결과는 같습니다. 10년 넘게 관찰만 하고 있는 경우도 유럽에서는 흔합니다. 몇 달 자연적인 방법의 치유 노력을 해보기 바랍니다.

위암 대처

위는 수술하기가 다른 장기에 비해 용이합니다. 위암이라는 진단을 받으면, 말기이고 여러 곳에 전이가 확실한 경우 정도를 제외하고, 대부분은 위를 적출합니다. 수술이 불가능한 경우도 대부분 항암 화학치료를 합니다. 그 결과 그렇게 싱겁게 사라지는 위암이 무서운 존재가 되어버렸고 삶의 질이 무참히 짓밟히게 되었습니다. 위암과 위 적출은 샴쌍둥이 같은 존재고 당연한 진리가 되어버렸습니다. 아무도 의심을 하지 않습니다. '위암이니까 당연히 적출해야지' 입니다.

위는 물리적으로 매우 강한 장기고 복원력도 강합니다. 덕분에 적당히 적출한 경우는 그런대로 잘 사는 경우도 있습니다. 하지만 위를 전절제 하거나 수술이 불가능한 상태에서 항암화학 치료를 하고도 살아남은 사람은 드뭅니다.

처음 병원에 갔는데 위암 말기라는 진단을 받는 경우가 있습니다. 주로 20대 말에서 40대 정도의 나이에서 나타납니다. 수술이나 항암화학 치료가 소용없다는 설명에도 불구하고 가족들이 원이라도 없게 한번만 수술을 해달라고 의사에게 매달립니다. 대부분 고식적인 수술을 하게 되고 자연적인 방법의 치유기회마저 잃게 됩니다. 수술만 하지 않았어도 쉽게 완치시킬 수 있는 말기 위암임에도 불구하고, 지금 발생하고 있는 현실입니다.

위암 말기라는 진단을 받았어도 인체의 다른 부분은 아직 건강합니다.

하지만 수술을 하게 되면 회복될 때까지 수십 병의 링거를 맞게 되고 링거에는 상당량의 순수 포도당이 들어 있습니다. 종양이 가장 좋아하는 먹이가 풍족하게 공급됩니다. 수술이라는 행위는 인체의 면역력을 거의 바닥까지 떨어트리고 인체 전체에 생체적인 충격을 줍니다. 강력한 상승세를 타고 있던 종양은 상당한 먹이가 공급되고 인체의 저항이 전혀 없는 틈을 타서 불과 1~2주 만에 스스로 강력한 존재가 되면서 인체 전체를 장악해 버립니다. 그 다음부터는 악순환이 거듭됩니다.

위암은 현대의학으로 치료해야 한다는 사회적 통념이 너무 강합니다. 설득할 방법이 현재는 거의 없습니다. 현대의학으로 0.1%의 완치확률이라도 존재하면 현대의학 치료에 최선을 다하기 바랍니다. 하지만 0%가 확실하면 생각을 신중히 하는 것이 좋습니다. 현대의학에 대한 미련을 잠시 접어두어야 합니다. 현대의학으로 완치확률이 0%였기 때문에 자연요법을 선택할 수 있었고 그 결과 삶의 질을 더 높이면서 초기보다 더 쉽게 말기 암을 완치시킬 수도 있습니다.

위암 치유의 출발은 가능한 많이 위를 쉬게 하는 것입니다.

위암 완치 방법 정리

대부분의 위암은 자연적인 방법으로 완치가 가능합니다. 초기면 더 쉽고 위암 말기라 해도 과도한 항암치료, 위 전적출 등 너무 과격한 치료가 없었다면 완치 가능성이 높습니다.

이미 진행성이거나 말기 위암은 현대의학으로 완치가 어렵습니다. 완치가 가능하면 병원치료를 받으십시오. 하지만 나에게 발생한 위암이 현대의학으로 완치가 불가능한 경우라면, 자연적인 방법의 치유가 유일한 대안입니다.

위암을 자연적인 방법으로 치유하는 방법 중 가장 중요한 사항이 음식을 먹는 방법이고 두 번째가 음식물의 종류와 상태입니다. 음식이 가장 중요한 이유는 위를 쉬게 하기 위함입니다. 적어도 한두 달은 밥 대신 유동식이나 죽을 먹어야 합니다. 한 번에 먹는 양을 최소화해서 하루에 6끼 이상 식사를 해야 하고, 반찬 등 모든 음식은 소화가 쉬운 상태로 섭취해야 합니다. 그리고 유동식이나 죽은 앞에서 설명한 고농도 식이섬유를 가루로 만들어서 같은 양을 섞어 먹어야 합니다. 찬물이나 물김치 같은 찬 음식, 짜고 매운 음식 등 위에 자극을 주는 음식의 섭취를 금해야 합니다.

세 번째로 중요한 사항이 운동의 강도입니다. 위는 체력을 많이 소비하는 장기입니다. 운동으로 체력을 너무 과하게 소비하면, 위는 부족한 체력으로 장기 고유의 일을 하느라 쉬기는커녕 피로만 계속 쌓이게 됩니다. 너무 과도한 운동을 하면 위암을 치유하기 힘듭니다. 지금 체력의 반 정도를 운동으로 소비해야 합니다.

위암을 치유하는 운동은 과격하거나 기진맥진할 정도로 하는 것이 아니고, 천천히 자연을 즐기면서 유유자적(悠悠自適)하게 해야 합니다.

위암 등 종양이 발생한 인체의 모든 장기는, 쉬게 해주면 남아도는 장기 체력으로 종양에 대해 강하게 저항합니다. 암으로 인해 인체 전체의 체력이 부족한 상태에서는 장기에게 할당되는 체력도 부족합니다. 이런 상태에서 장기 고유의 일을 힘들게 계속하게 되면 장기는 종양에 저항하지 못하게 되고, 그 결과 암은 무소불위로 성장합니다.

위암 수술 후 5년 생존율이, 액면 그대로 믿기 어렵지만 하여튼, 1기 90%, 2기 70%, 3기 30~50%, 4기 10%로 발표되고 있습니다. 수술이 불가능하거나 말기는 생존율이 제로에 가깝습니다.

위암 치유에 신기원을 열다

위암이라는 진단을 받으면, 즉시 위를 부분 혹은 전 절제 합니다. 그리고 암인지 아닌지 헷갈리는 극히 초기를 제외하고는 대부분의 경우 항암 화학치료가 이어집니다. 이것이 일반적인 암 치료 순례가 시작되는 출발입니다.

재발에 재수술, 항암 화학치료, 방사선 조사 등이 이어집니다. 현대의학은 이미 전이가 진행된 진행성이나 말기 위암의 치료 방법을 모릅니다. 일반적인 암 치료의 과정과 결과는 이미 직간접적으로 충분히 학습되어 있을 것입니다.

면역계 교란으로 나타난 가벼운 증상인 당뇨도 치료하지 못하는데, 면역계 교란으로 나타난 최상위 증상인 암을 치료할 것이라 믿는 것 자체가 모순입니다.

위암을 포함해서 대부분의 암은 면역계 교란으로 나타난 증상입니다. 암이 질환의 원인이나 질환 자체가 아닙니다. 암을 발생시킨 원인이나 질환은 따로 존재합니다. 그리고 증상은 원인을 제거하면 자연히 개선됩니다.

위암을 치유하는 쉬운 자연적인 방법은 암에게 공급되는 영양을 최대한 차단해서 암의 세력을 약화시키고, 인체의 건강성 면역계를 회복시키고, 회복되는 면역계가 암을 인지하게 해서, 면역계가 직접 암을 공격하게 하는 것입니다. 면역계가 암을 공격하기 시작하면 종양은 곧 깨끗하게 사라집니다. 종양만 사라지는 것이 아니라 온전한 건강까지 얻을 수 있습니다.

'종양의 세력을 약화시키고' 가 자연 치유 시작의 중요한 요소입니다.

위암의 세력을 약화시키는 방법 중에 암에게 공급되는 영양을 최대한 차단하는 것과 암이 발생한 장기인 위를 쉬게 해야 합니다. 장기는 쉬게 되면 장기 체력이 남아돌게 되고 이 체력은 암으로 인해 발생한 상처를 스스로 치유하고 장기 자체에서 암에게 저항하기 시작합니다.

위암 말기라는 진단을 받아도 이때까지는 대부분 외관상 멀쩡합니다. 약간의 불편함은 있지만 식사도 가능합니다. 현명한 자연적인 치유를 시작하면 말기라 해도 쉽게 사라집니다.

위암 말기 자연 치유 개념

위암 초기나 수술이 가능한 상태의 위암이라면 현대 의학 개념의 치료에 최선을 다할 수밖에 없는 것이 현실입니다. 위를 적출하는 것이 어떤 것인지 생각도 하지 않고, 그래야 살 수 있는 확률이 조금이라도 높아진다는 설명에 수술대에 누워버립니다. 현대의학은 이미 전이가 진행된 진행성이나 말기 위암을 치료하는 방법을 모른다는 사실에 대해서는 전혀 관심이 없는 것 같습니다.

위암 말기라 해도 충분히 회복이 가능하지만 수술을 하면 힘들어 집니다. 말기 상태의 수술이란 대부분 형식적인, 마취하고 개복하고 아무런 조치도 못하고 그냥 닫게 됩니다. 대신 급성장하는 말기 위암에다 수술로 인한 체력, 면역력 저하로 대부분 회복 불능 상태가 됩니다. 가족들은 수술이라도 한 번 하면 혹시 좋아지지 않을까 하는 환상에서, 안타까움에서 원하지만 그 수술로 인해 모든 것이 끝날 수도 있습니다.

혹은 치료가 불가능하다는 말을 듣고 암을 치유한다는 물질들을 찾아서 이것저것 먹기 시작합니다. 안타깝지만 이 또한 건강 회복이 어렵습니다. 암 치유에 대한 접근이 잘못되었기 때문입니다.

암에 좋다는 물질이나 약재는 대부분 실험실의 시험관 속에서 나타난 현상입니다. 인체는 시험관보다 훨씬 복잡하고 인체에서 발생하는 치료 효과는 대부분 직접 검증한 적이 없습니다. 그 수많은 물질들이 암을 직접 치유한다면 암은 별 것 아닌 존재이어야 합니다. 실험실에서 암을 축소시킨 어떤 물질이 인체 내에서는 반대로 작용할 수도 있습니다.

위암을 포함해서 대부분의 암은 물론 면역계교란으로 나타난 증상은 인체 스스로 치유하게 해야 완치나 개선율이 높아집니다.

말기 위암을 치유하기 위해서 환자가 할 수 있는 노력이 있고, 그 노력을 충실히 하면 회복되는 인체의 면역계가 종양을 인지하고 종양을 공격하게 됩니다. 면역계가 종양을 인지하고 공격하기 시작하면 암은 곧 사라집니다.

종양을 직접 치료하는 물질을 복용하거나 종양을 직접 제거하는 시술에 전적으로 의존하면 완치확률이 매우 낮아집니다. 위암은 면역계의 교란으로 나타난 증상이고 현대의학은 아직까지 인체의 면역 체계에 대해 아는 것이 별로 없기 때문입니다.

아마 인체의 면역계에는 생물학적인 면역 체계와 비생물학적인 면역 체계가 동시에 존재하는 것 같습니다. 암을 치료할 경우 인위적으로 생물학적인 면역 체계를 올려 주면 종양의 힘도 같이 강해집니다. 인체의 면역계를 조화롭고 자연적이 아닌 억지로, 인위적으로 조작을 해서 그런 결과가 나오는 것 같습니다.

비생물학적인 면역 체계는 어떤 기계나 실험으로도 관찰이 되지 않지만 임상적으로 존재하는 현상들이 많이 발견됩니다. 현재의 인체 상태에 합당한 생물학적 면역체계를 조절 해주는 에너지일 수도 있고, 약하면 약한 대로 강하면 강한대로 인체 전체를 같은 상태로 유지하려는 힘일 수도 있고, 자연 상태를 고수하려는 인체의 본능일 수도 있습니다.

면역체계를 인체가 자연적으로 유지할 수 있는 상태보다 인위적으로 높이는 노력을 하면 잠시 개선되는 것 같은 현상이 나타나지만 대부분은 곧 인체 전체에서 암이 창궐합니다.

위암을 치유하는 자연적인 방법의 노력은 암에게 공급되는 영양을 최대한 차단해서 종양의 세력을 약화시키고, 종양이 발생한 장기를 많이 쉬게 해서 장기에 남아도는 체력이 상처를 스스로 치유하고 장기에서도 암에게 저항할 수 있게 하고, 허리 척추 가슴을 활짝 펴서 대장, 폐, 위 등 장기의 기능을 개선시키고, 인체 전체의 건강성과 면역계를 회복시키는 총체적인 노력을 해야 합니다. 중요한 노력이 하나 더 있습니다. 회복되는 면역계가 말기 위암을 인지하고 공격할 수 있는 인체 환경을 조성해 줘야 합니다. 위암 환자가 할 수 있는 인위적인 노력은 여기까지입니다. 그 다음은 인체가 알아서 종양을 사라지게 합니다.

면역계 교란으로 나타나는 대부분의 증상을 쉽게 치유하려면 증상을 직접 치유하려는 인위적인 노력보다는 증상이 나타난 원인을 개선시키면서 인체 스스로 증상을 사라지게 할 수 있는 인체 환경을 만들어 줘야 합니다.

위암, 위암 말기 진단을 받아도 어렵지 않게 사라지게 하고 온전한 건강까지 회복할 수 있습니다. 하지만 사실과 현실이 다른 경우가 많이 있습니다. 위암은 무조건 위를 절제하고 항암 화학 치료, 방사선 치료를 해야 한다는 의식이 사회적 통념을 넘어 암 치료의 가치관이 되어 버렸습니다. 위암 말기는 고사하고 초기에서도 무사히 생환하기가 보통의 용기 없이는 어려운 것이 현실입니다.

하지만 희망은 아직 조금 남아 있습니다. 위암 중에는 정상 세포에 거의 가깝게 분화하다가 어떤 원인으로 암세포로 변이 된, 분화도가 높은 암도 있습니다. 이런 암은 성질이 온순하고 그냥 둬도 자연적으로 사라질 수 있고 현대의학 치료나 암을 직접 치유하는 물질을 복용하는 정도로도 없어지는 경우가 있습니다.

위암은 불쌍할 정도로 별 것 아닌 암입니다

위암을 포함해서 대부분의 암은 불쌍할 정도로 별 것 아닌 존재입니다. 스스로의 의지와 상관없이 어쩌다가 무서운 존재로 부각되어 있지만 언젠가 실체가 알려지면 이렇게 큰 관심을 받을 수 없기 때문입니다.

위암은 무한정 성장해서 인간의 생명을 앗아가는 무서운 존재로들 알고 있지만 사실 암은 연약하고 쉽게 사라지는 존재입니다. 위암이 무서운 존재로 부각된 이유는 암이 발생한 원인을 더욱 강하게 증폭시키기 때문입니다.

위암은 면역계에 교란이 발생한 결과로 생겨난 증상입니다. 그리고 암이라는 존재는 인체 스스로 치유하는 노력의 일환이기도 합니다. 인체의 노력을 외부에서 조금만 도와주면 위암은 조용히 사라집니다. 결과가 이미 검증 된 사실입니다.

완치 가능성이 있는 상태의 위암이라면 병원 치료에 최선을 다하는 것이 좋습니다. 암은 무조건 병원에서 수술하고 항암화학 치료를 해야 한다는 암에 대한 사회적 통념이 워낙 강해서 사실이고 뭐고 다들 정신이 없습니다. 진실에 기반을 두지 아니한 통념도 어쩔 수 없는 통념입니다. 초기 위암을 자연적인 방법과 스스로의 힘으로 치료해보려는 용기를 내는 사람도 거의 없거니와 혹 용기를 낸다고 해도 스스로 불안해서 위암보다 정신이 더 위험해 집니다.

하지만 나에게 발생한 위암의 완치 가능성이 0%라면 용기를 내야 합니다. 고통의 총량을 늘리고 어떤 노력을 해도 살아날 가능성이 없기 때문입니다. 특히 형식적인 수술이나 근거도 없는 생명 연장 목적의 항암은 어리석음 그 자체고 자신에게 몹쓸 짓을 하고 죄를 짓는 것입니다.

진행성이나 말기 위암은, 수술이나 과도한 항암 같은 과격한 병원 치료가 없었다면 몇 달 자연을 즐기면서 자연적인 방법으로 충분히 완치시킬 수 있고 온전한 건강까지 회복시킬 수 있습니다. 위는 아주 강한 장기입니다. 위암 치유의 시작은 위를 가능한 편히 쉬게 해 주는 것입니다. 위를 편히 쉬게 해주면 위는 스스로 치료를 시작하면서 체력을 강화시켜 암을 흡수해 버리거나 장기 밖으로 밀어내기 시작합니다. 암의 위치가 천천히 변하는 것을 스스로 느낄 수 있습니다. 넓은 의미의 해독요법을 시행하면서 인체 전체의 건강성을 회복시켜 주면 위암은 쉽게 사라집니다.

위암이라는 진단을 받으면, 바로 공포에 빠져서 헤매지 말고, 며칠이라도 조용히 공부를 해보기 바랍니다. 암이 왜 생겼고, 왜 다들 암에 걸리면 죽음을 생각하는지, 이게 사실인지, 말기 위암을 직장암을 간암을 뇌종양을 폐암을 담도암을..... 어떻게 자연적인 방법으로 쉽게 치유했고 이게 과연 사실인지, 말기 암이 치유되는 재현율이 얼마나 높은지. 그리고 병원에서 완치가 불가능하다는 판정을 받으면 현대의학에 대한 미련은 깨끗이 접고 용기를 내십시오. 과격한 병원치료가 없었다면 위암은 곧 사라집니다.

위암을 쉽게 치유하는 개념과 실제

'병인(病因)에 대해서 특별한 요법을 취하지 않더라도 자연히 회복되는 것을 자연 치유라고 한다. 병에 대한 치료의 기본은 생체(生體)가 지닌 방어 기능을 왕성하게 해서 자연 치유를 촉진시키는 데 있다.' - 체육학 대사전의 자연 치유(自然治癒 , natural healing)에 대한 설명입니다.

치유의 기본은 인체의 건강성을 회복시켜, 인체가 가지고 있는 자연치유력, 자연 회복력이 작동하도록 하는 것입니다. 특히 위암을 포함해서 면역계 교란으로 발생한대부분의 증상은 건강성을 회복시켜 면역계가 정상으로 작동하면 자연히 사라지거나 개선됩니다. 신비로울 정도로 간단하게 사라지거나 개선됩니다. 하지만 수술로 적출하고 강력한 독성물질을 주입하는 항암화학 치료, 방사선치료를 하면 면역계는 더욱 교란되고 위암은 무서운 존재가 되어 버립니다.

암이 발생하는 것은 면역계 교란으로 나타난 증상이면서 동시에 인체의 자연치유기전 작동의 일환입니다. 인체가 스스로 치유하려는 자연치유기전을 적극적으로 도와주는 노력을 하면 대부분의 위암은 무서운 존재가 아니며 생각보다 훨씬 간단하게 사라집니다. 오히려 온전한 건강을 회복할 수 있는 좋은 기회가 될 수도 있습니다. 하지만 현실은 적출하고, 재발해서 또 다른 장기를 적출하고 급기야 생존 가능한 최소장기를 실험하는 경우도 있고, 어느 정도의 독성물질을 얼마간에 걸쳐 주입해야 완전히 회복 불능 상태가 되는지 신약을 실험하는 경우도 있고, X-ray 한 번도 위험한데 방사선을 6개월 이상 인체에 주입하는 경우도 있습니다.

본인들이 스스로 원해서 하는 행위이지만 어쩌다가 이 지경이 되었는지 고민하는 사람도 많지 않습니다. 암 산업(癌産業) 단일 시장의 규모가 연 수십조 원을 넘어 갑니다. 암환자를 담보로 어마어마한 이권이 존재합니다. 암에 걸리면 무조건 병원에 드러누워야 한다는 사회적 통념이 아무리 강해도 스스로의 생명은 스스로 지켜야 합니다.

위암을 포함해서 암이 무서운 존재가 된 것은 자르고 녹이고 태우는 잘못된 암 치료 방법과 거대한 이익집단의 결탁 그리고 환자 스스로의 생각이나 노력이 없었기 때문입니다. 수술로 장기를 적출해서 치료하는 것을 다른 말로 결손치료라고 합니다. 결손의 사전적 의미는 '어느 부분이 없거나 잘못되어서 완전하지 못함' 입니다.

위암은 면역계에 문제가 생긴 결과 위에 증상이 나타난 것이지 생물학적으로 위는 아무런 문제나 죄가 없습니다. 생물학적으로 문제가 있는 위(胃)인 경우도 가능한 살려야 하는데, 멀쩡한 위를 적출해 버리는 것은 많이 잘못되었음을 생각이 조금만이라도 있다면 쉽게 알 수 있습니다.

위는 아주 강한 체력을 가진 장기입니다
위암을 포함한 암은 면역계 증상이지만 세포가 변이된 신생 물질이기도 합니다. 일반적인 면역계 증상인 당뇨 같은 증상과는 상황이 다릅니다. 치유를 쉽게 하려면 그에 합당한 노력을 해야 합니다.

위는 아주 강한 체력을 가진 장기입니다. 종양의 세력을 약화시키면서 위를 가능한 많이, 편히 쉬게 해 주면 위는 남아도는 체력으로 암세포를 흡수해 버리거나 장기 밖으로 밀어내기 시작합니다. 온전한 건강을 회복시키는 노력을 병행하면 위암은 결전의 의지에 비해 너무 싱겁게 사라져버립니다. 물론 광범위한 개념의 해독 노력을 하고 약(藥)이나 식품 첨가물 같은 화학물질, 동물성 지방, 불필요한 건강식품 등의 섭취를 가능한 막아 주는 노력도 있어야 합니다.

위를 편히 쉬게 하는 방법은 몇 달 죽을 위주로 소화가 쉽고 자극성이 없는 음식을 소량으로 여러 번에 걸쳐 먹는 것입니다. 위암의 경우 음식을 너무 오래, 많아 씹는 것은 오히려 위를 괴롭히게 될 수도 있습니다. 입안에 음식이 너무 오래 머물게 되면 많은 양의 음식을 먹는 줄 알고 위에서 소화액이 과다하게 분비될 수도 있습니다. 음식은 20~30번 정도 잘 씹어서 삼키고, 소량의 식사를 하루 6~8회 정도 하는 것이 좋습니다.

위암 치유 기전

현대의학의 암 치료 방법은 어떤 암종이든 대동소이합니다. 위암도 예외는 아닙니다. 위암이 발견되면 바로 위를 적출합니다. 물론 말기 상태고 전이나 주변 장기에 침윤이 심각하면 수술 대신 항암 치료를 합니다. 그리고 환자에게 고식적 치료라고 설명을 합니다. 고식적 치료란 위암을 완치시키기는 어렵고 생명 연장 정도의 목적이 있는 치료라는 말을 덧붙입니다.

하지만 전 세계 어디에서도 항암치료로 완치가 불가능한 암환자의 생명을 연장시켰다는 보고가 아직까지는 한 건도 없었습니다.

물론 위암 말기가 자연요법으로 간단하게 사라지지는 않습니다. 환자의 상태를 정밀하게 관찰하면서 몇 달 조심스럽게 노력해야 어느 정도 안심할 수 있는 안정권에 들어갈 수 있습니다.

과격한 병원 치료를 받지 않았고 위급한 지병이 없다면 '자연요법' 은 위암을, 설령 말기라 해도, 치유할 충분한 능력을 가지고 있습니다.

위암이 무서운 원인은 암이 발생한 원인을 제거하지 않고, 원인을 더욱 증폭시키는 치료에 매달리기 때문입니다. 그리고 자연적인 방법으로 위암을 치유 할 경우 다른 암에 비해 시간이 조금 더 필요한 이유는 장기의 특성상 쉽게 할 수 있는 방법이 제한적이라는 것입니다.

모든 암이 그렇듯이 위암도 치유방법을 현명하게 선택하고 자연적인 치유 방법으로 꾸준히 노력하면 그리 어렵지 않게 사라지고 건강성도 회복할 수 있습니다.

급성 위암

급성 위암이라는 의학 용어는 없습니다.

위암 환우 분 중에 거의 건강한 상태에서 소화불량이나 유사한 증상으로 병원에 갔다가 손쓸 수 없는 위암 말기 진단을 받는 경우가 간혹 있습니다. 이런 급성 위암은 주로 20대말~40대의 나이에서 발견됩니다.

위암 중에서 성장 속도가 거의 번개와 비슷하다고 해서 번개 위암으로도 불립니다. 대부분은 수술 없이 항암 치료를 하거나 항암 치료조차 필요 없다고 솔직하게 말해 주는 병원도 있습니다. 그래도 수술을 해 달라고 사정하면 개복만해서 주변 장기 침윤 등을 육안으로 확인하고 닫는 경우도 있습니다.

혹은 위암이 발견되고 수술이 가능하다는 판단 하에 개복했는데 위 바깥벽 전체가 위암으로 덮혀 있고 근처 장기 대부분에 직접 침습한 상태고 복막과 복강, 많은 림프절에 파종같이 전이된 경우도 있습니다.

현대의학의 위암 치료 방법은 수술로 위 적출이 기본이고 항암 화학치료, 방사선 치료입니다. 극히 초기에 위암이 발견된 경우는 위 적출만하고 항암은 하지 않는 경우도 있습니다. 현대의학의 암 치료는 수술로 종양을 완전하고 깨끗하게 적출할 수 없으면 완치가 힘들어집니다.

간단하게 설명하면 종양 전체를 적출할 수 없는, 전이가 된 상태의 진행성 위암이나 말기 위암은 현대의학 개념으로는 치료가 힘듭니다. 미국 최고의 암 전문 의사 '데이비드 어구스'를 포함해서 세계적인 암 전문 의사들의 공통된 의견이고 사실입니다.

현실은 초기나 진행성, 말기까지 대부분의 위암 환자는 병원에 모든 것을 맡기고 수술, 항암화학 치료, 방사선치료를 합니다.

손톱 하나 건드리지 않고 온전한 건강이 회복되어야 하고 이렇게 하는 것이 자연요법의 실력이며 책임입니다. 과도한 병원 치료 없이 자연요법을 시행하면 대부분 공짜로 암이 사라질 정도입니다. 그만큼 어렵지 않게 종양이 사라지기 때문입니다. 물론 고령에 오랜 지병을 가지고 있고, 체력이나 의지 등이 약한 경우는 장담할 수 없지만 삶의 질은 높일 수 있습니다.

손쓸 수 없는 말기 위암이라도 몇 달 자연을 즐기면서, 이해관계나 욕심은 잠시 내려놓고, 약간은 단순하고 약간은 무식하게 노력하면 큰 걱정하지 않아도 됩니다. 암이라면 무조건 병원에 드러눕는 우리가 흔히 알고 있는 세상에, 전혀 다른 작은 세상이 존재합니다. '암 해방구' 입니다.

16. 유방암

유방암, 과연 무서운 질환인가?

유방암은 수술로 유방을 적출하고, 특정 호르몬 분비를 차단시켜서 심신의 균형을 무너트리고, 건강한 사람에게 투여해도 암을 발생시키는 강력한 세포독성물질인 항암제와 방사선을 무자비하게 투여하는 등의 전혀 이성적이고 합리적이지 않는 치료 방법을 사용할 수밖에 없을 정도로 무서운 질환인가?

유방암은 특성이나 성질이 환우 분마다 다 다릅니다. 성질이 온순하고 성장도 하지 않고 유선 내에만 존재해서 생명을 전혀 위협하지 않는 유방암부터 발견되면 이미 인체 전체에 원격 전이가 되어 있는 상당히 악성도가 높은 유방암까지 천차만별입니다.

유방암 진단은 유방 조직을 채취해서 병리 의사가 현미경 검사를 통해 진단을 하게 됩니다. 분화도가 높고 세포의 모양이 거의 정상세포에 가까워서 '이 걸 유방암으로 판정해 말어?' 를 고민하는 경우부터 분화도가 낮거나 거의 미분화 상태이고 세포 모양이 완전히 변해버린 누가 봐도 악성도가 높은 암세포임을 알 수 있는 경우까지 다양합니다.

문제는 누가 봐도 확실한 악성종양으로 진단할 수 있는 경우가 유방암 진단을 받은 환우 분들 중에서 얼마 되지 않다는 것입니다.

하지만 현실은 대부분의 유방암을 악성도가 가장 높은 경우를 기준으로 치료를 합니다. 그 결과 유방암으로 수술을 하는 분들 중 90% 이상이 상당히 억울하게 유방을 잃게 됩니다. 그리고 수술 후 이어지는 호르몬 차단, 항암제, 방사선 치료 등으로 100% 심신이 파괴됩니다.

증상 없이 유방암 진단을 받았거나, 암세포가 유선 내에만 존재하는 경우는 대부분 악성도가 매우 낮은 종양입니다. 이런 종류의 유방암은 성장속도가 느리고 원격 전이가 되는 경우도 드뭅니다. 그냥 방치해도 10~40년은 별 문제 없이 생활할 수 있고 자연히 사라지는 경우도 흔합니다.

악성도가 높은 유방암은 현대의학으로는 치료가 불가능합니다. 아무리 조기에 발견해서 깨끗하게 처리해도 틀림없이 재발하고 원격전이가 발생합니다. 유방암이 발견될 정도로 성장하는 동안 이미 인체 전체에 전이가 되어 있기 때문입니다.

악성도가 높은 암으로 사망할 확률은 일반 사고로 사망할 확률보다 훨씬 낮습니다. 누구도 사고로 사망할까 봐 평생을 안달복달 하면서 지내지는 않습니다. 운에 맞기고 즐겁게 비행기도 타고 하면서 편하게 지냅니다. 그런데 왜 일반적인 사고사보다 죽을 확률이 훨씬 낮은 암에 대해서는 정신을 차리지 못할 정도로 공포와 두려움에 억눌리면서, 그냥 방치해도 전혀 문제가 없는 암환자까지 악성도가 가장 높은 수준의 암 치료를 하는지 합리적인 의심을 해야 합니다.

몇 가지 이유만 간단하게 정리해 보겠습니다.

한국과 매우 흡사한 일본을 예로 들면, 일본의 암 산업(癌産業) 규모가 30조 엔을 넘어갑니다. 국방비보다 많습니다. 이 훌륭한 시장을 굳건히 지키고 더 크게 성장시키기 위해 누군가에 의해 암에 대한 공포와 두려움을 모든 사람들에게 세뇌시켰기 때문입니다. 암에 대한 공포와 두려움을 더욱 증폭시키고 세뇌시키는 작업은 지금도 계속되고 있습니다. 의사들은 그들이 만든 치료 지침서에 따라 열심히 치료행위를 할 뿐입니다.

대부분의 유럽 국가에서는 유선 내에 존재하는 유방암은 수술을 못하게 국가에서 정해놓았습니다. 한국이나 일본은 무조건 수술입니다. 유럽 국가들이 바보 멍청이고 수술 실력이 우간다 수준 이여서 그런 기준을 만들었다고 생각되지는 않습니다.

사망원인 1위가 암이라고 합니다. 그래서 큰일 났다고 합니다. 매년 암 검진을 통해 조기에 발견해서 치료해야 된다고 합니다. 대부분 성실히 그렇게 하고 있습니다. 대부분 시키는 대로 그렇게 성실히 하고 있음에도 불구하고 암 사망률은 전혀 줄어들지 않습니다. 오히려 늘고 있습니다.

암 사망률이란 인구대비 암으로 사망하는 비율입니다. 대신 장기불구자만 양산되고 삶의 질이 무참히 파괴된 사람들로 넘쳐납니다. 사망 원인 1위가 암이라는 데는 함정이 있습니다. 수술이나 항암제 방사선 등의 후유증이나 부작용으로 사망하는 경우 사망원인은 장기부전 등으로 기록하지만 큰 틀에서는 암으로 사망했다고 집계합니다.

그리고 암 산업을 키우려는 사람들의 목적에 어긋나는 발표는 어떻게 해서든 사장시켜 버립니다. 암에 대한 역학조사를 수십 년 동안 진행해서 발표한 내용 중에 몇 가지를 소개하겠습니다.

'암이라는 진단을 받고 현대의학 개념의 치료를 한 그룹과 방치한 그룹을 비교했을 때 생존율, 생존 기간, 삶의 질 등이 방치한 그룹이 치료한 그룹보다 훨씬 높고 길고 좋은 상태를 유지할 수 있었다'

'방치한 그룹에서 중에서 생활과 먹거리를 건강하게 변화시키는 노력을 했을 경우 생존율과 생존 기간이 월등히 향상되었다.
유방암은 자연적인 방법으로 치유하는 것이 가장 훌륭한 대안입니다.

오랜 세월동안 암 환우 분들과 같이 생활하고 있고, 오랜 세월동안 전 세계의 유명한 자연적인 방법으로 암을 치유하는 많은 병원들을 방문해서 그들의 치유 기전과 실제 노력을 비교 검토 분석해서 임상에 적용 해 보는 노력을 계속하고 있습니다.

그 결과 암을 자연적인 방법으로 치유하는 능력도 획기적으로 발전되었습니다. '유방암은 과격한 병원치료가 없었다면 악성도가 높아도 자연적인 방법의 치유 노력으로 어렵지 않게 사라집니다. 유방암만 사라지는 것이 아니고 온전한 건강까지 회복되어서 재발의 위험으로부터도 자유로워집니다' 를 자신 있게 주장할 정도입니다.

암에 대한 공포와 두려움이 아무리 강하고 현대의학에 대한 신뢰가 신앙에 가까워도 자신의 생명과 인생에 직결된 문제가 발생했을 경우는 몇 번이고 신중한 판단이 필요합니다. 면역계 교란으로 나타난 증상은 어떤 화학적인 약이나 의사가 치료해 주지 못합니다. 환우 스스로의 노력으로 치유해야 쉽게 완치됩니다.

증상 없이 건강검진에서 조기 유방암 진단을 받았다면 몇 달에서 반 년 정도 자연적인 방법으로 현명하게 치유 노력을 해보기 바랍니다. 전화위복의 기회로 만들 수 있습니다. 증상이 나타나서 검진 결과 유방암 진단을 받았거나, 이미 원격전이가 발생했거나 재발인 경우는 치료방법의 선택에 신중에 신중을 기하시길 간곡히 부탁드립니다. 현대의학 개념의 치료 방법으로는 무서운 고통이 따르는 과정과 절망적인 결과가 이미 정해져 있기 때문입니다.

유방암 대처

유방암은 초기에 발견하고 삶의 질을 어느 정도 포기하면, 재발되는 경우가 흔하지만, 현대의학으로 일단 치료가 가능합니다.

대부분의 유방암은 성장 속도가 빠르지 않습니다. 유방암이 초기에 발견되었다면 서너 달 자연적인 방법으로 노력을 해보고 안 되면 그때 수술해도 결과는 비슷합니다. 물론 유방암 자연 치유 노력을 현명하게 했다면 수술은 필요가 없을 확률이 매우 높습니다. 대부분 유방암이 사라지거나 흔적 정도가 희미하게 남아 있게 됩니다.

현실은 유방암이 초기든 말기든 현대의학에 매달리는 게 사회적 통념입니다. 통념은 진실이든 아니든 벗어나기 힘듭니다.

하지만 유방암이 말기이거나 재발에 뇌, 간, 뼈, 폐 등으로 전이가 된 상태고 흉수가 차서 호흡이 어렵다면 얘기가 달라집니다. 현대의학으로 완치가 거의 불가능하기 때문입니다. 완치가 불가능하다는 의미는, 어떤 치료를 해도 유방암에서 살아날 희망이 없다는 것입니다. 이상태에서도 대부분은 현대의학에 매달려서 목적 없는 치료를 하지만 간혹 자연적인 방법의 유방암 치유를 선택하는 분이 있습니다. 자연적인 방법을 선택하신 거의 대부분은 '고생 끝 행복 시작'이 됩니다.

유방암일 경우에 필히 시행해야 하는 요법

1. 유방을 물리적으로 편하게 해주고

2. 핫팩 등으로 유방과 유방 주위를 항상 따뜻하게 유지해야 합니다.
   핫팩을 피부에 직접 닿게 하면 저온 화상을 입을 수 있습니다. 반드
   시 간접적으로 따뜻함만 전달되게 해야 합니다.
3. 가능한, 궁금해도, 암 덩어리를 만지지 않아야 합니다.

4. 유방암 말기는 대부분 뼈에 전이됩니다. 뼈에 전이된 경우는 필히 뼈
   를 보강 해주는 음식과 물질을 섭취해야 합니다.

5. 운동은 피로가 쌓이지 않을 정도로 천천히 오전, 오후 두 번 정도 나
   누어 하는 것이 좋습니다.

6. 채식 위주로 모든 음식을 골고루 먹어야 합니다. 여성호르몬인 에스
   트로겐을 함유한 콩이나 두부 같은 음식을 완전히 피하는 분들이 있
   습니다. 에스트로겐이 유방암의 유발, 성장물질이라는 현대의학의 설
   명 때문입니다. 하루 세끼 콩만 먹는 경우는 없습니다. 그리고 에스트
   로겐은 뼈, 근육, 뇌, 혈관, 피부, 면역계 등등에 매우 중요한 역할을
   합니다. 인체를 건강하게 유지하는데 필요한 정도는 음식으로 섭취해
   야 합니다. 소금이 몸에 나쁘다는 소문을 듣고, 소금 섭취를 절대 금
   지하는 것과 비슷합니다, 생존에 필요한 최소량의 소금을 섭취하지
   않으면 인체의 밸런스가 무너지면서 사망합니다.

7. 차가버섯 도포를 유방과 주변에 하루 2회 정도 해주는 것이 필요합니
   다. 차가버섯을 흐르지 않을 정도의 농도로 물에 녹여서 바른 다음 거
   즈 등으로 덮고 그 위에 랩을 씌운 다음 조금 큰 사이즈의 브래지어
   를 착용하고 3~4 시간 정도 그 상태를 유지해야 합니다.

유방암 치유 혁명

면역계 개선이 유방암 치유에 도움이 되기는 하지만 이런 일차원적인 단순한 개선 노력만으로 종양을 완전히 사라지게 하기에는 한계가 있습니다. 유방암이 완전히 사라지게 하기는 어렵다는 의미입니다. 이런 단순한 노력을 하면 초기에는 어느 정도 종양의 크기가 줄고 개선이 됩니다. 그게 답니다. 종양은 언젠간 세력을 재정비하여 인체 여러 곳에서 폭발적으로 나타나게 됩니다.

'종양이 세력을 재정비 한다' 는 개념은 유방암을 지휘하는 부서가 있어서 계획을 짜고 명령을 내리는 것이 아니라 유방암의 생물학적 특성이 인체 환경이 종양에게 불리하게 조성되면 잠시 크기를 줄이고, 성장을 멈춘 상태로 조용히 그 상태에 적응하기 시작합니다. 곧 그 상태에 적응한, 내성이 생긴, 암세포가 출현하고 얼마 전에 불리했던 상황에 영향을 받지 않고 암세포는 자유롭게 성장을 시작합니다. 항암화학 치료, 면역력 개선 치료에 동일하게 나타나는 현상입니다.

그 결과 면역계를 개선시켜서 유방암을 치유한다는 많은 곳의 특징이 초기에는 어느 정도 개선되지만, 그리고 개선되는 증거를 제시하지만, 그게 답니다. 완치는 어렵다고 생각하는 것이 정확합니다. 그 정도의 단순한 노력에는 내성을 가진 암세포가 출현하기 시작하고 인체 전체에서 암이 창궐하게 됩니다.

그들의 암 치유 한계입니다. 그들도 딜레마에 빠져있고 답답할 것입니다. 개선이 되다가 왜 인체 전체에서 암이 창궐하는지 이유를 모르기 때문입니다. 혹 알고 있어도 어찌할 방법이 없어서 그냥 덮어두고 있을 것입니다. 그리고 스스로 핑계를 만들어서 스스로를 속이고 있을 수도 있습니다. 아주 간혹 분화도가 아주 높은, 거의 정상세포에 가까운 성질을 가진 암세포의 경우는 깨끗하게 사라지기도 하고 어쨌거나 병원치료보다는 치료 과정이 환우 분에게 편하다고 스스로 위안을 삼을 수도 있습니다.

유방암 환우 분에게 필요한 것은 치유과정이 삶의 질을 더 높이고 그 결과 암이 깨끗하게 사라지는 것입니다. 온전한 건강을 회복하는 것입니다. 어느 정도 개선되다가, 살 수 있다는 큰 희망을 가졌다가 다시 절망으로 빠뜨리는 치료 방법은 그리고 한계가 명확한 치료 방법을 암을 치유한다고 공격적으로 광고를 하고 현혹을 하는 것은 지양해야 합니다.

유방암은 스스로 현명하지 못하면 살아남기 어렵습니다. 스스로 현명하기 위한 몇 가지 참고 사항이 있습니다.

종양의 세력을 그대로 두고 단순한 치료만 해서는 종양을 사라지게 할 수 없습니다.

인체의 면역계와 건강성은 인체 스스로의 노력으로 회복해야 암세포가 내성을 가지지 못합니다. 약재의 도움만으로 면역계를 개선하려 노력하면 종양을 사라지게 할 수 없습니다. 인체에는 의존적이고 게으른 생물학적 본능과 스스로 해결하려는 능동적인 본능이 동시에 존재합니다. 어떤 위험한 상태가 발생하면 인체 스스로 해결하기 위해 최선을 다해 노력합니다. 하지만 문제를 해결하는데 도움이 되는 물질이나 약재가 집중적으로 투입되면 스스로 해결하려는 노력을 서서히 중지하면서 투입되는 물질에 의존하기 시작합니다.

병적인 문제를 해결하는 현명한 방법은 인체가 스스로 치유하려 노력할 때 그 노력을 더 열심히 할 수 있도록 도와주는 것입니다.

유방암을 어렵지 않게 사라지게 하려면 회복되는 면역계가 종양을 직접 공격할 수 있는 인체 환경을 만들어 줘야 합니다. 이런 작용을 하는, 유방암을 치유하는 훌륭한 물질은 음식이고 적당한 운동, 좋은 자연환경도 중요합니다. 이런 노력을 먼저 하면서 치유에 도움이 되는 검증된 자연적인 물질의 도움을 받아야 합니다.

유방암 치유 방법을 선택할 때 누구나 할 수 있는 일반성, 같은 노력에 같은 결과가 나오는 재현성, 치유되는 임상적 기전이 상당부분 밝혀진 선명성, 치유되는 과정의 예측성, 일반 상식에서 크게 벗어나지 않는 보편성을 검토해야 합니다.

유방암 치유에 신기원을 열다

스스로 현명하면 삶의 짐이 조금은 가벼워집니다. 그런데 그러하기가 어렵습니다. 어려워도 그리하려고 책도 보고, 생각도 하고, 반성도 하고, 현명한 자의 경험을 간접적으로 느끼려 노력합니다. 절대적인 사랑을 깨달으려면 노력을 사랑이라는 개념에서 찾지 말고 용서에서 찾으라는 어떤 현자의 주장도 있습니다.

거의 대부분은 유방암이라는 진단을 받으면 병원에 매달리고 시키는 대로 합니다. 그리고 암은 아무런 치료도 하지 말고 그냥 두는 것이 가장 좋은 치료 방법이라는 주장도 있습니다. 유방암이라는 진단을 받으면 아무런 치료도 하지 않는 것이 치료하는 것보다 과정과 결과가 더 좋다는 주장입니다. 여기서 치료라는 것은 현대의학 개념의 치료 방법을 의미합니다.

유방암인데 아무런 노력도 하지 말고 그냥 있으라고 하면 사실이라 해도 설득력이 부족합니다. 치료해도 죽고 안 해도 죽으니까 그냥 죽으라는 뜻으로 해석될 수도 있습니다.
유방암을 포함해서 대부분의 암은 면역계가 교란된 결과 나타난 증상입니다. 물론 암은 면역계가 교란된 결과 나타난 최상위의 증상입니다. 악성도가 높은 암이라면 아무런 노력 없이 그냥 있으면 머지않아 사망할 수도 있습니다. 물론 갑상선암 같이 20년 째 지켜만 보고 있는 경우는 예외입니다.

현대의학 개념의 암 치료 방법이 너무나 많은 심각한 문제를 내포하고 있어서, 이런 치료를 받느니 차라리 아무런 치료를 받지 않고 그냥 가겠다는 현실적인 주장일 수도 있습니다.

이런 주장들로부터 벗어나서, 유방암은 그리 무서운 증상이 아닙니다. 몇 달 자연을 즐기면서 삶의 질을 높이는 노력과 면역계가 암을 공격할 수 있는 인체 환경을 만들어주면 조용히 사라지는 존재입니다. 엄연한 사실이지만 모두의 현실은 아닙니다. 대부분의 암환자는 암을 죽음과 연관시키고 암 치유에 역행하는 치료를 하기 때문입니다.

면역계가 교란되었으면 면역계를 복원시키면 되고, 건강성에 문제가 있으면 건강성을 회복시키면 대부분의 문제는 해결됩니다. 수술, 항암화학 치료, 방사선 조사는 교란된 면역계를 회복불능 상태로 더욱 교란시키고, 문제가 있는 건강성을 더욱 초토화시켜 버립니다. 유방암 환우분이 이러한 치료를 받는 이유는 이런 치료방법을 주장하는 그들의 권위에 무조건 맹종하기 때문입니다. 삶의 중심에 자신이 존재하는 것이 아니고 허수아비가 자리 잡고 있기 때문입니다.

암은 세포가 변이된 신생 물질입니다. 나름대로의 쉽게 죽지 않는 생물학적 특성과 생존하려는 강한 힘을 가지고 있고 성장속도가 빠른 경우도 있습니다. 유방암을 포함해서 대부분의 암은 그냥 두면 위험한 것이 사실입니다.

신기원을 열려면 그에 합당한 새로운 내용이 있어야 하고 누구나 원하면 그 혜택을 누릴 수 있어야 합니다.

유방암과 자연 치유

유방암은 차가버섯과 자연적인 방법으로 치유하라고 설득하기가 힘든 암입니다. 유방암은 비교적 초기에 발견되는 경우가 많고 적출하는 기술, 복원술이 발달되어 있다고 알려져 있기 때문입니다. 그리고 초기에 유방암을 깨끗하게 적출하고 생활을 건강하게 바꾸면 재발없이 잘 살 가능성도 있습니다.

간혹 자연적인 방법으로 초기 유방암을 치유해 보려 시도하는 분이 있습니다. 하지만 대부분 한 달을 채우지 못합니다. 주위의 반대가 너무 심하고 본인 스스로도 불안하기 때문입니다. 병원의 역할도 큽니다. 지금 당장 수술하지 않으면 큰일 난다고 겁을 줍니다. 초기 유방암인 경우 확실한 용기와 믿음이 없으면 병원치료에 전념하십시오.

하지만 진행성 유방암이나 여러 곳에 전이 된 말기인 경우는 상황이 다릅니다. 특히 적출하고 혹시 남아 있을지 모르는 암세포를 박멸시키기 위한 항암 치료를 무사히 마치고, 지속적으로 경구용 항암제를 복용하다가 1년 혹은 몇 년 후에 재발이 된 경우는 사정이 완전히 다릅니다. 유방암 재발의 경우 대부분 뼈와 폐, 복막 심지어는 뇌 등에도 동시 다발로 나타나는 것이 일반적입니다. 말기 암은 물론, 재발한 암은 현대의학으로 완치시키기가 매우 어렵습니다.

재발된 암은 이미 거의 모든 치료에 내성을 가지고 있고, 전열을 새로이 정비해서 처음과는 다른 양상으로 나타나는 것이 일반적입니다.

뼈의 건강성을 유지하려면 여성호르몬이 절대적으로 필요합니다. 그리고 여성호르몬 과다가 유방암 발생의 주요 원인으로 추정하고 있습니다. 유방암이 발견되면 뼈의 건강성은 전혀 고려하지 않고 여성호르몬 분비를 철저히 막아 버립니다. 경구용 항암제가 그런 역할을 합니다. 유방암 말기에는 거의 다 뼈에 전이됩니다.

유방암 발병의 직접적인 원인은 인체의 면역계 교란입니다. 면역계 교란으로 여성호르몬 분비에 문제가 생겼을 수는 있지만 호르몬 자체가 직접적인 원인은 아닙니다. 호르몬 분비를 강제로 차단하는 것보다는 인체의 건강성을 회복시켜 인체 스스로 조절하게 하는 것이 좋은 방법입니다.

재발한 유방암, 진행성, 말기인 경우는 현대의학으로 완치가 어렵습니다. 완치 가능성이 1%라도 있다면 병원치료에 전념하십시오, 하지만 완치 가능성이 '제로'라면 생각을 달리하는 것이 현명합니다.

너무 과격한 치료가 없었다면 자연요법으로 뼈에, 폐에 전이되어 흉수가 차는 상태의 유방암 재발이라 해도 완치 가능성이 매우 높습니다.

유방암 치유원론(治癒原論)

유방암의 예후가 비교적 좋다고는 하지만, 상당수의 유방암 환자가 재발합니다. 유방에 재발하기도 하고 뇌에 전이되기도 하고, 여성호르몬을 억제하는 치료로 인해 뼈에 전이되는 경우도 흔합니다. 일단 재발하면 완전한 치료는 어려워집니다.

유방암을 치료하는 대표적인 방법이 외과적 절제이고 항암화학 치료, 방사선 치료, 호르몬 치료가 선택적으로 병행됩니다.

유방암은 발견되자마자 절제부터 합니다. 수술이 빠르면 빠를수록 유리하다는 논리입니다. 왜, 생각할 여유도 주지 않고 절제부터 하는지 이의를 다는 환자는 거의 전무합니다.

왜 유방암이 재발하는지에 대해서도 아무런 생각이 없습니다. 그저 재발만 하지 말라고 기도(祈禱) 정도 하는 수준입니다. 재발할 수밖에 없는 행동을 해 놓고, 재발하지 말라고 기도하면 기도발이 잘 먹히지 않습니다. 적극적인 재발 방지 노력이 훨씬 현실적이고 현명한 선택입니다.

현대의학은 암이 스스로 사라지게하는 방법을 모릅니다. 인체 전체를 하나의 유기적 존재로 보지 않고, 국지적으로만 해결하려 하는 현대의학의 태생적 모순 때문입니다. 현대의학은 인체의 건강성을 회복시켜 인체 스스로 치유하게 하는 방법론과는 반대되는 치료 개념을 가지고 있습니다. 현대의학은 '수술과 약'이 거의 유일한 치료 방법입니다. '수술과 약'은 인체의 면역력, 건강성을 무자비하게 교란시키는 원인입니다. 그리고 어떤 이유로, 현대의학은 특히 암인 경우 환자 스스로 치유하려는 노력을 극구 반대합니다.

현대의학의 암 치료 개념은 인체의 면역력, 건강성은 초토화되든지 말든지, 생존이 위험할 정도로 교란이 되든지 말든지, 지금 당장 사망하지 않으면 수술하고 항암제라는 강력한 독성 물질을 암세포를 죽인다는 명목으로 인체에 투입합니다. 빈대 잡으려고 초가삼간 태우는 것보다 더 어리석은 행위입니다.

종양은 인체의 면역력, 건강성, 항상성에 문제가 생긴 결과 발생한 증상인데, 지금 당장 눈에 보이는 암을 제거하겠다고 면역력, 건강성, 항상성을 파괴시켜 버립니다. 원인을 제거해서 병을 치유하는 것이 아니고, 증상을 잠시 약화시키려고 병의 원인을 더욱 크게 증폭시켜 버립니다.

사실은 현대의학도 암공포증에 빠져있습니다. 도대체 암을 치료하는 방법을 모르기 때문입니다. 그래서 무조건 자르고 봅니다. 자르지 못하면 강력한 독성 물질을 인체에 부어 넣습니다. 의사는 이렇게 하는 것이 최선이라고 생각할 수도 있습니다.

유방암 진단 결과, 초기면 몇 달 뒤에 수술해도 결과는 비슷합니다. 말기라는 진단을 받았으면 어차피 현대의학으로 완치가 어렵습니다. 현대의학 개념의 치료는 몇 달 미루고, 자연적인 방법으로 노력해 보십시오. 결과를 보고 그 때 결정해도 됩니다. 유방암은 성장이 그리 빠른 암이 아닙니다. 몇 달은 충분히 기다릴 수 있습니다.

항암치료를 한다고 해도 완치목표가 아니라면 한두 번 해보고, 아니다 싶으면 자연적인 방법으로 바꾸십시오. 병원에서 퇴원을 강요받을 때까지 항암치료, 방사선 치료에 매달리면 그때는 이미 생존임계치를 벗어났을 확률이 큽니다.

현장에서 제일 안타까운 것이 항암 치료 조금만 덜 받고 왔으면 쉬웠을 텐데, 병원에서 퇴원을 강요당할 때까지 항암 치료에 매달리다가 물도 잘 마시지 못하는 상태에서 오는 경우입니다. 이런 분은 안정권까지 끌어올리기가 힘듭니다.

유방암 자연 치유

유방암은 물론 거의 모든 암 치유의 출발은 종양에 대한 존재하지도 않는, 허황된 두려움으로부터 자유로워지는 것입니다. 이 잘못된 두려움에서 벗어나면 암은 자연적인 방법으로 치유해야 한다는 것을 깨달을 수 있습니다.

암이라는 진단을 받으면 바로 연상되는 여러 가지가 있습니다. 수술, 항암 화학치료, 방사선치료, 재발, 고통, 치료의 부작용, 죽음 등입니다. 대부분 이러한 것들이 연상되는 현대의학 개념의 치료 방법이 최선이라고 생각합니다. 병원 치료를 거부하고, 쉽고 간단하게 종양을 사라지게 하고, 예전보다 더 온전한 건강을 회복하는 사람들이 아주 간혹 있을 뿐입니다.

병원치료를 거부하고 간단하게 종양을 사라지게 한 사람들은 생체적으로 특별한 것을 가지고 있는 것이 아니고, 뭔가 잘못 된 작금의 종양 치료방법을 거부하고 자연적인 방법으로 인체의 면역력, 항상성, 건강성 등을 회복시켰을 뿐입니다.

종양은 면역계에 교란이 발생한 결과로 나타난 증상이지 종양 자체가 질환의 원인이 아닙니다. 원인을 제거하지 않고 증상만 잘라 버리는 치료는 근본적인 치료가 아닙니다. 어찌할 방법을 모르니까 그냥 하는 것입니다. 이러한 잘못된 행위를 감추려고 종양을 무서운 질병으로 포장해서 암에 대한 공포를 증폭시키고 있습니다. 그리고 이러한 행위를 하는 분들이 암환자로부터 존경을 받고 있습니다.

적어도 종양에 있어서는 세상이 거의 실성상태입니다. 병원치료를 거부하고 완치한 분은 처음 치료방법을 선택할 때 이상성격이나 실성한 사람 취급당하고, 병원의 정책에 충실한 사람은 진실 되고 성실한 인간으로 취급받으며 그 대가로 생각하기도 싫은 고생을 합니다.

17. 육종(Sarcoma)

육종, 자연 치유가 확실한 대안입니다.

악성종양에는 암종(Carcinoma)과 육종(Sarcoma) 두 종류가 있습니다. 악성종양의 대부분을 차지하고 있는 암종은 피부나 점막 등을 구성하고 있는 상피성 세포가 변이 과정을 거쳐 암세포로 변하게 되고, 암세포가 자라면서 근육층을 파고들거나 주변 장기로 침습, 전이되는 악성종양입니다.

반면에 육종은 뼈나 근육세포가 변이 과정을 거쳐 생겨난 악성종양입니다. 그리고 성장하면서 주변 장기를 침범하는 등은 암종과 비슷하지만 육종은 전이는 물론 인체 전체를 이동하면서 뼈와 근육에 독립된 암조직을 만들어 냅니다. 육종은 수술로 제거해도 대부분 재발되거나 새로운 육종이 생겨납니다. 재발하면 또 수술하고 항암제 방사선치료가 반복되다가 치료를 포기하게 됩니다.

육종 제거 수술은 근육이나 뼈를 대부분 과격하게 잘라 내게됩니다. 근육이나 뼈는 인체 구조를 지탱해주는 중요한 기관입니다. 몇 번 육종 제거 수술을 하다 보면 사지를 유지하지 못하는 경우도 발생합니다. 육종을 치료하다가 완치가 불가능하다고 판정된 경우 그 때라도 자연적인 치유 방법을 선택하면 대부분 완치가 가능합니다. 인체에 존재하는 자연치유력, 자연 회복력이 작동할 수 있게 하는 노력이 가능하기 때문입니다.

하지만 완치가 불가능하다는 것을 알면서도 마지막까지 수술하고 강력한 세포독성 물질인 항암제와 방사선을 치사량 이상으로 인체에 투여하면 자연적인 치유 노력으로도 개선이 어려울 수 있습니다. 인체에 존재하는 자연치유력, 회복력이 이미 생존임 계치를 벗어났을 수도 있기 때문입니다.

일반적인 암치유 노력을 하면서 육종이 발생한 부위에 따라 추가되는 노력이 있습니다. 뼈에 발생했다면 뼈를 강화시키는 노력이 필요하고, 폐 등에 전이 된 상태라면 폐를 가능한 쉬게 하고 폐라는 장기의 생물학적 건강성을 회복시키는 노력이 필요합니다.

육종대처

난자와 정자가 수정되면 세포분열을 거듭하게 되고 어느 시점이 지나면 특정 장기로 발전하기 시작합니다. 특정 장기로 발전하기 직전의 세포는 배엽으로 구성되어 있습니다. 외배엽, 중배엽, 내배엽의 세 가지로 구분되며 이 각각의 배엽들에서 특정 장기가 형성됩니다.

외배엽은 표피, 털, 손발톱, 피부샘의 상피(땀샘, 기름샘, 젖샘), 신경 조직(뇌와 척수를 포함), 감각 기관 등이 만들어 집니다. 내배엽은 세포의 가장 안쪽에 생기는 것으로 호흡기, 소화기의 주요 부분과 간, 이자, 갑상선, 폐 등이 생성됩니다.

중배엽은 고등동물에 존재하는 배엽으로 근육계, 골격계, 순환계(심장, 림프관), 비뇨기, 생식기, 장막(흉막, 심장막, 복막), 소화기관의 점막 등이 형성됩니다.

육종은 중배엽에서 만들어진 조직에 발생하는 암종입니다. 그리고 육종이 발견되면 이미 인체 전체의 근육과 뼈에 전이가 되어 있거나 육종이 발생할 준비가 되어 있습니다. 육종은 예후가 매우 좋지 않습니다. 어떤 경우는 12번의 수술과 항암화학 치료를 하고 사망하기도 합니다.

육종도 암세포의 특성을 거의 다 가지고 있고 많은 경우 차가버섯 도포가 가능합니다. 자연적인 방법의 치유 노력으로 그리 어렵지 않게 사라집니다.

18. 자궁암(자궁경부암, 난소암)

자궁경부암 쉽게 치유하기 실전

증상 없이 건강검진에서 발견된 자궁경부암은 대부분 악성도가 낮고, 원격 전이가 발생하지 않고, 성장 속도도 느린 양성종양에 가까운 암종이거나 양성종양입니다. 이런 종류의 자궁경부암은 치료하지 않고 방치했을 경우가 수술 등의 치료를 했을 경우보다 개선이나 완치 확률이 훨씬 높아집니다.

현실은 자궁경부암이 조기에 발견되어도 대부분 자궁 전체와 자궁 주변에 위치한 림프절, 신경계를 절제하게 되고 심지어는 요로까지 과격하게 절제하는 경우도 있습니다. 위험도에 비해서 치러야 하는 희생이 너무 크고 후유증도 심각하게 발생합니다.

수술 후에 남아 있을 수도 있는 자궁경부암 조직을 박멸시키자는 명목으로 항암제나 방사선 치료까지 하게 되면 별 것 아닌 자궁경부암이 무서운 존재로 돌변하게 됩니다. 물론 자궁경부암을 아무런 치유 노력도 하지 않고 그냥 방치하라는 의미는 전혀 아닙니다.

자연적인 방법의 치유노력을 통해 깨끗이 사라지게 하고 온전한 건강까지 회복시켜야 합니다. 출혈, 통증 등의 증상이 나타나서 진단 결과 자궁경부암 진단을 받은 경우는 이미 상당히 진행된 상태이고 인체에 전이가 발생했을 확률이 높습니다.

이런 경우는 대부분 수술하기도 어렵고, 수술을 해도 매우 과격하고 광범위하게 진행됩니다. 상당한 고통을 감내하고 삶의 질을 거의 다 포기해야 합니다. 그리고 현대의학으로는 완치가 매우 어려운 것이, 거의 불가능한 것이 정확한 현실입니다.

특히 고령인 경우는 수술을 감당할 체력이 부족해서, 대부분 수술 대신 항암제, 방사선 치료를 하게 되는데 항암제와 방사선 치료로 자궁경부암이 개선이나 완치가 되었다는 보고가 전 세계에서 아직까지 한 건도 없습니다. 대신 부작용과 후유증만 심각하게 발생합니다.

자궁경부암이 증상 없이 조기에 발견되었거나, 증상이 나타나서 진단을 받았거나, 고령인 경우 자연적인 방법으로 치유 노력을 현명하게 하는 것이 가장 확실한 대안입니다. 자궁경부암은 특히 차가버섯 도포가 가능해서 자연적인 치유 노력을 현명하게 하면 쉽게 사라집니다. 정확히 표현하면 긴장한 것에 비해 싱거울 정도로 쉽게 사라집니다.

자궁경부암을 더 쉽게 치유하려면 차가버섯으로 자궁경부암 주위에 도포를 해야 합니다. 차가버섯 도포로 암을 치유했다는 의학계 보고는 12세기 제정러시아 블라디미르 모노마흐 황제의 구순암부터 '1858년 의사 E. 프로벤이 귀밑샘암을 차가버섯 도포로 치료한 기록, 1862년 제정러시아의 수도였던 생 뻬떼르부르크에서 열린 러시아 의사협회에서 아랫입술의 3/4이 암에 침범되어 있고, 턱밑샘에서도 암이 진행되었던 환자를 차가버섯으로 도포를 해서 몇 개월 만에 완치시킨 사례' 등 많은 기록이 있습니다.

그리고 오랜 세월 동안 암환자 분들과 같이 생활하면서 차가버섯 도포가 가능한 암종일 경우 차가버섯 도포를 정확하게 시행했는데도 확실한 개선이나 완치에 실패한 경우가 한 번도 없었습니다. 진행성 자궁경부암인 경우 간혹 출혈이 발생하는 경우가 있습니다. 주기적으로 수혈을 해야 할 정도로 심하게 나타나기도 합니다.

그리고 암이 발생한 자궁과 자궁경 부의 생물학적 건강성을 회복시켜서 자궁이라는 장기에서도 암에게 저항하게 하면 자궁경부암은 더 쉽게 사라집니다. 질의 출혈을 막아주고 자궁의 생물학적 건강성을 회복시키는 목적을 동시에 만족시켜 주는 노력이 '쑥 훈증' 입니다.

자궁암 완치 방법

자궁암은 대부분 병원 치료 순례를 다 마친 다음, 온몸에 전이가 된 말기 상태에서 자연요법을 찾게 됩니다. 초기고 자궁암이 발생한 장기를 전적출하고 동시에 자궁 주변의 림프절을 과감히 적출하면 일단 완치 가능성이 높다고 알려져 있기 때문입니다. 그리고 자궁암이 초기라면 많은 경우, 삶의 질을 어느 정도 포기하면 일단 완치됩니다.

자궁암이 늦게 발견되어서 이미 진행성이거나 말기인 경우는 사정이 다릅니다. 하지만 대부분 말기 상태에서도 자궁암은 완치가 가능할 것이라고 초기의 결과와 혼동을 합니다.

자궁암 중에서 자궁경부암은 종양이 발생하고 육안으로 암이 보일 때까지 자라는데 20~25년 정도 소요된다고 알려져 있습니다. 그리고 자궁암은 차가버섯 추출 분말의 직접 도포가 가능합니다. 직장암, 설암, 악성 흑색종을 포함해서 종양부위에 차가버섯을 직접 도포할 수 있는 암종은 자연적인 방법으로 치유가 거의 확실하고 빠릅니다.

자궁암은 대부분 자궁경부암입니다. 자궁암 진단을 받은 경우, 특별한 경우가 아니면 수술은 몇 달 뒤에 해도 결과는 비슷합니다. 자연적인 방법으로 노력해 보고 수술은 그때 결정해도 됩니다. 암이 사라지고 없으면 당연히 수술이 필요 없겠지요. 덤으로 인체 전체의 건강성도 회복하게 됩니다.

자궁암(자궁경부암, 난소암, 자궁체부암) 완치 비결

1. 자궁암에 직접 차가버섯 추출 분말 도포를 해야 합니다.

차가버섯 추출분말 자체에 어느 정도 살균력이 있지만 도포 시 위생에 주의하는 것이 좋습니다.

하루에 한 번 정도 끓여서 식힌 물 300cc에 차가버섯 10g을 타서 벽걸이 관장기를 이용하여 질 세척을 해야 합니다.

하루 2회 이상 끓여서 식힌 물 60cc에 차가버섯 20g을 타서 주사기와 관장용 노즐을 사용하여 자궁암 부위에 도포를 해야 합니다.

차가버섯을 음용하면서 도포를 하면 생리가 복원되는 경우가 자주 있습니다. 폐경하고 10년 정도 지난 65세에서도 생리혈이 보이는 경우도 있습니다. 정상상태의 생리혈인 경우도 있고, 불규칙한 경우도 있습니다. 생리가 복원되는 것이 좋은 현상인지 아닌지는 잘 모릅니다. 경험상 자연적인 방법의 암 치유에 별 영향을 끼치지 않습니다.

2. 운동은 피로가 누적되지 않는 범위 내에서 충분히 해야 합니다.

자궁암 치유 방법

자궁암은 차가버섯으로 직접 도포가 가능한 암종입니다. 강력한 생체조직 회복력, 염증 치유력 등 차가버섯 도포의 탁월한 효능은 이미 검증되어 있습니다. 자궁암은 자연요법으로 쉽게 사라지는 암종입니다.

현대의학적인 치료는 자궁경부암인 경우 대부분 적출 한 다음 방사성, 항암 화학치료를 하고, 진행성이나 말기 상태의 자궁암은 적출보다는 항암화학 치료, 방사선 치료를 위주로 진행합니다. 이미 암이 자궁 주위는 물론 멀리 까지 퍼진 상태여서 자궁 적출이 별의미가 없기 때문입니다.

자궁암은 물론 모든 암 치유에서 현대의학은 장기의 존재를 무시하는 경향이 있습니다. 적출이 가능하면 대부분 적출합니다. 이유는 종양이 발생한 장기를 적출하는 것이 가장 확실한 치료라고 생각하기 때문입니다.

기능이 거의 퇴화한 경우라면 어쩔 수 없는 경우에 손익을 따져서 장기를 적출할 수도 있습니다. 하지만 기능 수행을 잘하고 있는 장기를 쉽게 적출하는 것은 생각해 볼 문제입니다.

자궁암은 성장 속도가 그리 빠르지 않습니다. 그리고 차가버섯의 직접적인 도포가 가능하고 자연요법에 반응이 빠른 암종입니다. 자궁암이 초기라면 자연요법으로 몇 달 노력 해보고 충분히 의미 있는 개선이 되지 않으면 그때 수술해도 늦지 않습니다.

자궁암이 말기나 재발한 상태라면 어차피 현대의학으로 완치가 어렵습니다. 목적 없는 치료를 열심히 하기보다는 희망 있는 노력을 하는 것이 현명합니다. 항암 치료 등으로 인체의 자연 회복력, 치유력이 완전히 사라지기 전에 치유 방법 선택에 대해 깊은 고민을 해보시기 바랍니다.

19. 전립선암

전립선암은 쉽게 치유됩니다.

전립선암 재발에 PSA 수치가 3,000을 넘고 뼈와 폐에 전이 된 상태에서도 자연적인 방법과 스스로의 힘으로 치유 노력을 현명하게 하면 어렵지 않게 암이 사라집니다. 물론 전립선암을 자연적인 방법으로 쉽게 치유하려면 몇 가지 조건이 있습니다.

식사가 가능해야 하고 1~2km 정도 걸을 수 있는 체력이 있어야 합니다.

현대의학 개념의 전립선암 치료 방법은 고령일 경우는 대부분 치료를 하지 않고 관찰만 하는 관찰요법을 시행하고, 그 외는 수술로 전립선을 제거하는 방법과 방사선 ,호르몬 치료 등이 있습니다. 전립선암이 조기에 발견되었다면 근치적 수술 등의 현대의학 개념의 치료로 대부분 일단 검사 상으로는 암이 사라집니다. 하지만 전립선암이 발생한 원인은 그냥 두고 증상인 암 덩어리만 제거하는 치료 방법이어서 항상 재발의 위험에 노출되어 있습니다. 그리고 수술과 방사선 조사 등으로 인해 발생하는 후유증이 심각하게 나타납니다.

대표적인 후유증이 성기능 장애와 요실금입니다. 대부분 심각하게 후유증이 나타나고 어떤 식이든 모든 전립선암 환우 분들에게서 치료 후유증이 나타납니다. 전립선 제거 수술의 후유증으로 삶의 질이 상당히 저하되는 것은 어쩔 수 없는 현상입니다.

전립선암이 재발되었거나 뼈, 폐 등에 원격 전이가 된 상태에서는 현대의학으로는 치료가 어렵습니다. 불가능하다고 보는 것이 현실적입니다. 전립선암이 뼈 등에 전이 된 경우 생존 기간을 조금 늘린다는, 확인되지 않은 이유로 고환을 완전 적출하기도 하고 방사선을 조사하기도 하지만 생명이 연장되었다는 보고는 거의 없습니다.

전립선암 진단을 받았을 경우 수술을 할 것인가 아니면 대체치료를 할 것인가를 결정하는 중요한 사항이 환우 분의 예상 수명입니다. 환우 분의 예상 수명이 10년 이상 남아 있으면 수술을 하고 10년 미만이면 수술을 하지 않고 그냥 관찰만 하게 됩니다.

이런 치료 방법을 선택하는 것은 전립선암이 발견되어도 치료를 하지 않고 그냥 방치해도 대부분 10년 정도는 생존할 수 있기 때문입니다. 전립선암은 자연적인 치유 노력과 암 치유를 적극적으로 도와주는 자연물질의 섭취로 가장 쉽게 치유되는 암입니다.

전립선암 진단을 받았어도 치료할 시간은 매우 충분합니다. 당장 수술하나 몇 달 뒤에 하나 결과는 같습니다. 몇 달 자연적인 방법으로 치유 노력을 해보고 결과가 만족스럽지 못하면 그때 현대의학 개념의 치료를 해도 결과는 같습니다. 몇 달 현명하게 노력했다면 병원에 갈 일은 사라진 전립선암을 확인하러 가는 일 밖에는 없습니다.

전립선암 치유를 적극적으로 도와주는 자연 물질은 차가버섯입니다. 차가버섯 업계에 가장 흔한 완치 사례가 전립선암입니다. PSA 수치가 '3,000'이 넘던 환우 분이 불과 몇 달 만에 수치가 '0'에 가깝게 됩니다.

전립선암 재발이나 원격 전이가 발생한 상태에서는 현대의학 개념의 치료로는 완치가 어렵습니다. 불가능합니다. 힘든 고통을 감수하고 삶의 질을 거의 다 포기해도 결과는 절망적입니다. 자연적인 치유 방법을 선택하기 바랍니다.

전립선암 차가버섯 치유 비법

'전립선암은 어렵지 않게 치유할 수 있다. 뼈와 간에 전이 된 말기라 해도 현대의학 개념의 너무 과격한 치료가 없었고, 암으로 인한 심각한 이차 증세가 없고, 식사가 가능하고, 1km 정도를 걸을 수 있는 체력이 있다면 전립선암은 어렵지 않게 치유할 수 있다'

이런 답이 필요합니까? 사실입니다. 어렵지 않게 치유할 수 있습니다.

전립선암은 차가버섯과 자연요법에 특이하게 빠른 반응을 보이는 암종입니다. 임상적으로 보면 전립선암은 과다한 지방섭취, 운동부족, 인체의 항산화 작용 저하가 발병의 주원인으로 추정됩니다. 차가버섯의 강력한 기능 중에 항산화 작용과 혈액의 건강성 회복이 있습니다.

차가버섯을 충분하게 음용하면서 뼈에 전이된 경우는 뼈 강화 세트를 복용하고, 간에 전이 된 경우는 일체의 화학적 약 복용을 금지하고, 차가버섯 관장 등으로 간을 보호하고 간 기능을 개선시키면서 간을 쉬게 하는 노력을 병행하면 전립선암은 생각보다 쉽게 사라집니다.

전립선암 완치 비법 총정리

전립선암은 차가버섯과 자연요법으로 쉽게 치유되는 암종입니다. 전립선암은 갑상선암과 더불어 자연요법에서는 암환자 취급을 못 받습니다. 차가버섯을 판매하는 메이저 업체들에서 가장 많은 완치 사례가 전립선암입니다.

다른 모든 암과 마찬가지로 전립선암도, 극히 초기이고 병원에서 완치가 가능하면 병원치료에 최선을 다하십시오. 암에 있어서는 대부분 현대의학을 전적으로 신뢰합니다. 초기인데도 불구하고 자연적인 방법으로 노력하라고 하면 듣기나 하겠습니까?

전립선은 아주 예민한 부위의 장기입니다. 수술과 복원술이 많이 향상되었다고 해도 전립선을 적출하면 성기능과 소변 자제 능력에 적든 치명적이든 영향을 끼칩니다.

전립선암 치료에는 초기고 전립선암의 분화도가 좋은 경우, 노령이어서 암과 상관이 없는 예상 수명이 10년 정도로 추정되면 '대기관찰치료' 라는 것이 있습니다. 말 그대로 아무 치료도 하지 않고 그냥 지켜만 보는 치료입니다. 전립선암인 경우 초기라면 10년 정도는 생존이 가능하다는 의미입니다.

혹 전립선암 초기라는 진단을 받은 경우 몇 달 차가버섯 자연적인 방법으로 치유 노력을 해보고 별 효과가 없으면 그때 수술해도 결과는 비슷합니다. PSA 수치가 '3,000' 이상 이신 분이 몇 달 만에 '0' 에 가깝게 되는 경우는 흔합니다.

전립선암이 이미 뼈 등에 전이 되었거나 말기인 경우는 사실상 현대의학으로 완치가 어렵습니다. 잠시만 생각을 바꾸십시오. 자연적인 방법으로 전립선암을 사라지게 하는 것이 좋습니다. 자연을 즐기면서, 전혀 고통이 없이, 덤으로 인체 전체의 건강성도 회복됩니다.

전립선암 완치 비법 총정리

1. 육식을 가능한 줄이는 것이 좋습니다. 특히 동물성 지방은 철저하게
제한해야 합니다.
2. 과일은 제철 유기농 과일을 골고루 섭취하되 토마토 위주로 드셔야
합니다.

3. 차가버섯 추출 분말을 충분히 음용해야 합니다.

4. 운동은 건강성을 유지하는 정도에서 충분히 해야 합니다. '건강성 유
지' 란 피로가 누적되지 않는 상태입니다.

5. 뼈에 전이된 경우는 필히 차가원의 '뼈 세트' 를 드셔야 합니다.

6. 성생활은 한두 달만 참으십시오. 전립선을 쉬게 해야 전립선암이 빨
리 사라집니다.

20. 직장암

직장암 과연 무서운 질환인가?

암 환우 분들과 같이 생활한지도 10여년이 넘었습니다. 자연적인 방법
으로 암을 치유하는 전 세계에서 유명한 많은 병원들을 방문해서 그들
의 치유 기전과 실제 노력을 비교분석 검토하고 임상에 적용해서 실제
결과를 확인하는 생활도 10 여년이 넘었습니다.

이런 생활을 계속 하고 있는 것은 15년 전 차가버섯 공부하기 시작하면
서 암은 자연적인 방법으로 치유해야 쉽게 사라지게 할 수 있다는 개인

적인 확신이 섰고 이를 증명하기 위해서입니다.

직장암 환우 분이 있었습니다. 3년 전입니다. 시집도 가지 않은 30대 초반의 젊은 나이에 직장암 말기 판정을 받았습니다.

"일단 직장을 전적출하고 영구 인공장루를 달자. 그 다음 항암제 치료와 방사선 치료를 하자. 완치는 사실 어렵지만 이런 치료를 해야 몇 달 더 살 수 있다"가 직장암 환우 분 엄마에게 의사가 한 말입니다. 엄마는 딸에게 사실대로 말도 못하고 고민 끝에 '차가원 본원'에 입소시켰습니다.

입소하면서 가지고 온 내시경 사진에 직장암 덩어리가 직장 내 2/3 이상에 나선형으로 산맥같이 울퉁불퉁하게 자리 잡고 있었습니다. 진단서에는 간에 전이가 된 것으로 추정하고 있었지만 간에 대한 정밀 검사는 하지 않았습니다. 검사해 봤자 별 의미가 없다고 판단한 것 같았습니다. 이 분의 직장암은 분화도가 낮고 성장속도가 빠른 악성도가 높은 종류였습니다.

이런 종류의 직장암은 발견되면 대부분 말기 상태입니다. 직장암도 성질이 온순한 암부터 종류가 매우 다양합니다.

결과는 두 달 정도 만에 산맥같이 울퉁불퉁하던 직장암 덩어리가 바닥에 납작하게 붙어 있을 정도로 줄었고 통증과 출혈 증상도 멈췄습니다. 지금은 건강하게 잘 살고 있습니다.

직장암 대처

직장암은 말기라 해도 과격한 치료나 치명적인 질환, 고령으로 인한 회복 불가능한 육체적 문제가 없다면 완치나 확실하게 개선되는 재현율이 99.9%에 가깝습니다. 100%가 아니고 99.9%에 가깝다고 표현한 것은 아직까지 발견되지 않은 특수한 상황이 있을 수 있기 때문입니다.

고령이나 다른 치명적인 질환이 있는 경우도 삶의 질은 개선됩니다. 직장암 완치나 확실하게 개선되는 재현율이 99.9%에 가깝다는 것은 거의 혁명적인 암 치유 방법입니다.

직장암이 극히 초기거나 삶의 질을 유지하면서 현대의학으로 완치가 가능하면 병원 치료를 받으십시오. 현대의학으로 도저히 방법이 없을 때까지는 무조건 병원에 매달리는 것이 암에 대한 사회적 통념입니다. 대부분은 암 치료 방법에 대한 개념을 바꾸기가 힘듭니다. 암이라는 진단을 받으면 공황 상태에 빠지고 정신이 없습니다.

사실은 대부분의 암은 긴장한 것에 비해 싱겁게 사라지는 그 정도의 존재인데도 불구하고 어쩌다가 이렇게 되어 버렸습니다. 우리 모두의 책임입니다.

하지만 진행성이나 말기 직장암인 경우는 현대의학으로 완치가 어렵습니다. 상당한 수준의 삶의 질을 포기하고 고통의 총량을 아무리 늘려도 완치가 불가능하다고 보는 것이 정확합니다.

직장암이 진행성이거나 말기라 해도, 자연적인 방법으로 현명하게 노력하면 어렵지 않게 사라집니다. 삶의 질을 더 높이고 자연을 즐기면서 직장암이 사라집니다. 치유 방법에 대한 생각을 바꿔도 됩니다.

수술, 영구 장루, 너무 과도한 병원 치료와 그 결과 인체 전체에 전이가 된 상태에서는 자연적인 방법으로 직장암을 완치시킬 수 있다는 보장이 없습니다. 이미 인체의 자연치유력, 회복력이 생존임 계치를 넘어갔을 수도 있기 때문입니다. 이런 경우도 삶의 질은 개선됩니다.

직장암일 경우에 필히 시행해야 하는 요법

어떤 암이든 차가버섯 도포가 가능하면, 도포가 어려운 암에 비해 더 쉽게 사라집니다. 정확한 기전은 밝혀지지 않았지만 차가버섯이 종양 주위의 염증 물질을 직접적으로 제거해서 면역계가 쉽게 공격할 수 있는 환경을 만들어 주고, 암세포를 공격하는 성분이 차가버섯에도 어느 정도 존재하는 것으로 추측합니다.

직장암 도포

60cc짜리 주사기 2개, 물 120cc에 차가버섯 추출분말 30~40g을 녹인 용액, 벽걸이 관장기에 사용하는 노즐을 준비합니다. 물의 온도는 38~40℃ 정도가 적당합니다.

주사기에 차가버섯용액 60cc를 넣고 주사기 끝에 노즐을 끼운 다음 노즐에 윤활용 젤을 충분히 바르고 주사기 손잡이를 눌러 노즐에 용액이 공간 없이 밀려들어가도록 합니다. 노즐에 도포액이 들어가면 잘 휘지 않고 삽입이 잘됩니다. 직장암 말기로 직장이 거의 막혀있는 경우 빈 노즐에 용액이 들어가지 않으면 직장에 삽입하기가 힘듭니다. 그 다음 노즐을 직장 끝까지 조심스럽게 밀어 넣고 노즐을 천천히 빼면서 주사기에 담겨있는 도포액이 직장 중간 부분에서 다 소비될 수 있도록 분사시킵니다. 주사기의 용액이 다 소비되면 주사기를 바꿔 낀 다음 나머지 부분에 도포를 하면 됩니다. 기본 방법입니다.

직장암의 위치에 따라 도포하는 방법이 조금 변경되어 야합니다. S결장이나 근처에 암의 중심이 있다면 첫 번째 주사기의 도포 용액은 끝에서 다 소비하고 두 번째 주사기는 천천히 빼면서 직장 전체에 도포를 해주면 됩니다. 항문 부분에 암의 중심이 있다면 첫 번째 주사기의 용액으로 직장의 3/2 정도를 도포해 주고 나머지 부분은 두 번째 주사기로 집중해서 도포하면 됩니다.

도포하는 횟수는 하루 1~2 번입니다.

직장에는 이런 방식의 도포에 충분히 견딜 수 있는 저항력이 있습니다. 도포의 부작용으로 직장에 상처가 나거나 문제가 생기는 경우는 거의 없습니다. 노즐 삽입만 조심하면 안심하고 해도 됩니다.

말기 직장암도 어렵지 않게 사라집니다

직장암이 초기라도 미분화 상태이거나, 발견 당시 이미 진행성이나 말기면 많은 삶의 질을 포기하고 어떤 치료를 해도 결과는 정해져 있습니다. 아는 게 현대의학 뿐이고 믿을 수 있는 유일한 것이 현대의학이라고 생각하고 살았어도, 현대의학으로 살아날 확률이 제로에 가깝거나 제로면 다른 대안을 찾아야 합니다. 그리고 현대의학으로 치료가 불가능한 상태의 직장암을 자연을 즐기면서 머리털 하나 건드리지 않고 간단하게 치유하는 방법이 있다면, 삶의 질은 더 높아지고 온전한 건강까지 회복할 수 있다면, 사실이라면 대안을 선택하기에 망설일 이유가 없습니다.

사실입니다. 직장암 말기라 해도 몇 달 자연을 즐기면서 노력하면 간단하게 치유되고, 삶의 질은 더 높아지고 온전한 건강까지 회복됩니다.

현대의학으로 치료가 어려운 직장암을 완치한 분들의 반응은 다 비슷합니다. '지금 내가 주인공인데, 나도 믿기가 어렵다' 입니다. 암이 깨끗하게 사라지고 삶의 질이 높아지고 온전한 건강을 회복한 본인도 이러한 사실을 믿기 어려운데 대부분 암이 쉽게 사라진다고 하면 웃고 맙니다. 암에 대한 잘못된 사회적 통념이 그만큼 깊이 뿌리를 박고 있습니다. 진실에 기반 하지 않은 잘못된 통념도 어쩔 수 없이 사람들의 생각이나 자유를 구속합니다.

완치나 확실하게 개선되는 재현성이 거의 99.9%에 가깝습니다

몇 가지 조건만 갖추면 완치나 확실하게 개선되는 재현율이 매우 높습니다. 몇 가지 조건은 과격한 치료가 없어야 하고, 지금 어느 정도라도 먹을 수 있고 걸을 수 있어야 합니다. 말기를 넘어 이미 직장이 경직된 상태에서는 과도한 통증으로 인해 일반적인 방법으로는 어렵습니다.

차가버섯과 자연요법으로 직장암 치유 노력을 하면, 암이 사라지는 과정을 직접 확인할 수 있습니다. 통증이 사라지고, 출혈이 멈추고, 암으로 막혀있던 직장의 공간이 넓어지고, 직장 전체를 막고 있던 암 덩어리가 줄어드는 것을 촉진으로 확인할 수 있습니다. 굳이 직접 보고 싶으면 두 달에 한 번 정도 간단한 내시경 검사로도 암이 줄어드는 과정을 확인할 수 있습니다.

악성도가 높고, 방사선을 조사해도 수술이 불가능한 상태의 말기 직장암도 어렵지 않게 개선됩니다. 초기라면 지금 수술하나 몇 달 뒤에 하나 결과는 같습니다. 몇 달 만에 수술에 영향을 줄 정도로 성장하는 암은 매우 드뭅니다. 암이라는 진단을 받으면 몇 달 자연을 즐기면서 자연요법으로 치유 노력을 해보시기 바랍니다. 삶의 질이, 삶이 바뀔 수 있습니다.

직장암 치유 기전

인체에 바이러스가 침투해서 병적증상이 나타나도 마지막에 치료하는 것은 인체 스스로입니다. 인체에 정보가 입력되어 있지 않은 이물질이 발견되면, 이 이물질을 제거하고 치료하는 것도 인체 자신입니다. 면역계가 총동원되어서 이물질을 공격하고 제거합니다. 면역계가 정상적으로 작동할 수 있는 인체 환경이 조성되어 있을 경우, 인체 면역계의 공격력은 경이로울 정도지만 여러 원인으로 인체의 회복력이 병적증상보다 강하면 회복되고, 부족하면 큰 상처가 남거나 죽음에 이를 수도 있습니다.

직장암 말기를 포함해서 암이라는 존재는 세포변이를 동반한 신생물질로 강인한 생명력을 가지고 있고 전이, 장기 파괴 등의 생명을 위협하는 이차증세를 일으키지만 치명적인 약점이 몇 개 있습니다.

현대의학은 직장암을 포함해서 암을 불치병으로 해석하고 있습니다. 그 결과 초기에 발견해서 암 자체를 적출하는 하는 것이 거의 유일한 치료 방법입니다. 완전 적출이 불가능한, 이미 원격전이가 발생한 진행성이나 말기 상태의 직장암은 치료 방법을 모릅니다. 항암이나 방사선 치료는 요식적인 행위입니다. 그리고 현대의학은 인체에 존재하는 자연치유력, 회복력을 인정하지 않습니다. 오직 의사와 약만이 치료할 수 있다고 믿고 있습니다.

치명적인 약점 첫 번째

직장암을 포함해서 암은 그 자체가 질환이거나 질환의 원인이 아니고 증상입니다. 면역계가 교란된 결과 나타난 증상입니다. 직장암은 한 번도 암 단독으로 존재한 적이 없고 부수적인 증상으로만 존재합니다. 증상은 원인을 제거하면 자연히 사라집니다.

직장암의 약점 두 번째는

많은 사람들의 노력에 의해 직장암의 생존 방법과 생물학적 특성이 상당 부분 밝혀졌다는 것입니다.

암세포에는 산소를 받아들이는 수용체가 없습니다. 당연히 직장암 세포는 산소라는 존재에 대해 방어력이나 수용력이 전혀 없습니다. 혈액 속에 산소가 풍부하면 직장암 세포의 수용체가 열려 있을 때 어떤 식이든 암세포 속으로 산소가 묻어 들어갑니다. 산소가 암세포 속으로 들어가면 직장암 세포는 죽게 됩니다.

직장암 세포는 생존과 성장에 활성산소 같은 유리기 물질의 도움을 많이 받습니다. 활성산소 같은 유리기 물질은 직장암 세포가 면역력의 공격을 받지 않도록 암 주위에 염증을 유발시키고 암이 발생한 장기와 신경계를 공격해서 암에 대한 저항력을 떨어뜨립니다. 유리기 물질을 실시간으로 제거해주면 암의 세력은 급속히 약화됩니다.

직장암을 포함해서 암세포는 특히 굶주림에 약합니다. 시간이 많이 필요한 단점이 있지만, 음식 섭취만 잘해도 직장암 세포는 영양공급을 정상적으로 받지 못해 스스로 자멸합니다. 탄수화물의 공급을 생존에 필요한 최소한으로 줄이고, 당의 공급을 가능한 차단하고, 혈당지수가 낮은 음식을 먹고, 식후 혈당피크 현상을 막아 주면 직장암 세포는 생존할 방법이 없어집니다.

세 번째 약점입니다

인체가 암을 공격하기 시작하면 직장암은 곧 사라집니다. 면역계와 건강성을 회복시키면서 종양 주위의 염증 물질을 제거해 주면 암은 배고픈 호랑이 앞의 토끼보다도 약한 존재가 됩니다. 물론 신생물질인 직장암 세포의 주요한 생존 전략 중 하나인 염증을 제거한다는 것이 쉽지는 않지만 그래도 어렵지 않게 제거할 수 있습니다. 염증유발 지수가 낮은 음식과 염증을 치유하는 음식만 섭취해도 직장암을 사라지게 할 정도로 염증이 제거됩니다.

네 번째 약점입니다

암은 암이 존재하는 장기 자체의 저항력을 이기지 못합니다. 암이 발생한 장기를 가능한 편히 쉬게 해주면 장기 자체에 부여된 체력이 남아돌게 되고 이 체력이 장기의 상처를 치유하고 암에게 저항하기 시작합니다. 면역계와 인체의 건강성이 회복되기 전까지는 장기 자체의 저항력이 거의 유일한 암과의 투쟁이고, 초기일 경우는 장기를 쉬게 하는 것만으로도 장기 자체의 힘이 강화되고, 장기의 힘에 패한 직장암은 자연적으로 사라질 가능성이 높습니다.

물론 완치나 개선의 재현율이 매우 높은 직장암 치유 이론이라 해도 개인에게 적용할 때는 그 사람에게 합당하게 해야 합니다. 자연적인 방법으로 직장암 치유 노력을 할 경우 전문가나 경험이 풍부한 사람의 조언이나 도움을 받는 것이 좋습니다.

종교적 신심의 깊이와 그 사람의 인간성이 항상 동일하지는 않듯이 직장암 치료에도 예외가 있습니다. 20~30대에 주로 발생하는 미분화 상태의 직장암은 암의 세력이 강하고 성장속도가 매우 빨라서 일반적인 노력으로는 치유할 시간을 확보하기가 어렵습니다. 적어도 한두 달 정도는 차가버섯 도포를 하루 두 번 이상 시행하고, 도포에 사용하는 차가버섯 양을 배 정도 늘려야 합니다. 몇 달 자연을 즐기면서 현명하게 노력하면 미분화 상태의 직장암 말기도 쉽게 사라집니다.

하지만 면역계를 더욱 교란시키고, 암이 발생한 장기에 치명적인 충격을 주는 직장암 치료 방법은, 간단하게 사라지는 별 것 아닌 직장암을 무서운 존재로 만들어 버립니다.

직장암 치유는 책임질 수 있습니다

직장암을 포함해서 모든 암은, 암이 발생한 인체 상태를 개선시키려는 노력 없이 강제적인 치료 방법만 적용하면 그 결과는 거의 결정되어 있습니다.

직장암에 방사선을 조사하고, 수술로 적출하고 독성물질인 항암제를 인체에 주입하거나, 어떤 특정 약재를 복용해서 사라지게 할 생각이라면

한 번 더 신중히 생각해 보시기 바랍니다.

그러한 행위의 결과는 당연히 그런 방법을 선택한 본인이 책임질 수밖에 없습니다. 직장암 치유의 실패는 생각하기조차 싫은 과도한 '삶의 질' 포기, 고통의 총량 증가 그리고 죽음입니다.

자연을 즐기면서 몇 달의 노력으로 직장암이 사라지는 것은 물론 온전한 건강까지 찾을 수 있는데, 인체의 작동 기전을 무시하고 일차원적인 치료를 진행할 경우 견디기 어려운 고통의 총량 증가와 '삶의 질'의 무참한 파괴를 거쳐 죽음까지 갈수 있습니다.

암은 인체의 면역계에 교란이 발생한 결과 나타난 증상입니다. 그리고 세포 변이라는 생체 환경 변화가 동반된 증상입니다. 직장암을 사라지게 하려면 인체의 건강성과 면역계를 복원시키면서, 종양에 공급되는 영양을 가능한 막고 종양이 발생한 장기를 쉬게 해서, 장기의 암에 대한 저항력을 강화시키고... 등의 방법으로 직장암이 더 이상 자라지 못하고 크기를 축소시킬 수밖에 없는 인체 환경을 만들어 주는 것이 기본적인 노력이고 동시에 면역계가 암세포를 직접 공격해서 암세포 스스로 생존을 포기하게 해야 합니다. 그리고 이렇게 하는 것이 그리 어렵지 않습니다.

직장암을 치유하는 이런 과정이 인체 외적으로는 간단하게 보여도 인체 내부에서 발생하는 기전은 큰 상황만 해석이 가능하고 무수히 많은 작은 작동들은 미루어 짐작할 수밖에 없습니다. 무조건 성장하려는 암의 원초적인 본능, 인체의 방어 기전, 생존을 위해 공급해야 하는 영양분과 직장암 세포와 정상세포 간의 영양쟁취, 암이 분비하는 독성 물질과 해독하려는 인체의 반응, 소장과 대장, 피부에서 흡수되는 차가버섯 성분의 작동, 암이 발생한 장기의 치열한 암과의 투쟁, 세포 변이 상황을 해석하지 못하고 있는 뇌, 암세포와 항상 공존하는 염증으로 인해 암을 이물질로 인식하지 못하고 염증만 공격하는 면역계, 인체에 존재하는 효소들의 변동, 심리적인 불안감 등에 기인한 호르몬계 변동, 통증에 대한 반응으로 이차 교란이 발생하는 생체 전기계, 질서와 무질서를 넘나드는 중추신경계, 체온을 내려서 산소의 공급을 차단하려는 암세포의 생체적 특징, 적혈구에 의해 막혀버리는 신생혈관의 반복되는 재건, 종양이 발생한 장기의 기능 저하, 혈액의 건강성 정도 등등의 상황이 복잡하게 얽혀 있고 하나씩 정상화시키는 과정이 자연적인 방법의 암 치유입니다.

직장암을 치유하는데 무조건 도움만 되고, 무조건 해만 되는 노력은 존재하지 않습니다. 도움이 더 큰가 해가 더 큰가를 판단해서 이익이 되는 것은 하는 것이 좋고 손해 보는 노력은 하지 말아야 합니다. 그리고 큰 이익이 있다면 필히 해야 합니다.

직장암 말기, 걱정하지 않아도 됩니다

자연요법으로 직장암을 치유하는 기전 중에서 임상으로 밝혀진, 암세포를 직접 공격하는 환경을 조성시키는 치유 방법입니다.

기전[mechanism]의 사전적 의미는 '어떤 현상이 일어나기까지의 과정'입니다.

직장암 세포를 직접 공격하는 방법은 암 부위에 차가버섯의 직접적인 도포입니다. 차가버섯의 강력한 항염증 작용으로 암부위의 염증을 빠르고 깨끗하게 치유해서 면역계의 공격이 가능하게 해주고, 암 세포에 의해 상처입고 기능이 약해진 정상세포를 암세포보다 더 건강하게 회복시켜 암세포를 공격해서 흡수하거나 밀어내게 합니다.

직장암 치유는 이론도 중요하지만 과정과 결과가 절대적으로 중요합니다. 초기라면 몇 달 뒤에 직장을 적출해도 결과는 같습니다. 진행성이거나 말기 직장암인 경우 삶의 질을 다 포기해도 현대의학으로 완치는 어럽습니다. 어떤 경우도 몇 달 뒤에 병원 치료를 시작해도 결과는 대동소이합니다.

병원 치료 전에 자연을 즐기면서 차가버섯 자연적인 방법으로 직장암 치유 노력을 해보기 권합니다. 삶의 질이 더 높아지고, 온전한 건강도 회복하고, 전이 된 암은 물론 직장암도 사라집니다. 병원치료가 없었거나 과하지 않았고, 이미 자연 수명에 도달한 노령이 아니라면, 책임질 수 있습니다. 치유력이 강력해서 이 치유방법을 신뢰하지 않아도, 심리적으로 불안해도 큰 상관이 없습니다.

악성도가 높은 미분화 암세포든 분화도가 높아 악성도가 낮은 암세포든, 초기든 말기든 어떤 상태의 직장암이라도 차가버섯과 자연적인 방법으로 어렵지 않게 치유됩니다. 미분화 암세포이고 수술도 불가능하고 항암 치료도 소용이 없다는 진단을 받은 말기 직장암도 어렵지 않게 깨끗이 치유됩니다. 암만 사라지는 것이 아니라 삶의 질은 더 좋아지고, 온전한 건강까지 덤으로 챙길 수 있습니다.

특히 직장암은 치료과정에서 삶의 질을 유지하는 것이 매우 중요합니다. 우선 당장 살아남으려는 급한 생각으로 직장을 제거하고 영구장루를 단다든가 하는 선택은 평생 무거운 짐이 됩니다. 그리고 암세포가 미분화 상태이거나 이미 원격전이가 일어난 진행성, 말기 직장암은 완치가 힘듭니다. 삶의 질을 다 포기하고 고통의 총량을 수십 배로 늘려도 결과는 참담합니다.

의사나 그의 가족이 직장암을 포함해서 암에 걸리면 절대다수의 의사들은 방사선 치료나 항암화학 치료를 받지 않는다는 보고도 있습니다.

'세균성 질환이나 외과 수술을 통한 치료를 제외하고 서양의학이 고칠 수 있는 질병은 많지 않다. (중략) 1995년 출판된 〈건강한 삶으로의 귀환 Reclaim to our health〉에서는 미국 의학계의 어두운 내막을 고발했다. 본문에서는 미국 의사 협회가 서양 의학의 연구와 발전을 가로막고 있는 현실과 미국 의학계와 이익집단 사이의 결탁을 적나라하게 묘사했다. 나는 오랫동안 투자회사에서 일하면서 서구의 의학 연구비용을 대부분 제약회사에서 지원한다는 사실을 알게 되었다. 그래서 그들의 연구가 진정으로 질병을 근절하려는 것인지, 증세만 억제하려는 것인지 퍽 의심스럽다. 현재 서양의학의 치료방법은 환자가 평생 하루에 세 번씩 약을 복용하도록 하는 것이다. 이 때문에 오늘날 의학계에 직면한 문제가 제약회사의 이익 때문에 생긴 것은 아닌지 의심을 금할 수 없다.

또한 이 책에는 의학계가 생명을 경시한 채 이익만을 추구하는 여러 사례가 소개되고 있다. 놀라운 것은 암 치료의 두 가지 방법, 즉 방사선 치료와 화학치료(항암 치료)에 대한 설명이다. 본문에서는 방사선치료가 암 치료에 사용된 계기를 폭로했다. 미국 정부가 군사 목적의 원자력 연구에 대한 여론의 반발을 의식해 원자력의 평화적 사용법으로 찾아 낸 것이 방사선치료의 시초였다. 정부와 이익집단은 방사선치료를 합법적인 암 치료 수단으로 편입시키고 보험회사는 방사선 치료 비용을 부담하게 되었다. 방사선치료는 효과를 검증 받지 않은 채 현재 암을 치료하는 주요 수단이 되었다.

처음 화학 치료에 사용된 약품은 제2차 세계대전 당시 사용된 화학무기 약제였다. 방사선 치료와 마찬가지로 치료의 효과를 검증 받지 않은 채 보험회사가 치료비를 부담하게 됨으로서 병원에서도 환자에게 사용을 권한 것이다. 많은 의사는 이러한 방법을 사용해도 암을 완치할 수 없다는 사실을 알기 때문에 환자에게 완치율에 대해선 언급하지 않고 1~5년 사이의 생존율을 말해 줄 뿐이다.

이 책에서는 미국의 방사선 치료와 화학 치료에 대해 의사에게 설문 조사를 했다. 의사에게 '자신이나 가족이 암에 걸렸다면 평소 환자에게 권하는 방사선 치료와 화학 치료를 받게 하겠는가?' 라는 질문에 절대다수의 의사가 그렇게 하지 않겠다고 대답해 사람들을 놀라게 했다. 그 이유는 완치율이 낮은 반면 환자에게 주는 고통이 심하기 때문이다. (이하생략)' - [의사가 당신에게 알려주지 않는 몸의 비밀. 吳淸忠 지음. 부광출판사 중에서]

'직장암 말기고 간 등에 전이, 수술 항암 다 소용 없고 곧 직장이 폐쇄될 수 있으니 인공장루 정도 달아 주는 게 현재로서는 최선이다. 더욱이 미분화 형태의 직장암이고 통증이 심하면 진통제를 처방해 주겠다. 마지막을 준비해야 할 것 같다' 라는 진단을 받았어도 지금 먹을 수 있고 걸을 수 있으면 희망을 가져도 됩니다.

물론 이런 말기 직장암 진단을 받은 상태에서, 절망하고 아무런 노력 없이 그냥 있으면 거의 진단대로 진행됩니다. 그리고 말기 직장암 진단 받고 즉시 치유 노력을 하지 않으면 직장 벽이 대부분 두껍게 암세포로 바뀌게 되고 이 상태에서는 통증이 너무 심해서 자연적인 방법의 암 치유 노력을 하기가 어려워집니다.

직장이 암으로 막혀서 변보기가 힘들고, 암 덩어리가 너무 커서 촉진이 어려운 경우도 1~2주, 길면 한 달 정도 지나면 변을 쉽게 볼 수 있고 촉진도 가능하게 됩니다. 두 달 정도 지나서 내시경 검사를 하면 직장암의 모양이 완전히 변해 있습니다. 울퉁불퉁하게 치솟아 있던 암이 바닥에 겨우 깔려 있는 정도로 변합니다. 전이된 암은 물론 원발인 말기 직장암은 그렇게 사라집니다.

직장암 덩어리가 직장을 뚫고 나와 자궁에 직접 침투한 경우, 직장암이 직장 벽을 상당히 차지하고 있어서 통증이 있는 경우 등은 한두 달 정도 약간의 통증이 생길 수 있습니다. 진통제를 사용하면 충분히 견딜 수 있습니다.

직장암으로 변 보기가 힘들다가 변만 시원하게 나와도 살 것 같은 느낌을 받게 됩니다. 그리고 그 희망은 점점 더 빠르게 현실이 됩니다.

직장암 말기라는 진단을 받았어도 즉시 자연치유 노력을 시작한다면 절망하지 않아도 됩니다. 위험한 지병이 없고 지금 먹을 수 있고 걸을 수 있으면 말기 직장암에서 건강하게 생환할 수 있습니다.

21. 췌장암

췌장암 과연 무서운 질환인가?

우리 대부분은 '췌장암은 무조건 무서운 질환'이라고 믿도록 고도로 세뇌되어 있습니다. 췌장암에 대한 의학적 개념의 틀을 엄격히 정해 놓고 그 엄격히 제한된 틀 안에서만 자유롭게 치료 방법을 선택하도록 강요받고 있습니다.

[췌장암은 5년 생존율이 5%에 가까울 정도로 무서운 질환이고, 수술이라도 가능하면 그나마 다행이고, 현대의학 개념의 치료를 충실히 받아야 몇 달 이라도 더 살 수 있다. 현대의학이 못하면 방법이 없다. 현대의학 안에 머물다 가는 것이 가장 최선의 선택이다] 이상이 일반인들에게 허용된 췌장암에 대한 개념입니다. 하지만 허용된 개념에서 자유로울 수만 있다면 대부분의 췌장암은 생명을 위협하지 않는, 별 것 아닌 그 정도의 질환입니다. 정확히 표현하면 병적 증상입니다.

췌장암 덩어리가 췌장을 뚫고 나와 주변 장기에 침습해 있고, 전이된 암이 장기를 심각하게 훼손시켜 장기부전이 발생한 말기 상태거나 너무 과격한 치료를 받아서 인체가 생물학적으로 생존임계치를 이미 넘어간 상태라면 치유가 어려울 수도 있습니다.

하지만 거의 대부분의 췌장암은 (과격한 치료를 받지 않은 상태의) 말기라 해도 자연적인 방법으로 치유노력을 현명하게 하면 어렵지 않게 사라집니다. 췌장암은 증상이지 그 자체가 질환이 아닙니다. 췌장암은 인체의 건강성과 면역계에 교란이 발생한 결과 나타난 증상입니다. 증상은 원인을 찾아서 개선시키면 자연히 사라집니다.

당뇨도 건강성과 면역계에 교란이 발생한 결과 나타난 증상입니다. 물론 암세포는 세포변이가 동반된 비교적 높은 수준의 증상이지만 발생원인은 당뇨와 비슷합니다. 췌장암 환우 분들 중에서 상당수가 당뇨 증상을 가지고 있습니다. 췌장암이 사라지기 전에, 오랜 세월 동안 한 번의 예외도 없이, 당뇨 증상이 먼저 사라집니다.

현대의학 개념의 췌장암 치료 방법은 수술이 가능하면 장기를 적출하고, 강력한 세포독성 물질인 항암제와 방사선을 인체에 조사하는 것입니다. 그 결과 교란되어 있는 건강성과 면역계는 더욱 심하게 교란되고 별 것 아닌 췌장암은 무서운 존재로 돌변하게 됩니다.

췌장암은 예후가 나쁘고 갑상선암은 예후가 좋다고 알려져 있습니다. 암세포의 종류는 매우 다양합니다. 전이 능력이 있는 암, 전이 능력이 없는 암, 암세포의 분화도가 낮거나 미분화 상태여서 성장 속도가 빠르고 세력이 강한 암, 분화도가 높아서 정상 세포의 특성을 거의 다 가지고 있는 온순한 암, 현미경 검사에서 암세포인지 정상 세포인지 구분이 모호한 암까지 종류가 다양합니다.

전이 능력이 있고 미분화 상태의 암은 (현대의학으로 치료했을 경우)악성도가 매우 높고, 전이능력이 없고 암세포 인지 정상 세포인지 헷갈리는 정도의 암세포는 그냥 방치해도 대부분 저절로 사라집니다.

췌장암과 갑상선암 전체를 비교하면 암세포 종류의 분포가 비슷합니다.

예후도 비슷해야 논리에 맞습니다. 5년 생존율에서 20배 이상 차이가 나는 것은 치료 방법이나 개념에 상당한 모순이 존재한다고 추정할 수 있습니다.

자연적인 방법으로 치유 노력을 할 경우 췌장암과 갑상선암의 예후가 비슷합니다. 대부분 어렵지 않게 사라집니다.

췌장암 환우 분들에게 중요한 것은 치유 과정과 결과입니다. 췌장암을 자연적인 방법으로 치유하는 과정은 전혀 고통 없이 몇 달 자연을 즐기면서, 삶의 질을 더 높이고 교란된 인체의 건강성과 면역계를 회복시키는 노력을 하는 것이고 결과는 '췌장암은 무서운 질환이고 현대의학이니까 이 정도라도 할 수 있다 '는 전혀 사실이 아닌 공포에 고도로 세뇌되어 있는 환우 분 스스로도 믿지 못할 정도로 어렵지 않게 암세포가 사라집니다.

췌장암 대처

췌장암 환우 분들은 소심한 성격인 경우가 다른 암에 비해 더 많은 경향이 있습니다. 아직 인체의 대부분은 그런대로 건강하고 식사나 거동도 크게 문제가 없었는데도 불구하고 췌장암 말기라는 진단을 받으면 바로 식욕이 저하되고 구토가 심해지고 중증 환자가 되는 경우가 간혹 발생합니다. 어떤 경우는 갑자기 중환자가 되어 한 달을 넘지 못하고 사망하는 경우도 있습니다.

진단을 위해 사용한 조영제, 링거, PET C/T 등이 췌장에 나쁜 영향을 끼쳤기 보다는 심리적인 충격이 주원인으로 추측됩니다. '췌장암 말기고 완치 가능성이 없다' 는 의사의 선고가 그런 결과를 초래하는 것 같습니다. 만약에 '췌장암 말기고 현대의학으로는 완치 가능성이 없다. 확인은 되지 않았지만 자연적인 방법으로 완치한 경우가 있는 것으로 알고 있다. 다른 살길을 적극적으로 찾아보는 것이 좋을 것 같다'고 말을 했으면, 가정이고 이런 경우는 존재하지 않지만, 다른 결과가 나왔을 수도 있을 것입니다.

내가 해결할 수 없으면 다른 방도를 찾게 하는 것이 상식입니다. 하지만 암에 있어서는 조금 다릅니다. 안타까운 현실이지만 의사의 선고에 대부분이 충실히 따릅니다.

믿었던 현대의학으로부터 치료가 불가능하다는 진단을 받아도, 한 번 더 큰 희망을 걸고 노력할 수 있는, 실제로 온전한 건강을 회복할 수 있는 기회를 주는 것이 사람이면 누구나 가질 수 있는 보통의 마음인 인지상정(人之常情)인데, 아닌 경우도 있습니다. 현대의학은 이미 신(神)과 거의 동격의 권위를 향유(享有)하고 있고 그 권위는 무슨 수단을 쓰든지 지켜야 합니다. 이런 상황은 현대의학이 혼자서 구축했다기보다는 현대의학을 맹목적으로 추종하는 보통 사람들의 책임도 적지 않습니다.

1. 췌장암이 발생한 장기인 췌장을 푹 쉬게 하는 것입니다. 췌장의 주요 임무는 단백질 분해 등의 소화효소들을 분비하는 것입니다. 외부에서 췌장이 일을 할 필요가 없을 정도로 충분한 양의 (췌장에서 분비하는) 효소를 공급 해주면 췌장은 쉬기 시작합니다. 평생 쉬지 않고 일하던 췌장이 쉬기 시작하면 강력한 회복력을 발휘하기 시작합니다.

췌장의 또 다른 주요 임무는 인슐린 분비입니다. 인슐린은 혈액 속의 포도당을 세포로 유입시켜 혈액 내 당 수치를 일정하기 유지시키는 일을 합니다.

식후 혈당피크 현상을 막아 줘야 합니다. 식후 혈당피크 현상이 발생하면 췌장은 중노동을 하게 됩니다. 췌장을 쉬게만 해도, 췌장은 스스로 췌장암을 물리칠 정도로 강한 장기입니다. 탄수화물은 생존에 필요한 양만 섭취하고, 혈당 지수가 낮은 음식 재료로 혈당지수가 낮게 조리해서 먹어야 하고, 충분한 양의 고농도 식이섬유를 적극적으로 섭취해야 합니다.

2. 췌장암인 경우 당뇨를 동반하는 경우가 많이 있습니다. 당뇨 증세가 중증이든 경증이든 혈당강하제를 복용하면서는 자연적인 방법으로 췌장암을 치유하기가 어렵습니다. 혈당강하제는 24시간 췌장을 자극해서 인슐린을 강제로 분비하게 하는 약입니다. 췌장암이 발생한 췌장은 혈당강하제를 복용하면 췌장암의 공격과 인슐린을 계속 분비해야 하는 중노동으로 췌장암에 대한 저항은 고사하고 피로만 쌓여 갑니다.

당뇨 증상이 사라지는 몇 달 동안 인슐린을 처방받아서 사용해야 합니다.

3. 구토 증상이 심한 경우는 음식 먹기가 힘듭니다. 음식을 먹지 못하면 어떤 노력도 할 수가 없습니다. 생강, 레몬, 매실, 무, 과일 등을 즙 상태로 조금씩 먹으면서, 아무것도 들어가지 않은 쌀죽과 청량고추가 조금 들어간 칼칼한 콩나물국 정도를 섭취하는 등의 방법으로 구토 증세를 약화시켜야 합니다. 구토 억제제를 잠시 사용할 수밖에 없는 경우도 있습니다.

4. 통증, 황달, 복수 등의 이차증상이 심할 경우, 보름 정도 탄수화물 섭취를 가능한 금하고, 단백질 섭취를 늘려서 췌장암의 세력을 약화시켜야 합니다.

과도한 병원 치료가 없었다면 췌장암은 그리 큰 걱정을 하지 않아도 됩니다. 현대의학 치료로 췌장암 완치확률이 조금이라도 있다면 현대의학 치료에 최선을 다하십시오. 현대의학으로는 완치가 불가능한 상태의 췌장암이라면, 한 번 정도는 고민을 해 보시기 바랍니다.

췌장암 치유 혁명

췌장암을 포함해서 대부분의 암은, 암이라는 신생 물질이 가지고 있는 생물학적 특성이 암이 발생한 조건에 따라 상당한 차이가 있습니다. 암이라는 부류에 속해도 어떤 암은 성질이 매우 온순해서 자연적으로 사라지기도 하고 현대의학 개념의 치료나 암을 치유한다는 물질을 복용하는 정도로도 쉽게 사라집니다.

하지만 대부분의 암은 특히 췌장암은 성질이 온순하지 않습니다.

정상 세포가 분열하는 과정에서 혹은 성체세포가 특정장기의 세포로 분화하는 도중에 세포 변이가 발생해서 암이라는 신생물질이 나타납니다. 정상 세포가 분열하는 과정이나 성체세포가 특정장기의 특성을 거의 가질 정도로 분화한 상태에서 세포변이를 일으킨 암은 성질이 온순합니다. 그냥 몸에 가지고도 평생 갈 수 있습니다. 모르고 지나가는 경우도 있을 것입니다.

문제는 원발을 모를 정도로 미분화 상태이거나 분화 정도가 매우 낮은 암입니다. 이런 종류의 암은 아무리 초기에 발견해도 이미 인체 전체에 세포 단위로 전이되어 있고 현대의학 개념의 수술, 항암화학 치료, 방사선 치료나 인체 상태를 무시하고 강제로 면역력을 높이는 치료를 하면 성장 속도가 더 빨라지고 인체 전체에서 암이 나타납니다. 분화 정도가 낮은 상태의 암은 인위적으로 변화시키는 인체 환경에 적응력이 매우 뛰어나고 생존력도 강합니다.

췌장암은, 발표 그대로 믿어도, 현대의학 개념의 치료로는 생존율이 매우 낮습니다. 안타까운 사실이지만 일단 췌장암이라는 진단을 받으면 현대의학으로 살아날 희망은 희박하다고 보는 것이 정확합니다. 대신 고통의 총량은 많이 늘어나고 삶의 질은 무참히 파괴됩니다.

항암 화학치료가 췌장암을 치료해 줄 것이라 믿는 사람들이 대부분입니다. 주위에서 발생하는 현실을 직접 보면서도 그렇게 믿습니다. 믿음에는 자유와 같은 조건이 따릅니다. 마음대로 누리고 그 결과에 대해서는 스스로 책임져야 합니다.

대부분의 암이 비슷하지만 췌장암도 생각보다 쉽게 사라지는 그리 위험하지 않은 암입니다. 췌장암을 자연적인 방법으로 쉽게 치유하는 개념입니다.

췌장암에게 공급되는 영양을 최대한 차단해서 종양의 세력을 약화시키고, 암이 발생한 장기인 췌장을 가능한 쉬게 해서 장기에 남아도는 체력이 상처를 스스로 치유하면서 암에게 저항할 수 있게 하고, 인체 전체의 건강성과 면역계를 회복시키는 총체적인 노력을 하는 것입니다. 그리고 중요한 노력이 하나 더 있습니다. 회복되는 면역계가 췌장암을 인지해서 암을 공격할 수 있는 인체 환경을 만들어 주는 것입니다.

췌장암 환자가 할 수 있는 노력은 여기까지입니다. 나머지는 인체가 알아서 합니다. 면역계가 췌장암을 인지하고 공격하기 시작하면 암은 곧 사라집니다. 암만 사라지는 것이 아니라 온전한 건강까지 회복됩니다. 그리고 췌장암 치유에 도움이 되는 작은 노력들이 있습니다. 깨어 있는 동안 열심히 허리, 척추, 가슴을 펴 주면 대장, 폐 기능은 물론 췌장을 포함해서 거의 모든 내장 기능이 개선됩니다. 당뇨인 경우 혈당강하제 복용 대신에 인슐린을 처방받아서 사용해야 합니다. 혈당강하제는 24시간 췌장을 자극해서 인슐린을 생산하게 합니다. 췌장이 가혹한 노동을 하게 됩니다.

췌장이 하는 중요한 일 중에 하나가 소화효소를 생산하는 것입니다. 췌장에서 생산하는 소화계 효소를 외부에서 충분히 공급해 주면 췌장은 쉬게 됩니다.

개연성이 높아서 별 신경을 안 쓰는 중요한 노력이 하나 더 있습니다. 개연성이 높다는 말은 해보지도 않은 사람들의 생각이고 게으른 사람들의 변(辯)입니다. 개연성이란 '절대적으로 확실하지 않으나 아마 그럴 것이라고 생각되는 성질' 입니다.

췌장암을 자연적인 방법으로 치유 노력을 하면서, 속세의 연은 잠시 접어 두고 그 동안의 모든 것에 감사하고, 고마워하고, 모든 것을 사랑하고, 용서를 구하고, 용서를 하면, 미움과 증오, 욕심을 잠시 유보시키는 노력을 하면 면역계 회복에 변화가 틀림없이 나타납니다. 인체의 면역계는 생물학적인 면역계와 비생물학적인 면역계로 구성되어 있습니다.

살면서 어느 정도는 변하겠지만, 사람에 따라 암 발생이 쉬운 체질이 있고, 암 발생에 강한 저항력을 가지고 있는 체질이 있습니다. 암 발생이 쉬운 체질은 비자연적인 방법으로 치료를 하면 인체의 다른 곳에서 암이 생겨납니다. 암 발생에 강한 저항력을 가진 사람은 이미 암의 세력이 매우 강합니다. 일반적인 방법으로는 치료가 어렵습니다.

췌장암 치유 자연요법에는 중요한 요소가 필히 존재해야 합니다. 특정한 사람에게만 해당하는 특수성이 아닌 누구에게나 통하는 [일반성], 같은 노력에 같은 결과가 나오는 [재현성], 치유되는 과정을 예측할 수 있는 [예측성], 치유되는 기전이 임상에서 상당부분 밝혀진 [선명성], 일반 상식 정도로도 이해할 수 있는 [보편성] 등입니다.

췌장암도 쉽게 사라집니다

췌장암 확진을 받았다면 그것은 엄청난 현실입니다.
암은 면역계에 교란이 발생한 결과 나타난 증상입니다. 췌장암도 예외일 수는 없습니다. 암은 정상세포가 변이된 신생물질입니다. 면역계 교란으로 나타나는 증상 중에서 최상위 증상입니다. 그만큼 면역계가 심각하게 교란되어 있다는 반증입니다. 면역계가 교란되는 원인은 오랜 세월 물리적, 생화학적, 심리적 등으로 인체에 좋지 않은 영향을 계속 끼쳤거나 아니면 아주 강력한 자극이 인체에 가해졌기 때문입니다.

췌장암 초기이고 수술로 적출이 가능한 상태라면 현대의학 개념의 치료에 최선을 다하십시오. 췌장암은 무조건 병원에 가야 한다는 사회적 통념이 워낙 강해서, 사실은 머리털 하나 건드리지 않고도 간단하게 사라지지만, 병원에서 치료를 해보자고 하는 상태의 췌장암 환우 분에게 암은 자연적인 방법으로 치유해야 한다고 주장해 봤자 듣기나 하겠습니까?

현대의학 개념의 췌장암 치료는 수술로 적출하고 항암 치료 혹은 수술이 어려운 경우 희망 없는 항암화학 치료입니다. 그리고 현대의학은 췌장암 자체를 질환의 원인이자 질환 자체라고 생각합니다. 췌장에 암이 그냥 생겼다는 것입니다.

췌장암은 면역계가 교란된 결과 나타난 증상입니다. 췌장암을 사라지게 하려면 교란된 면역계를 정상으로 회복시키는 것이 기본입니다. 원인을 제거해야 증상이 사라지거나 개선되기 때문입니다. 수술, 강력한 독성 물질인 항암제, 방사선 등 현대의학 개념의 치료는 교란된 면역계를 더욱 강력하게 교란시킵니다. 현대의학은 췌장암 그 자체가 질환이고 면역계와는 직접적인 관련이 없다고 생각하기 때문입니다.

췌장암은 세포가 변이된 신생물질입니다. 그리고 이 신생물질은 특유의 생존방법을 가지고 있습니다. 면역력을 정상으로 회복시키지 못하도록 인체에 악성물질을 계속적으로 분비하고, 회복되는 면역력이 췌장암 세포를 공격하지 못하도록 암 주위를 염증 물질로 덮어씌우고 있습니다. 그것도 모자라 인체 전체에 췌장암 세포를 전이 시켜 놓습니다. 심지어는 주위 장기에 직접 침습하는 경우도 흔합니다. 암이 발생한 장기를 파괴시키고 주변 신경을 자극해서 장기의 기능을 약화시키고 무서운 통증을 유발시키기도 합니다. 이런 생존 전략을 적절히 구사하면서 조건이 맞으면 무한정 성장하고 장기를 파괴시켜 부전상태로 만들어 사망하게 합니다. 이것도 사실입니다.

췌장암을 치유하기 위해 면역계를 회복시키는 단순한 노력으로는, 면역계를 정상으로 회복시키기도 어렵고 혹 회복시킨다 해도 면역계가 염증을 공격하느라 암세포의 존재를 알아차리지 못합니다. 하지만 조건만 맞으면 인체의 면역계는 암세포를 간단하게 처리해 버립니다.

췌장암을 자연적인 방법으로 쉽게 치유하려면 면역계를 정상으로 회복시키는 노력과 병행해야 하는 몇 가지 중요한 사항이 있습니다.

췌장암을 포함해서 암세포의 유일한 생존, 성장 에너지는 당(糖)입니다. 탄수화물의 섭취는 생존에 필요한 최소량만 섭취하고 나머지는 생선, 두부, 채소, 해초류 등으로 섭취해야 합니다. 그리고 혈당 지수가 낮은 음식을 섭취하고 식후 혈당피크 현상이 발생하지 않도록 해야 합니다. 이렇게 하면 췌장암에게 충분한 양의 당이 공급되지 않게 되고 에너지가 부족한 췌장암은 세력이 약화됩니다.

췌장암을 포함해서 암은 무산소 에너지 대사를 합니다. 정상 세포는 공급되는 당의 거의 100%를 산소를 기반으로 대사시켜 많은 양의 에너지와 이산화탄소, 물을 만들어 내지만 암세포는 무산소 에너지 대사를 하면서 공급되는 당의 20% 정도만 에너지로 사용하고 나머지는 젖산 같은 피로물질로 만들어서 인체에 분비합니다. 이 물질들은 혈액을 타고 돌면서 인체를 피곤하게 해서 체력을 약화시키고, 간(肝)에 가서 다시 포도당으로 합성되면서 간을 혹사시키게 됩니다. 췌장암세포가 분비하는 피로물질을 실시간으로 제거해 줘야 합니다.

췌장암이 발생한 장기인 췌장을 가능한 편히 쉬게 해야 합니다. 당뇨 증상이 있는 경우 필히 인슐린 처방을 받아야 합니다. 췌장을 쉬게 해주면 남아도는 장기 체력으로 장기의 상처를 스스로 치유하면서 암에게 저항하기 시작합니다. 만약 장기의 체력이 충분하다면 암은 장기 자체의 저항에도 견디지 못하게 됩니다.

약하든 강하든 면역계가 직접 췌장암을 공격할 수 있도록 암주변의 염증 물질을 제거시켜야 합니다. 염증치유지수가 높은 음식을 섭취하고 염증유발지수가 높은 음식의 섭취를 금하는 정도로도 염증은 상당히 사라집니다. 동시에 염증을 치유하는 자연물질을 섭취해 주면 면역계가 췌장암을 공격하기 시작하고 췌장암은 곧 사라집니다.

그 외에도 인체 전체의 건강성을 회복시키는 노력과 암의 성장을 돕는 유제품의 섭취를 금하고 활성산소 같은 유리기 물질을 실시간으로 제거하고, 교란된 중추신경계를 복원시키는 노력 등 몇 가지가 더 있습니다.

초기라면 병원 치료에 최선을 다하십시오. 하지만 완치 불가라는 판정을 받은 경우, 침착하게 생각하시기 바랍니다. 어차피 현대의학으로는 어떠한 희생을 치러도 살아날 방법이 없습니다. 하지만 당신의 선택에 따라 췌장암에서 쉽게 생환할 수도 있습니다. 수술도 할 수 없고 완치 불가라는데 그 곳에 매달려서 항암화학 치료하는 것은 스스로에게 몹쓸 짓을 하는 것입니다.

췌장암 확진을 받았다면 대부분의 사람에게 그것은 엄청난 현실이지만, 동시에 어렵지 않게 온전한 건강을 회복할 수 있는 기회도 있습니다. 췌장암은 긴장한 것에 비해 허무하게 사라지는 그런 암입니다

췌장암은 5년 생존율이 5%도 안 되는 무섭고 힘이 강한 암이라고 한껏 위상이 높아져 있는데, 이것이 사실과는 많이 다릅니다. 다른 대부분의 암과 마찬가지로 자연적인 방법의 치유 노력을 조금만 현명하게 하면 무섭고 힘이 강하기는커녕, 싱겁게 사라져 버리기 때문입니다. 암에는

어떤 부류의 사람들에 의해 잔뜩 헛바람이 들어가 있습니다.

위의 내용이 사실이 되려면 몇 가지 조건이 있습니다. 수술이나 과도한 항암 치료 같은 과격한 병원 치료가 없어야 하고, 1km라도 걸을 수 있는 체력이 있어야 합니다.

현대의학으로 완치 가능성이 조금이라도 있다면 일단 현대의학 개념의 치료에 최선을 다하는 것이 좋습니다. 암은 무조건 병원에 가야 한다는 사회적 통념이 너무 강해서 막을 방법이 없습니다. 하지만 완치 확률이 0%라면 현대의학으로부터 받을 도움은 그리 많지 않습니다. 고식적인 수술이나 항암은 자연적인 방법으로 어렵지 않게 치유할 수 있는 기회마저 앗아가 버립니다.

췌장암은 그리 무서운 암이 아닙니다. 소문과는 다르게 말기 상태라도 찍소리 정도 내고 사라지는 연약한 존재입니다. 면역계의 교란을 더욱 가중시키는 치료가 아니라 면역계의 교란을 회복시키는 노력을 했을 경우 그렇다는 것입니다. 수술 항암 등으로 이미 교란되어 있는 면역계를 더욱 강하게 교란시켜버리면 췌장암은 소문대로 진짜 무서운 존재가 되어 버립니다.

췌장암으로 이차증세가 강하게 나타나는 경우는 현대의학의 도움을 받아야 합니다.

구토 증상은 레몬, 매실, 생강, 무즙, 흰 죽, 여러 가지 냉채, 견과류, 복합효소 등을 조합해서 섭취하고, 일반 치약 대신 소금과 차가버섯 1:1로 배합한 소금 차가 치약 사용 등의 노력으로 어느 정도 완화시킬 수 있고 급한 경우는 구토 억제제를 잠시 복용할 수도 있습니다. 황달이 심한 경우는 스텐트나 배액술(PTBD 삽입)을, 통증이 심한 경우는 우선 진통제의 도움을 받아야 합니다.

쉬운 췌장암 치유 비법

암 중에서 제일 무서워하는 암이 췌장암입니다. 현대의학이 그렇다는 말입니다. 수술이 까다로운 면도 있고, 췌장의 기능적 특성상 전절제가 불가능합니다. 그리고 췌장암에 조금이라도 반응하는 항암제가 거의 없는 실정입니다. 이런 이유와 더불어 일반인에게 암에 대한 공포를 확실하게 심어 주기 위해 췌장암이 선택되었습니다.

'걸리면 거의 끝이다. 암은 이렇게 무서운 질병이다. 일반인들아 기억해라. 현대의학이 실력이 모자라서 암을 치료하지 못하는 것이 아니라, 암이 워낙 무서운 존재라서 치료를 못할 뿐이다. 이렇게 무서운 암을 치유하는 유일한 방법은 수술로 적출하고, 태우고, 녹여야 그나마 얼마라도 더 살 수 있다. 현대의학이 치료하지 못하면 어떤 방법으로도 치료가 불가능하다. 현대의학이 몇 달 살 것이라 예상하면 거의 법이다. 췌장암, 현대의학이 치료하지 못하면 신이 내려와도 불가능하다' 입니다.

'대장암 말기는 현대의학이 치료하지 못하고, 신(神)이 내려와도 불가능하다' 는 어떤 의사가 쓴 대장암 책에 있는 글입니다. 무서운 내용입니다. 자신의 영혼에 대해서도 모르면서 다른 사람들의 생명을 가지고 신을 들먹입니다. 신(神)은 신비(神秘)고 인간의 능력 밖에 존재합니다. 인간은 신에 대해 분석하고 따질 수 있는 허락을 받지 못했습니다. 인간은 자신의 영혼에게 충실하다가, 몸과 정신 모두 존재한 적도 없이 사라질 각오를 해야 합니다. 그 다음은 신비에게 맡기면 됩니다. 영혼에게 충실하게 사는 것 중에 하나가 자신의 몸에 몹쓸 짓을 하지 않는 것입니다.

항암제라는 것이 암을 치료하기 위해 개발된 약이 아닙니다. 암의 크기를 잠시 줄이는 정도의 목적입니다. 대신 상당한 대가를 치러야 합니다. 항암제로 허가 받기 위한 조건은 4주 동안 암환자들에게 투여해서 투여한 암환자의 30%만 암의 크기가 조금이라도 줄면 항암제로 허가가 납니다. 임상 기간이 4주입니다. 그 이상 임상을 하면 암이 다시 커지기 때문입니다. 항암제의 진실입니다.

췌장암은 과도한 병원 치료가 없었다면 자연적인 암 치유 방법으로 비교적 쉽게 사라지는 암종입니다. 현실은 수술이 불가능해도, 진행성 암도, 말기 암도 항암 치료를 합니다. 내 몸에 암이 발생한 것도 모자라서 도저히 해서는 안 되는 몹쓸 행위를 내 몸에게 합니다. 강력한 독성 물질을 인체에 주입하고, 회복할 수 없는 방사선 물질을 마구 쏟아 넣습니다. 췌장암뿐만 아니라 어떤 암이라도 암은 자연적인 방법으로 치유해야 합니다. 암은 면역계 교란으로 나타난 증상이기 때문입니다. 암은 그 자체가 질환의 원인이 아닙니다. 암은 증상입니다. 원인을 치료하지 않고 증상만 치료하는 것은 치료가 아닙니다. 더 나아가 증상을 치료한다고 원인을 더욱 증폭시키는 것은 어떤 이유로도 정당화 될 수 없습니다.

그렇게 무섭다는 췌장암이 몇 달 자연을 즐기면서 치유노력을 하면 어렵지 않게 사라집니다. 췌장을 편히 쉬게 해주고, 종양에게 공급되는 영양을 최대한 차단하고, 암이 무산소 에너지 대사 과정에서 대량으로 만들어 내는 젖산 등의 피로물질을 실시간으로 제거 해주고, 활성산소 같은 유리기 물질도 실시간으로 제거해 주면서 인체 전체의 건강성을 회복시키는 노력을 하면 췌장암은 쉽게 사라집니다. 이게 자연이고, 인체이고, 면역계의 특성입니다.

과격하고 과도한 병원 치료가 없었고, 지금 먹을 수 있고, 1km라도 걸을 수 있다면 암은 두려운 존재가 아닙니다. 현대의학의 췌장암 5년 생존율은 액면 그대로 다 믿어도 5%입니다. 삶의 질을 다 포기하면서 5%에 도전하시겠습니까? 삶의 질은 더 높아지고, 온전한 건강까지 덤으로 챙길 수 있으면서 10배는 더 높은 확률에 도전하시겠습니까?

내 생명은 내가 지켜야 합니다.

누군가를 미워하고 있다면,
그 사람의 모습 속에 보이는 자신의 일부분을 미워하는 것이다.
- 헤르만 헤세 -

22. 폐암

폐암, 과연 무서운 질환인가?

우리의 삶에 관련 된 모든 것에는 사회적 통념이라는 것이 형성되어 있습니다. 하나의 개념에 대한 사회적 통념은 하나일 수도 있고 여러 종류일 수도 있습니다. 그리고 강하게 형성되어 있는 사회적 통념 중에는 진실에 바탕을 두지 아니한 것들도 많이 있습니다. 그 결과 사회적 통념은 계속 변하게 됩니다.

하여튼 현재 대다수가 추종하는 통념에서 나 혼자만 벗어나기가 그리 쉽지 않습니다. 현재 구축되어 있는 폐암에 대한 사회적 통념을 간단하게 정리해 보겠습니다.

'폐암 진단을 받으면 무조건 현대의학에 매달려야 한다'
'폐암은 무서운 질환이여서 종양이 발생한 장기인 폐를 적출할 수만 있다면 가능한 빨리 적출하고, 강력한 세포독성 물질인 항암제를 할 수 있는 한 많은 양을 투입하고, 방사선도 필요하면 얼마든지 조사해서 운이 좋으면 일단 살아나고, 그렇지 않은 경우는 사망하는 것이 어쩔 수 없다'
'폐암에서 일단 살아남기 위해서는 어떤 고통도 감수해야 하고, 삶의 질을 포기하는 정도는 치료 과정에서 발생하는 어쩔 수 없는 현상이고 그래도 살아만 남으면 천만다행이다'
'현대의학이 치료할 수 없는 폐암은 방법이 없다'
'폐암은 걸리지 않는 것이 상책이고 일단 암 진단을 받으면 인생은 종

친 거와 비슷하다'

'폐암 세포가 사진으로는 일단 사라져도 평생 재발의 위험으로부터 자유롭지 못하고 재발하면 끝이다' 폐암에 대한 사회적 통념은 대강 이정도 입니다.

그리고 대부분의 폐암 환우 분들은 이러한 통념을, 나의 생명이 달려 있고 치료과정에서 무서운 고통이 동반됨에도 불구하고 최소한의 합리적인 의심조차 없이, 무조건 충실히 따릅니다. 이러한 폐암에 대한 통념은 반은 정확하게 맞고 반은 전혀 사실이 아닙니다.

오랜 세월 동안 암 환우 분들과 생활을 같이 하면서 충분히 검증된 폐암에 대한 고찰(考察)입니다. 현대의학에 모든 것을 맡기고 충실히 따르면 이러한 폐암에 대한 통념은 거의 진실에 가까운 사실이 되어버립니다.

현대의학의 폐암 치료개념과 방법에 대해 최소한의 합리적인 의심을 해 보겠습니다.

암은 면역계가 교란된 결과 나타난 증상이지 암 자체가 질환의 원인이고 결과가 아닙니다. 증상은 원인을 찾아서 개선시키면 자연히 사라집니다. 하지만 암이 발생한 원인을 찾아서 개선시키지 않고 증상인 암세포만 자르고 태우고 녹이는 치료는 암을 발생시킨 원인을 더욱 증폭시키게 됩니다. 꿩이 머리만 숨기는 수준의 치료 개념입니다.

그리고 모든 암세포의 악성도가 다 같은 것이 아닙니다. 100이면 100가지 종류의 폐암이 존재합니다. 전이가 전혀 되지 않는 암, 성장을 하지 않는 암, 그냥 둬도 건강하게 천수를 누릴 수 있는 성장이 매우 느린 암, 발견되면 이미 인체 전체에 전이가 되어 있는 암, 성장 속도가 매우 빠른 암, 세포 분화도가 매우 높은 암, 미분화 상태의 암, 정상세포인지 폐암세포인지 도저히 구분이 가지 않는 암, 포도당 수용체가 적당히 발달되어 있는 암, 세포 전체에 포도당 수용돌기가 있는 암, 세력이 강한 암, 과격한 암, 얌전한 성질을 가진 암 등등 생긴 것과 특성이 다 다릅니다.

이 중에서 전이 능력이 있고, 성장 속도가 빠르고, 세력이 강하고, 성질이 과격하고, 분화도가 낮거나 미분화 상태인 폐암은 아무리 조기에 발견해도 이미 인체 전체에 전이가 되어 있습니다. 자르고 태우고 녹이는 치료방법으로는 폐암세포를 완벽하게 제거할 수 없습니다. 치료가 불가능합니다.

전이 능력이 없고, 분화도가 높고, 성장 속도가 느리고, 성질이 얌전한 폐암은 굳이 검진해서 조기에 발견할 필요도 없고 혹 폐암이라는 진단을 받아도 방치해 버리면 됩니다. 생명을 직접적으로 위협하지 않기 때문입니다. 증상 없이 건강검진에서 발견되는 대부분의 폐암은 대부분 이런 종류의 암입니다.

증상이 나타나서 검진 결과 폐암으로 진단 받는 경우는 대부분 악성도가 높고 이미 인체 전체에 전이가 된 상태입니다. 현대의학으로는 완치가 불가능합니다. 확인되지도 않은 몇 달 생명연장이, 무서운 고통을 감내하고 삶의 질을 포기할 정도로 가치가 있는지 생각해 봐야 합니다. 어차피 몇 달 후에는 사망하게 되어 있습니다. 남은 시간을 가족과 같이 보내면서 생을 정리하는 것이 더 사람다울 수도 있습니다.

미국이나 유럽의 의사들 간에 유행처럼 번지는 트렌드가 있습니다. 이른바 NO CODE(생명연장치료나 소생치료를 거부)입니다. 진행성 폐암이나 췌장암 등의 진단을 받으면 현대의학 개념의 치료를 완전히 거부하고 남은 시간을 가족과 같이 보내면서 생을 정리합니다.

수술이나 항암제 치료를 받지 않으면 말기가 되어도 통증이 거의 나타나지 않고 마지막에는 서서히 편하게 사망하게 됩니다.

폐암을 자연적인 방법으로 치유할 경우 암에 대한 사회적 통념은 전혀 사실이 아닙니다. 존재하지도 않는 공포와 두려움에 대한 허상입니다. 몇 달 자연을 즐기다 보면 폐암이 깨끗하게 사라지는 것을 직접 보고도 용기를 내지 못합니다. 폐암은 병원이라는 강박관념에 사로잡혀서 벗어나지를 못합니다.

하지만 증상이 나타난 다음 폐암진단을 받은 경우는 어떤 고통을 감내하고 삶의 질을 다 포기해도 희망이 없습니다. 용기를 내서 자연적인 방법의 치유노력을 현명하게 해보기 바랍니다. 폐암은 어렵지 않게 사라지고 온전한 건강도 회복됩니다. 증상 없이 폐암 조기 진단을 받은 경우는 대부분 그냥 방치해도 크게 위험하지 않고 치료 시간도 충분합니다. 악성도가 높은 폐암이라면 조기나 말기에 상관없이 이미 인체 전체에 전이가 된 상태입니다. 그리고 한 번 잘려 나간 장기는 회복되지 않습니다. 이런 경우도 병원 치료 전에 몇 달 자연적인 방법으로 치유노력을 해보기 바랍니다. 결과가 만족스럽지 못하면 그 때 현대의학 개념의 치료에 충실해도 됩니다.

악성도가 높아도 조기 폐암이 몇 달 만에 수술에 지장을 줄 정도로 급성장하지는 않습니다.

폐암 치유를 돕는 노력

암을 자연적인 방법으로 치유하는 기본은 종양이 발생한 장기를 쉬게 하면서 장기의 체력을 보강하는 것입니다. 종양이 발생한 장기를 쉬게 하면 장기는 강력한 회복력을 발휘합니다. 그리고 종양이 발생한 장기에 차가버섯 도포가 가능하다면 큰 걱정을 하지 않아도 됩니다. 10여년 가까이 도포가 가능한 경우, 암 치유가 실패한 적이 거의 없습니다.

[1] 차가버섯 스프레이

차가버섯 병에 넣고 조금 흔들어서 비상하는 차가버섯 추출분말 가루를 심호흡을 하면서 코로 흡입하는 요법입니다. 가루 비상이 아주 연한 상태로 시행해야 쉽게 흡입할 수 있습니다. 일회에 10번 정도 하루에 서너 번 해야 합니다.

[2] 깨어 있는 동안 허리와 가슴을 힘을 다해 펴서 폐가 움직일 수 있는 자유로운 공간을 확보해 줘야 합니다.

[3] 운동은 가능한 천천히 해야 합니다. 가쁜 숨을 몰아쉬는 정도로 운동을 하면 폐에 무리가 가고, 모든 노력이 잘못될 확률이 높아집니다. 안정권에 도달할 때까지는 폐에 무리가 가는 행동은 철저하게 막아야 하고, 절대적으로 금지해야 합니다.

[4] 깨어 있는 동안은 가능한 천천히 심호흡을 해야 합니다.

[5] 의료용 산소호흡을 일회 5분 정도, 하루 5회 정도 해야 합니다. 폐가 쉽게 됩니다. 허파는 산소를 받아들이기 위해 호흡할 때마다 긴장을 합니다. 말기 폐암은 폐의 기능이 상당히 저하되어 있어 산소와 이산화탄소의 교환이 원활하지 못합니다. 기능이 원활하지 못한 폐는, 인체에 산소를 공급하기 위해 더 많이 움직여야 하고, 그 결과 폐는 더 피로해 집니다. 순수한 산소호흡으로 하루에 얼마라도 폐 조직을 쉽게 해야 합니다.

[6] 찬 공기의 직접 흡입을 피해야 합니다.

[7] 음이온과 피토케미컬[19]이 풍부하고, 깨끗한 공기가 필요합니다. 계곡이 있는 숲 공기가 좋습니다.

[8] 주무실 때도 가능하다면 가슴을 펴야 합니다. 가슴 밑에 작은 방석을 받치고 주무시면 도움이 됩니다.

---

19) phytochemical(s) ; 식물 속에 들어 있는 화학물질로 식물 자체에서는 경쟁 식물의 생장을 방해하거나, 각종 미생물·해충 등으로부터 자신의 몸을 보호하는 역할 등을 한다. 또 사람의 몸에 들어가면 항산화물질이나 세포 손상을 억제하는 작용을 해 건강을 유지시켜 주기도 하는데, 버드나무 껍질에서 추출한 아스피린, 말라리아 특효약 퀴닌, 발암물질 생성을 억제하는 페놀과 타닌 등이 대표적이다

[9] 방안의 공기가 적정한 온도와 습도를 유지하도록 해야 합니다. 적정한 온도와 습도는 현재의 상태와 환우분의 특성에 따라 조금씩 다릅니다. 편한 상태로 유지하면 됩니다. 물을 흘려서 자연적으로 증발시키는 가습기 정도는 사용하는 것이 좋습니다.

말기 폐암인 경우, 과도한 병원 치료가 없었다면 여유가 있지만, 과도한 병원치료를 받은 경우는 어느 정도 안정권에 도달할 때까지는 폐에 부담을 주는 모든 경우를 철저하게 조심해야 합니다.

[10] 폐를 쉬게 하는 또 하나의 방법이 혈액순환을 좋게 해 주는 것입니다.

차가버섯 캡사이신 마사지, 손바닥 마주치기, 녹즙, 따뜻한 물(숭늉, 생강차 등)을 자주 드시는 것이 좋습니다.

[11] 도라지, 더덕, 은행, 율무, 토마토, 생강 같은 폐를 보호하는 음식을 섭취하면 도움이 됩니다.

이런 기본적인 노력을 하면서, 동시에 인체의 건강성과 면역계를 복원시키는 노력을 조심스럽게 병행해야 합니다.

폐암 자연 치유의 개념

폐암을 자연적인 방법으로 어렵지 않게 치유하려면 일차적으로 암이 발생한 장기인 폐를 보호하는 노력이 필요합니다. 폐는 평생 쉬지 않고 일하는 장기입니다. 그리고 많은 체력이 소비되는 장기입니다. 그리고 폐에 암이 발생했다는 의미는 폐가 생물학적으로 상당한 충격을 받았고 계속 받고 있다는 것입니다. 폐암은 폐에 상당히 큰 충격을 주는 상처를 유발시킵니다.

폐암이 발생한 폐를 가능한 쉬게 해줘야 폐암의 충격으로부터 회복되고 암으로 인한 상처를 스스로 치유하면서 암에게 저항합니다. 암이 발생한 장기에서 암에게 저항하기 시작하면 암은 성장세와 세력이 약해집니다.

폐를 쉬게 하는 방법은 허리, 척추, 가슴, 어깨, 목 등을 깨어 있는 동안 힘을 다해 바로 펴주는 것입니다. 주변 근육이나 장기를 밀어내던 체력이 폐를 치유하기 시작합니다. 그리고 깨끗하고 좋은 공기를 마시면서 하루에 여러 번 산소호흡을 해주는 것입니다. 의료용 산소호흡을 하면 활성산소 같은 유리기 물질이 많이 생성됩니다. 유리기 물질을 실시간으로 제거해 주는 노력이 꼭 필요합니다. 그리고 심호흡을 천천히 깊게 하는 것입니다.

폐암이 발생한 폐를 가능한 많이 쉬게 해 주면서 암이 발생한 근원적인 문제인 교란된 면역계와 인체 전체의 건강성을 회복시키는 총체적인 노력을 해야 합니다.
암 자연 치유에 종지부를 찍는 노력은 회복되는 면역계가 종양을 인지하고 종양을 공격할 수 있는 인체환경을 조성 해주는 것입니다. 면역계가 폐암을 공격하기 시작하면 암은 곧 사라집니다.

폐암을 자연적인 방법으로 치유하는 기본개념은 인위적으로 노력을 해서 폐를 쉬게 하고, 인체의 건강성, 면역계를 회복시켜 주고, 회복되는 면역계가 폐암을 인지하고 공격할 수 있는 인체환경을 만들어 주는 것입니다. 환자가 할 수 있는 노력은 여기까지입니다. 그 다음은 인체가 알아서 다 처리해 줍니다.

자연적인 방법으로 폐암을 치유하면 완치나 확실한 개선 확률이 매우 높아집니다. 폐암 말기라 해도 과격한 치료가 없었다면 그리 큰 걱정을 하지 않아도 됩니다.

하지만 인체 스스로 치유하는 것이 아닌 약재나 인위적인 시술로 폐암을 직접 치료하려 하면 처음에 증상이 약간 개선되는 것 같은 느낌을 받을 수 있지만 곧 약재나 시술에 내성을 가진 폐암이 출현하게 되고 암은 급속도로 성장하고 인체 전체에서 창궐하게 됩니다.

물론 정상적인 폐 세포의 특성을 거의 다 가진 온순한 폐암의 경우는 약재나 인위적인 치료로 사라질 수 있습니다. 이런 치료사례는 일반성이 결여되어 있습니다. 대부분의 폐암은 분화도가 낮은 과격한 성질을 지닌 암이고 특히 소세포 폐암의 경우는 자연적인 치유 방법 외에는 폐암을 사라지게 할 가능성이 거의 없다고 보면 됩니다.

수많은 암 자연 치유 방법 중에서 어떤 한 가지를 선택하려면 몇 가지 중요한 요소를 검토해야 합니다. 생명이 달려있기 때문입니다. 누구에게나 적용될 수 있는 일반성, 치유과정을 예측할 수 있는 예측성, 같은 노력에 같은 결과가 나오는 재현성, 치유 기전이 임상적으로 대부분 밝혀진 선명성, 치유 노력의 기전을 일반상식으로 이해할 수 있는 보편성 등입니다.

폐암은 말기라 해도 자연적인 방법으로 어렵지 않게 치유할 수 있습니다.

폐암 치유 혁명

폐암은 어렵지 않게 치유됩니다. 말기라 해도 과격한 치료가 없었다면 치유됩니다. 종양이 깨끗하게 사라지고 온전한 건강을 회복할 수 있습니다. 엄연한 사실이지만 이런 결과가 나타나게 하려면 몇 가지 중요한 조건이 있습니다.

첫째는 너무 과격한 병원치료가 없어야 합니다. 둘째는 인체 스스로의 힘으로 폐암을 치유해야 합니다. 셋째는 이런 노력을 하면서 암 치유를 도와주는 자연약재의 도움을 받아야 합니다.

인체는 스스로의 힘으로 병적 증상을 치유하려는 본능과 병 치유를 도와주는 물질이 집중적으로 투입되면 스스로의 노력을 게을리 하는 본능이 동시에 존재합니다.

폐암은 면역계의 교란으로 발생한 최상위의 증상입니다. 그리고 종양세포는 인체의 환경에 적절히 적응하면서 살아남는 상당한 능력을 가지고 있습니다. 항암 화학치료를 하면 3주 정도는 성장을 멈추고 항암제의 독성에 적응하기 시작합니다. 물론 처음부터 항암제에 내성을 가지고 있는 경우도 있지만, 항암치료 4주 정도면 항암제에 저항성을 가진 암세포가 출현합니다. 내성이 생긴다고 표현합니다. 그 다음은 인체 전체에서 다발성으로 암세포가 출현합니다.

면역치료라는 것이 있습니다. 면역력을 강화시키는 치료 방법으로 양. 한방에서 훌륭한 치료방법이라고 주장합니다. 현대의학적인 개념의 수술, 항암 화학치료, 방사선보다는 부작용 면에서 보면 좋을 수도 있습니다. 면역세포를 배양해서 인체에 주입하기도 하고 약침 등을 이용해서 면역력을 강화시키기도 합니다. 두 방법 공히 초기에는 통증이 줄고 암의 크기도 줄어드는 경우가 있습니다. 문제는 그 정도의 효과가 희망할 수 있는 전부라는 것입니다. 암세포는 인위적으로 만들어진 인체 환경에는 절묘하게 적응합니다. 적응하는 정도가 아니라 일정기간 성장을 멈추고 크기를 줄이면서 그런 환경에서 살아남을 수 있도록 세포를 다시 변이시키고 변이된 세포를 인체 전체에 퍼트린 다음, 준비가 끝나면 인체 전체에서 다발성으로 가히 폭발적이라 할 정도로 창궐합니다. 이게 인위적인 치료의 결과이고 한계입니다.

폐암 환우 분들은 일정기간 어느 정도의 호전이 목표가 아니고 완전한 치유가 목표입니다. 물론 치유되는 과정도 중요합니다. 치유과정이 고통이 아니라 자연을 즐기면서 삶의 질을 더 높이는 과정 이여야 합니다.

스스로의 노력으로 면역계를 복원시키고 복원된 면역계가 종양을 공격하면 암세포는 내성을 가지지 못합니다. 복원되는 면역계가 폐암을 공격하기 시작하면 종양은 아무런 부작용 없이 곧 깨끗하게 사라집니다. 스스로의 힘으로 면역계를 복원하고, 복원된 면역계가 암세포를 공격하게 하려면 그에 합당한 노력이 있어야 합니다.

폐암을 쉽게 사라지게 하고 온전한 건강까지 회복하게 하는 노력을 간단하게 정리해 보겠습니다.

종양의 세력이 강하면 자연적인 방법의 치유노력이 힘을 발휘하기가 어렵습니다. 종양에게 공급되는 영양을 최대한 차단해서 종양의 세력을 약화시켜야 합니다. 폐암 세포에게 생존, 성장할 수 있는 충분한 영양이 공급되지 않으면 크기를 줄이고 세력이 약해집니다. 통증이 줄고 체력이 살아나고 하는 등의 현상을 느낄 수 있습니다.

종양이 발생한 장기를 최대한 쉬게 해서 장기에 남아도는 체력이 상처를 스스로 치유하고 종양에게 저항하게 해야 합니다.

종합적인 개념의 해독노력과 인체 전체의 건강성, 면역계를 회복시키는 노력을 해야 합니다.

회복되는 면역계가 종양을 인지해서 공격할 수 있도록, 종양 주변의 염증유발 물질을 제거하는 노력도 병행해야 합니다.

그리 어렵시 않은 폐암 치유노력입니다. 이 노력은 누구나 할 수 있는 일반성, 같은 노력에 같은 결과가 나타나는 재현성, 치유되는 과정을 예상할 수 있는 예측성, 임상적으로 치유기전이 거의 밝혀신 선명성, 치유

방법이 일반상식에 준하는 보편성이 이미 확실히 검증되어 있습니다.

폐암 치유에 신기원을 열다

궁금한 것이 있습니다. 과연 몇 분이 이 글을 보고 그분들의 반응이 어떠할지, 약간은 고민을 해보는지, 아니면 그냥 헛소리로 넘겨 버릴지 궁금합니다. 폐암에 관련된 글을 포함해서 이 책에 있는 글들은 가능한 거의 대부분 사실입니다.

'가능한 거의 대부분' 이라고 표현한 것은 폐암을 포함해서 암세포가 사라지는 기전이 일반인들이 좋아하는 과학적으로 검증되지 않았기 때문입니다. 하지만 자연적인 방법으로 암세포가 사라지게하는 과정과 결과는 임상적으로 충분히 검증되었습니다.

폐암 세포가 사라지게하는 과정은 자연을 즐기면서 삶의 질을 높이는 노력이고 결과는 암이 사라집니다, 너무 과격한 치료를 받지 않았다면 같은 노력에 같은 결과가 나오는 완치나 확실한 개선을 의미하는 재현성이 매우 높습니다. 너무 늦게 발견되어 병원 치료가 전혀 없었던 말기 폐암도 비슷한 결과가 나옵니다.

폐암을 자연적인 방법으로 치유하는 모든 노력의 마지막 목적은 폐라는 장기에서 암에게 직접 저항하게 하고, 암세포를 감싸고 있는 염증유발물질을 제거해서 면역계가 암을 직접 공격할 수 있도록 인체환경을 만들어 주는 것입니다. 이 상태만 되면 폐암은 대책 없이 허무하게 사라져 버립니다.

폐암은 점점 더 무서운 존재가 되어 가고 있고, 암은 무조건 현대의학에 매달려야 한다는 사회적 통념이 강하게 지배하고 있지만 그것은 현실이고, 사실은 폐암을 포함해서 대부분의 암은 긴장한 것에 비해 너무 허무하게 사라지는 그런 존재입니다.

암만 사라지는 것이 아니고 온전한 건강까지 회복됩니다. 암환자 분들 중 상당수가 당뇨나 고혈압, 만성 폐쇄성 폐질환(C.O.P.D) 증상을 가지고 있습니다. 암이 사라지기 전에 이런 증상들이 먼저 개선됩니다. 20년 경력의 당뇨에 식전혈당 400이 나와도 한두 달이면 인슐린이나 혈당강하제 없이도 정상을 유지할 정도로 개선됩니다.

나의 의식을 지배하는 사회적 통념이 항상 진실에 기반을 두는 것은 아니지만 통념은 통념입니다. 폐암으로부터 쉽게 생환하기가 현실적으로 매우 어렵습니다. 자연을 즐기면서 삶의 질을 더 높이고 온전한 건강을 회복하는 분들이 아주 드물게 있을 뿐입니다. 이게 왜곡된 현실입니다

폐암 말기도 생각을 바꾸면 사라집니다

초기 폐암도 수술에 항암치료, 방사선 조사까지 온갖 치료를 다해도 안전하게 사라진다는 보장이 없는데, 생각을 바꾸면 폐암 말기가 사라진다니 이게 무슨 소린가, 생각을 어떻게 바꾸라는 것인가, 말기라는 진단을 받으면 그 훌륭한 현대의학도 치료가 어려운데 깨끗하게 사라진다는 것이 무슨 의미인가?

폐암을 포함해서 암이라는 진단을 받으면 무조건 병원에 매달려서 수술로 적출하고 항암을 해야 한다는 강한 사회적 통념이 존재하고 있고, 이 통념으로부터 자유롭지 못하면 현대의학 개념의 치료에 최선을 다하십시오. 남들이 다 하니까 적어도 혼자라는 외로움은 없습니다. 물론 다른 많은 폐암 환우 분들이 간 길을 답습(踏襲)하게 되겠지요.

폐암은 세포가 변이된 신생물질입니다. 그리고 특이한 생존방법을 가지고 있습니다. 자연계에서 가장 구하기 쉬운 탄수화물(탄수화물은 소화

과정에서 당(糖)으로 변하게 되고, 단당류의 형태로 인체에 흡수됩니다)
을 생존과 성장의 유일한 에너지원으로 사용하고, 인체의 조건이 맞으
면 암세포는 계속 성장하면서 이차증세를 발생시키고 장기를 파괴해 버
립니다. 폐암세포를 인체 전체에 퍼트려, 거의 인체 전체에 세포단위로
암세포가 존재하게 하면서 상황에 따라 세포수준에서 덩어리 형태로 성
장하기도 합니다.

폐암이라는 존재를 어떻게 해석하느냐에 따라 치료방법이 많이 다르게
됩니다. 현대의학은 폐암을 질환의 원인이자 질환자체로 해석하고 있습
니다. 그리고 한 번 생긴 암세포는 절대로 자연적으로 사라지지 않는다
고 믿고 있습니다. 그 결과 현대의학의 유일한 폐암치료 방법은 수술로
암세포를 완전히 적출하는 것입니다. 항암이나 방사선치료는 고식적인
행위입니다.

폐암을 면역계가 교란된 결과 나타난 증상이라고 해석 한다면 치유방법
은 완전히 달라집니다. 증상은 원인을 제거하면 대부분 자연적으로 사
라지거나 개선되기 때문입니다.
폐암을 어떤 식으로 해석하든 환우분이 중요하게 생각하는 것은 치유과
정과 결과입니다.

현대의학 개념의 폐암치료는 과정과 결과에 대해 익히 잘 알고 있을 것
입니다. 폐암을 면역계가 교란된 결과 나타난 증상으로 보는 경우는, 머
리털 하나 건드리지 않고 몇달 자연을 즐기면서 현명하게 치유노력을
하면 암세포만 사라지는 것이 아니고 온전한 건강, 더 높은 삶의 질까지
덤으로 챙길 수 있습니다.

물론 세포가 변이된 신생 물질인 폐암이 적당한 노력 정도로 사라지지
는 않습니다. 정확한 노력이 필요합니다. 종양에게 공급되는 영양을 최
대한 막아서 암세포의 세력을 약화시켜야 하고, 암세포의 무산소에너지

대사과정에서 분비되는 독성, 피로물질을 실시간으로 제거해 줘야 하고, 암세포 주위의 염증물질을 가능한 완벽히 제거해 줘야 하고, 암세포의 성장을 도와주는 활성산소 같은 유리기 물질도 실시간으로 제거시켜야 합니다.

동시에 인체 전체의 건강성을 회복시키는 노력과 폐암세포로 인해 교란된 중추신경계, 효소계 등을 회복시키는 노력을 해야 합니다. 한 가지 더 추가하면 암이 발생한 장기를 가능한 편히 쉬게 해서 장기에 남아도는 체력이 스스로 상처를 치유하고 암에게 저항하게 해야 합니다.

인체의 면역계가 정상을 회복하고 암이라는 존재를 정확히 파악하게 되면 암세포를 공격하기 시작합니다. 면역계의 공격력은 조건만 맞으면 가히 경이로울 정도로 강력합니다. 폐암세포 정도는 쉽게 박멸시킵니다.

과도한 병원치료가 없었다면 폐암 말기라 해도 어렵지 않게 치유됩니다. 완치가 불가능하다는 진단을 받았다면 깊이 생각해보기 바랍니다.

말기 폐암에서 안전하게 생환하기

여기서 의미하는 폐암 말기는 어쩌다가 진단이 늦어졌거나, 성장이 매우 빠른 미분화암 형태여서 처음부터 폐암 말기로 진단을 받은 경우입니다.

물론 초기에 발견되어 수술과 항암을 거치면서 재발되고 말기로 발전한 경우도 상황에 따라 치유 희망이 클 수도 있습니다. 하지만 같은 노력에 같은 결과가 나오는 재현성은 그리 높지 않습니다. 현대의학 개념의 긴 치료를 받으면, 많은 경우 인체에 존재하는 자연 치유능력이 거의 상실되어 버리기 때문입니다.

현대의학은 폐암을 불치병으로 생각합니다. 그 결과 유일한 폐암치료 방법이 초기에 발견해서 수술로 암세포 전체를 적출해 버리는 것입니다. 항암이나 방사능 치료는 어쩌다가 만들어진, 치료의 형태를 가진 고식적인 행위입니다.

항암제는 인명살상에 사용하는 독가스가 우연히 백혈병 환자에게 흡입이 되었고 백혈구 숫자가 줄어드는 것을 보고 백혈병 치료에 사용해 보자는 가정에서 출발 했습니다. 항암제의 실체를 알고 보면 암을 치료하는 것은 고사하고 무시무시합니다. 지금 사용하는 백혈병 항암제는 혈액 속의 백혈구와 혈소판을 죽여서 정상 수치에 가깝게 유지시켜 주는 약입니다. 당장의 증상을 완화시키는 약입니다.

그럼에도 불구하고 어떤 목적을 가진 많은 논문에 이런 약을 사용했는데도 생물학적으로 완전관해가 된 경우도 있다고 합니다. 골수에 발생한 암이 완전히 사라졌다는 의미입니다. 일반인들은 알 수가 없습니다. 그렇다면 그런 줄 알아야 합니다. 스스로 현명하지 못하면 폐암 말기로부터 안전하게 생환하기가 거의 불가능합니다.

항암제는 대부분 거대한 다국적 기업에서 생산합니다. 그리고 이런 기업에서는 많은 어용(御用) 학자들을 고용하고 있습니다. 천연물질인 스테비아가 발암제의 가능성이 큰 인공감미료를 대체하려고 하자 순식간에 스테비아를 발암제로 만들어 버렸습니다. 나중에 WHO(세계보건기구)에서 스테비아는 오히려 건강에 도움이 되고 항암 역할도 한다고 발표했지만 이미 굳어 버린 개념을 바로잡기는 어렵습니다. 인공감미료 생산 특허를 가지고 있는 거대 다국적 기업은 그 자체가 권력이고 사회적 통념을 생산합니다.

방사능 치료는 미국에서, 국민들이 원자력에 대해 부정적이고 무서운 개념을 가지고 있어서 원자력 개발에 국가 예산을 쏟아 붓기가 어려워지자 이를 무마할 목적으로 방사선이 암을 치료한다고 주장을 하기 시작했고 보험적용까지 허용하면서 그냥 암 치료제로 사용하게 되었습니다. 방사선은 강력한 발암제입니다. 학계나 병원운영 방침, 보험 지침서에 이럴 경우 방사선치료를 해도 좋다고 나와 있으면 말단에서는 별 생각 없이 치료행위에 사용합니다. 문제는 미국의 암 치료 의사들에게 본인이나 가족이 암에 걸리면 항암이나 방사선치료를 하겠냐는 질문에 절대다수가 하지 않겠다고 답을 했다는 것입니다. CT 한 번 찍는 것도 매우 위험한 행동인데 몇 달씩 방사선을 인체에 조사한다는 게 상식으로는 통하지 않지만, 현실에서는 잘 통합니다.

현대의학이 폐암을 일단 치유할 수 있는 유일한 방법은 초기에 발견해서 폐암세포를 깨끗하게 적출하는 것입니다. 수술이 어려운 폐암 말기나, 이미 원격전이가 진행된 폐암의 경우는 현대의학 개념으로는 치료가 어렵다고 보면 거의 정확합니다.

세계적으로 유명한 많은 의사들이 진행성 암은 현대의학이 치료하는 방법을 모른다고 솔직하게 고백했습니다.

폐암을 포함해서 대부분의 암은 면역계가 교란된 결과 나타난 증상입니다. 폐암은 증상입니다. 증상은 원인을 제거해야 자연히 사라지거나 개선됩니다. 폐암만 적출해 버리고, 인체 전체의 건강성을 회복시키려는 노력을 하지 않으면, 폐암 발생원인은 인체에 계속 존재하고 있기 때문에 언젠간 폐암이 다시 나타납니다. 재발은 대부분 치료가 어렵고 말기로 발전합니다.

폐암은 인체의 건강성을 회복시키면 자연히 사라집니다. 이론이 아니고 사실이며 또 다른 현실입니다. 다만 폐암 말기인 경우는 건강성을 회복시켜 인체 스스로 폐암을 사라지게 하기에는 시간적 여유가 부족하고, 암으로 인한 이차 증세로 인해 생명이 위험할 수도 있습니다. 우선 종양에게 공급되는 영양을 최대한 차단해서 종양의 세력을 약화시키고 폐암과 전이암들의 크기를 단기간에 줄여야 합니다. 그리고 말기 폐암과 전이암들이 무산소 에너지대사 과정에서 분비하는 젖산 같은 피로물질을 실시간으로 중화, 제거해 줘야 합니다. 상당량 분비되는 피로물질을 제거하지 않으면 말기 폐암은 암을 물리칠 체력 확보가 어려워질 수도 있습니다.

말기 폐암을 보호하고 성장에 큰 힘을 주는 종양 주위에 항상 존재하는 염증물질을 제거해 주고 염증유발 물질의 섭취를 가능한 막아야 합니다. 폐암의 성장을 돕고 인체의 회복력을 약화시키는 활성산소 같은 유리기 물질도 실시간으로 제거해 줘야 합니다. 동시에 적당한 운동과 깨끗한 환경, 깨끗한 음식을 섭취하면서 인체 전체의 건강성을 회복시키면 말기 폐암은 어렵지 않게 사라집니다.

말기 폐암은 몇 달 자연을 즐기다 보면 어렵지 않게 사라집니다. 당신이 모르고 있는 세상에서 자주 발생하는 일입니다.

폐암에 대한 작은 생각

폐암 특히 말기인 경우는 인체의 건강성에 심각한 문제가 발생한 상태입니다. 물론 초기에 발견되어 오랜 기간 치료 과정을 거치면서 말기로 진행된 경우와 말기에서 암이 발견된 경우는 둘 다 건강성에 심각한 문제가 있지만 전혀 다른 심각성입니다. 하나는 인체의 자연 치유 이미 상당 부분 상실된 경우이고, 하나는 현재 인체 스스로 치유노력을 하고 있는 상태입니다. 인체 스스로 치유노력을 하고 있는 상태에서는 외부에서 조금만 도와주면 자연치유력이 폐암을 물리칠 수 있는 정도 이상으로 강력하게 작동합니다.

많은 선각자들이 고통에 대한 존재의 의미나 필요성을 설파해서 고통에 대해 대강은 짐작하고 있을 것입니다. 하지만 고통이 나에게 현재진행형인 경우는 고통은 그저 고통으로 느끼는 경우가 대부분입니다. 당장 죽겠는데 이 상황에 무슨 의미를 부여할 여유가 있겠습니까?

그래도 간혹 당장은 힘들고 견디기 어렵지만 진행형인 고통을 고맙게 받아들이는 경우도 있고 고통이 지나간 다음에, 또 경험하기는 싫지만, 고통이 준 의미에 대해 감사하는 경우도 있습니다. 고통이 오직 고통만 함유하고 있는 절대적인 상태라면 살기가 대단히 빡빡할 것입니다.

고통에는 희망이나 즐거움, 기쁨 같은 상대적인 개념이 혼재되어 있습니다. 처음부터 마지막까지 삶 전체를 지배하는 고통이나 기쁨은 없습니다. 반전을 거듭하면서 살아가게 됩니다. 고통과 즐거움은 원래 하나인데 삶에 끼치는 상황에 따라 다른 이름으로 불릴 뿐입니다.

건강에 심각한 문제가 발생한 말기 폐암과 건강한 인체는 동시에 존재하고 있습니다. 현상적으로 동시에 존재할 수는 없지만 가능성이 동일하게 존재하고 있다는 것입니다. 지금 폐에 큰 암 덩어리가 있고 인체여러 곳에 종양이 있다는 것이 건강 자체가 완전히 사라졌거나 건강한 상태를 회복할 수 없다는 것을 의미하는 것은 아닙니다. 건강이 완전히 사라지고 회복이 어렵게 되는 것은 폐암 치료 방법을 잘못 선택했을 경우입니다. 고통이 힘겨워서 스스로 몸을 해치면, 삶이 고통에서 멈추게 되고, 폐암 치료방법을 현명하게 선택하지 않으면 삶은 건강에 심각한 문제가 존재하는 상태에서 멈추게 될 수도 있습니다.

폐암이 쉽게 사라지는 것은 사실입니다

폐암이라는 존재는 면역계에 교란이 발생한 결과 나타난 증상이지만 동시에 인체가 스스로를 치유하는 과정에서 나타난 증상일 수도 있습니다. 스스로 치유하는 과정에서 나타난 증상입니다. 외부에서 인체의 노력을 조금만 도와주면 폐암은 말기라 해도 어렵지 않게 사라집니다.

수술, 과도한 항암 같은 너무 과격한 치료가 없었고, 먹을 수 있고, 지금 1km 정도 걸을 수 있는 체력이 존재하고 자연적인 방법의 치유노력을 현명하게 한다면, 암이 쉽게 사라지는 것은 사실입니다.

말기 폐암 완치와 온전한 건강 회복

폐암을 포함해서 대부분의 암은 쉽게 치유할 수 있다는 작은 주장과 폐암을 포함해서 대부분의 암은 불치병이라는 큰 주장이 있습니다. 암이 쉽게 치유된다고 주장하는 사람들은 암은 자연적인 방법으로 치유해야 한다고 하고, 불치병이라고 주장하는 사람들은 불치병이기 때문에 일반적인 치료 방법은 없고 어쩔 수 없이 결손치료인 수술로 적출하고, 강력한 독성물질, 방사선물질을 인체에 주입해야 한다고 주장합니다. 건강한 사람에게도 항암제나 방사선을 주입하면 암이 발생하는데도 치료방법이 없는 불치의 병이기 때문에 다른 선택이 없다고 합니다.

폐암이 불치병이라고 주장하는 사람들의 치료 방법은 주객이 전도 된 것 같기도 하고, 어딘가 이상합니다. 건강한 사람에게 사용해도 암이 발생하는 방법을 암이 발생한 사람에게 사용한다는 게, 아무리 선택권이 없다고 해도 상식적으로 맞지 않습니다.

폐암은 쉽게 치유할 수 있다고 주장하는 사람들은 '암은 면역계가 교란된 결과로 나타난 증상이지 암이 질환 자체이거나 질환의 원인이 아니다' 라고 하고 불치병이라고 주장하는 사람들은 암 자체가 질환이라고 주장합니다. 누구의 주장이 맞는 지는 결과가 결정해 줍니다.

폐암은 쉽게 치유할 수 있다고 주장하는 사람들의 대부분은 이익관계로부터 자유롭지만, 폐암은 불치병이라고 주장하는 사람들은 거대한 이익집단과 밀접한 관계가 있습니다.

폐암이 쉽게 치유된다고 주장하는 사람들은 암은 스스로의 노력으로 치유해야 쉽게 사라지는 증상이라서 돈이 전혀 되지 않지만, 폐암이 불치병이라고 주장하는 사람들과 관련 있는 한국의 암 산업 규모는 연 수십조 원을 상회하고 있습니다.

세상에는 왜곡된 진실이 무수히 존재합니다. 보통의 왜곡된 진실들은 누구에겐가 이익이나 피해를 줄 목적으로 잠시 존재하고 사라지는 경우가 대부분입니다. 그리고 매우 드물겠지만 인류 전체를 현실적으로 위협하는 높은 수준의 왜곡된 진실도 있을 수 있습니다.

거대한 다국적 제약회사, 현대의학, 의료 장비, 보험, 이들을 관리하는 집단 등이 복잡하게 관련되어 있는 현대의학 개념의 폐암치료 방법은 거대한 왜곡된 진실일 수도 있습니다. 그렇다는 것이지 폐암인 경우에도 그렇게 믿고 존경하는 병원에 가지 말라는 의미는 아닙니다. 자신의 생명이나 생명에 관련된 사항은 스스로 판단하고, 지키고, 보호하고, 결정해야 합니다. 그리고 이런 주장에 누가 신경이나 쓰겠습니까?

그래도 최소한 희망은 있습니다. 폐암인 경우 병원에서 치료 노력을 해보자고 하는 경우가 있고, '이미 말기고 수술도 불가능하고 완치도 불가능하다' '항암하면 몇 달 더 살 가능성이 있다'고 판정하는 경우도 있습니다. 이때 결정을 잘하면 폐암 말기로부터 쉽게 생환할 수 있습니다.

폐암 치료노력을 해보자고 하면 병원 치료에 최선을 다하십시오. 믿고 최선을 다하면 희망이 있을 수도 있습니다. 하지만 폐암 치료가 불가능하다는 판정을 받았을 경우 더욱이 몇 달 밖에 살 수 없다는 생존여명까지 언도 받은 경우는 순간의 선택이 생명을 좌우할 수도 있습니다. 이 경우에는 현대의학에 대한 미련을 깨끗이 버리고 자연적인 방법으로 폐암 치유 노력을 하기 바랍니다. 몇 달 자연을 즐기면서 자연적인 방법으로 노력하면 말기 폐암이 사라지는 것은 물론 온전한 건강까지 회복됩니다.

몇 달 자연을 즐기면서 자연적인 방법으로 노력하면 말기 폐암이 사라진다는 것이 사실이라면 폐암은 쉽게 치유된다는 주장이 맞습니다. 그리고 이 주장은 과장이나 특정 이익을 위한 왜곡된 진실이 아니고 사실 그 자체입니다.

폐암은 쉽게 치유할 수 있다는 주장이 사실이 되려면 조건이 있습니다. 수술이나 과도한 항암 치료 같은 과격한 치료가 없었어야 하고, 자연사 가능성이 있는 너무 고령이 아니어야 하고, 심각한 지병이 없어야 하고, 먹을 수 있고, 어느 정도의 체력이 존재해야 합니다. 폐암에 좋다고 난무하는 온갖 정보에 현혹되지 않고 현명하게 꾸준히 노력하면, 말기라 해도, 완치나 확실한 개선율이 매우 높습니다. 미분화 상태의 말기 폐암도 예외가 아닙니다.

쉬운 폐암 치유 비법

대부분의 사람들은 존재하는 모든 것에 각각의 존재 형태를 구축(構築)해 놓습니다. 예를 들면 '대통령이나 스님은 엄숙해야 하고, 선생님은 성인군자 비슷해야 하고, 내가 하면 로맨스고..., 암은 무서운 것이다' 등등입니다. 폐암을 쉽게 치유할 수 있다고 하면 일단 내가 설정해 놓은 기준에 맞지 않습니다. 죽을 고생을 해도 아주 위태로운데 암을 쉽게 치유하고 간단하게 사라지게 한다니, 설령 사실이라 해도 접수가 잘 안됩니다.

폐암은 물론 대부분의 암은 당신이 생각하는 것보다 훨씬 쉽게 치유할 수 있습니다. 생각을 바꾸면 암은 쉽게 사라집니다.

당뇨나 암은 그 자체가 질환이 아닙니다. 면역계에 교란이 발생한 결과 나타나는 증상입니다. 당뇨는 낮은 상태의 면역계 교란증상이고 암은 높은 상태의 면역계 교란 증상입니다. 암은 세포 변이라는 생체 환경변화를 동반합니다. 암이 쉽게 사라지면 당뇨는 더 쉽게 사라져야 합니다.

자연요법에서는 당뇨는 증상으로 취급하지도 않습니다. 이 책에 나온 내용을 적당히 노력해도 혈당이 정상을 회복하고 인슐린이나 혈당강하제 도움 없이도 정상혈당이 유지되고 아무 것이나 마음대로 먹을 수 있습니다.

현대의학은 간단한 면역계 교란증상인 당뇨도 치료하지 못합니다. 혈당강하제로 24시간 췌장의 인슐린 생산세포를 자극해서 인슐린을 계속 생산하게 합니다. 그 결과 췌장은 계속적으로 피로에 찌들게 되고, 췌장의 기능은 서서히 더 약해지고, 복용하는 약의 단위는 점점 높아 가고, 혈당강하제에서 인슐린으로, 바뀌고 급기야 당뇨로 인한 합병증이 나타납니다. 한번 당뇨는 영원한 당뇨입니다. 당뇨도 치료하지 못하면서 암을 치료한다는 것은 겨우 구구단 정도를 터득한 초등학생이 수학 전공 박사과정에 나오는 행렬적분을 풀려고 덤비는 형태입니다. 폐암을 쉽게 치유할 수 있으면 류머티스 관절염, 전신 홍반성 낭창(루푸스) 같은 자가면역 질환은 더 쉽게 치유해야 합니다.

초기라면 몇 달 뒤에 수술하고 항암화학 치료하나 지금 하나 결과는 비슷합니다. 진행성이거나 말기면 현대의학으로는 치료가 어렵습니다. 폐암 진단을 받았으면 몇 달 자연적인 방법으로 치유노력을 해보기 바랍니다. 암이 사라지는 것은 물론 삶의 질은 더 높아지고 온전한 건강도 덤으로 챙길 수 있습니다. 생각을 바꾸면, 사실을 사실로 볼 수만 있다면, 적어도 암은 그리 무서운 질환이 아닙니다.

면역계 교란으로 발생한 증상인 폐암을 치유하기 위해 면역계를 더욱 강력하게 교란시키는 것은 치료가 아닙니다. 그러함에도 불구하고 거의 대부분은 암이라는 진단을 받으면 더 좋은 병원 더 좋은 의사를 찾아서 동분서주하고, 즉시 병원에 드러누워서 잘라 내고, 녹이고, 태우고 합니다. 살다 보면 자신의 생명은 스스로 지켜야 하는 경우가 있습니다. 그것이 작금의 암입니다.

현실적이고 현명한 폐암 치유

거의 대부분의 종양은 자연요법과 스스로의 노력으로 어렵지 않게 사라집니다. 그 중에서 폐암은 더 쉽게 사라지는 암종입니다.

폐암을 어렵지 않게 사라지게 하려면 조건이 있습니다. 첫 번째 조건은 병원치료가 없거나 적어도 광범위한 장기 적출이나 장기간의 항암, 방사선 치료 같은 과격한 병원 치료가 없어야 합니다. 병원치료가 없었다면 폐암 말기든, 전이가 되었든, 어렵지 않게 사라집니다.

두 번째는 몇 달 꾸준한 노력이 필요합니다

물론 암 치유를 치명적으로 방해하는 위험한 지병이 있거나 자연사 가능성이 높은 상당한 고령일 경우는 암 치유보다는 삶의 질을 향상시키는 노력이 더 현실적입니다.

대부분은 암을 생명과 직결되는 위급한 질병으로 믿고 있습니다. 조금은 맞고 대부분은 사실과 다르지만 사회적 통념이 그러합니다. 생명이 달려 있는 경우는 현실적으로 누구에게나 사실인, 책임질 수 있는 사항 외에 개인적인 경험이나 추측을 사실인 양 설명하면 매우 위험합니다.

미분화 암같이 성장과 전이가 빠르고 세력이 강하고 악성도가 높은 종양은 초기라 해도 이미 세포단위로 인체 전체에 전이가 되어 있고 현대 의학 개념의 치료에 반응이 별로 없습니다. 발견되면 이미 완치가 어려운, 대표적인 암종인 소세포 폐암은 자연적인 방법으로 더 쉽게 사라집니다.

폐암은 종양이 발생한 장기인 폐를 쉬게 해주는 것만으로도 종양에 대한 폐의 저항력이 강화됩니다. 폐를 쉬게 하는 방법은 깨어 있는 동안 힘을 다해 허리 척추 가슴 어깨를 활짝 펴주고, 좋은 공기, 심호흡, 산소 호흡 등입니다. 동시에 폐암에 공급되는 영양을 가능한 차단하여 암의 세력을 약화시키면서 인체 전체의 건강성 회복 노력을 하면 상상하는 것보다 더 쉽게 종양이 사라집니다. 폐암이 사라는 것은 물론 덤으로 더 높은 삶의 질과 온전한 건강을 챙길 수 있습니다.

대부분의 종양은 자연적인 방법과 스스로의 노력으로 치유해야, 고통이나 힘듦이 없이 종양이 사라지는 것은 물론 온전한 건강까지 회복할 수 있습니다.

폐암 치유 비법

자연적인 것을 비법이라고 표현 한 것은, 대부분의 사람들이 '폐암 특히 말기는 치료가 불가능하다' '현대의학이 치료하지 못하는 폐암은 어떠한 방법으로도 치료가 불가능하다' 라는 의식에 세뇌된 상태여서 그 사람들의 흥미를 끌 수 있는 단어이기 때문입니다. 사실은 비법이 아니고 일반상식 정도의 개념입니다.

논에, 물이 심각하게 부족하면 벼 잎이 말라 들어갑니다. 이 상태에서 정상적인 상식을 가진 농부라면 힘을 다해 논에 물을 공급해 줍니다. 물을 주지 않으면 벼는 죽는다는 것을 상식과 경험으로 알고 있기 때문입니다. 물이 공급되고, 벼에 아직 생존 가능성이 존재한다면 어느 정도 시간이 필요하지만 벼는 다시 싱싱해 집니다. 이 상태에서 만약 논에 물을 대지 않고, 벼 잎에 병이 들었다고 말라가는 벼 잎을 다 잘라버리고, 미처 자르지 못한 잎이나 마를 가능성이 있는 부분을 없애버리겠다고 무엇이든지 다 죽이는 강력한 살충제를 마구 뿌린다면 벼가 살아나겠습니까?

현대의학 개념의 폐암치료는 이와 거의 흡사합니다. 폐암을 치료한다는 합법적인 명목 하에서 교란된 면역계를 더욱 교란시키고 인체의 건강성을 회복 불능 상태로 만들어 버립니다. 그리고 치료했다고 합니다. 인간의 생명을 가지고 노는 한바탕의 광란입니다.

인체 면역계에 교란이 발생한 결과 폐에 나타난 증상이 폐암입니다. 논에 물을 대듯이 인체의 건강성을 회복시켜 면역계를 안정시키면 벼가 싱싱해지듯이 폐암은 어렵지 않게 사라집니다.

인체 상태가 생존임계치 내에 존재한다면 대부분의 폐암은 자연요법으로 어렵지 않게 치유할 수 있습니다. 부정할 수 없는 사실입니다. 물론 자연요법으로 치유할 때 선행되고, 병행되어야 하는 몇 가지 중요한 사항들이 있고 상황의 변화에 대처할 수 있는 상식 정도의 현명함은 필요합니다.

폐암은 많은 경우 진행성 상태에서 발견됩니다. 진행성 암이란 이미 전이가 되었고 주변의 장기에 침윤이 발생한 상태의 암입니다. 현대의학은 진행성 암을 완치시킬 능력이 부족합니다. 혹 초기에 발견되어 수술로 깨끗하게 적출이 가능하면, 그렇게 존경해 마지않는 현대의학에 전념하십시오. 하지만 완치가 불가능한 경우는 한 번 더 깊게 생각하시기 바랍니다.

운이라는 것은 없다. 다만 시련과 형벌과 보상이 있을 뿐이다.
- 볼레르

22-1. 소세포 폐암

소세포 폐암도 어렵지 않게 치유할 수 있습니다.

소세포 폐암도 치유시기를 놓치지 않고 자연적인 방법으로 현명하게 노력하면 어렵지 않게 사라집니다. 소세포 폐암이 사라지는 것은 물론 온전한 건강까지 회복해서 재발의 위험으로부터도 자유로워질 수 있습니다.

소세포 폐암은 진단을 받은 환우 분들 중 절반 이상이 1~5개월 정도에 사망할 정도로 성장 속도가 빠르고 악성도가 높고 예후가 매우 좋지 않은 암입니다. 현실적으로 표현하면 소세포 폐암 진단을 받고 현대의학 개념의 치료를 하면 6개월 생존하기가 어렵습니다.

소세포 폐암의 주 치료 방법은 수술이 아니고 항암제와 방사선 치료입니다. 소세포 폐암은 조기에 발견되어 수술을 해도 이미 인체 전체에 전이가 되어 있는 상태여서 수술의 의미가 거의 없기 때문입니다. 6개월 이상 장기 생존자도 대부분 재발이나 새로운 원발암이 발생합니다.

초기(limited stage)에 해당하는 소세포 폐암 진단을 받고 아무런 치료를 하지 않고 방치하면 평균 생존 기간이 12주 정도이고 항암제, 방사선 치료를 하면 18개월로 늘어난다는 발표도 있지만 현장에서 보는 것과는 상당한 차이가 있습니다. 소세포 폐암 진단을 받는 대부분은 이미 상당히 진행된(extensive stage) 상태입니다. 진행병기 상태라 해도 항암 화학요법 등의 치료를 하면 평균 9개월 정도 생존할 수 있다는 발표도 있지만 현실과는 너무 동떨어진 주장입니다. 그리고 9개월 정도 생존이 가능하다해도 의미가 없습니다. 결과는 이미 정해져 있고 항암제, 방사선 치료의 부작용으로 생의 마지막이 매우 비참해집니다.

소세포 폐암은 현대의학 개념의 치료로는 희망이 거의 없습니다. 현대의학을 신뢰하고 당장은 믿을 곳이 현대의학밖에 없어도, 이미 절망적인 결과가 결정되어 있다면 내가 미처 알지 못했던 다른 곳에서 희망을 찾아야 합니다. 인간은 언젠간 죽게 되지만 그 때가 지금은 아닐 수도 있습니다.

소세포 폐암 진단을 받은 대부분은 확진부터 사망에 이르기까지 몇 달 동안 무엇을 어떻게 왜 했는지도 모르고 시간이 지나갑니다. 우리 대부분은 특별한 일이 없는 이상 세상에 존재하는, 형이상학적인 질서든 형이하학적인 물질계든, 모든 것이 규칙적이고 규정된 법칙 내에서 잘 굴러가는 것 같이 느끼며 살아갑니다.

'암 진단을 받으면 현대의학에 매달려야 하고, 현대의학으로 치료가 불가능하면 어쩔 수가 없다'는 개념은 암 진단을 받은 타인에게 나를 대입해서 간접적인 암 경험을 표현한 것이라면 말이 됩니다. 하지만 내가 암 진단을 받았을 경우 '현대의학으로 치료가 불가능하면 어쩔 수가 없다'는 의식은 너무 편협합니다. 자연에는 무한한 능력이 존재합니다.

암 진단을 받은 것은 특별한 일이 내 몸에 발생했다는 의미입니다. 규칙적이고 규정된 법칙을 잠깐 위배한 상태입니다. 그리고 그 상황에 맞게 적절히 대처하면 모든 것이 규칙적이고 규정된 법칙 내로 돌아옵니다. 현대의학이 만능은 아닙니다. 많은 사람들의 부러움과 존경을 받고 있는 의사들이 신(神)이나 신의 심부름꾼이 아닙니다. 현대의학이 인류의 생존에 공헌한 바가 막대하지만 한계도 분명히 존재합니다.

현대의학은 면역계 교란으로 발생하는 질환에는 거의 속수무책입니다. 면역계 교란으로 나타나는 낮은 증상인 당뇨도 치료방법을 모릅니다. 혈당강하제를 복용시키면서 증상을 점점 더 강하게 키우는 치료방법 밖에는 아는 것이 없습니다. 하물며 면역계 교란으로 발생하는 높은 단계의 증상인 암을, 세포변이까지 발생한 종양을 치료한다는 것은 블랙코미디입니다. 삶의 질을 다 파괴시킨 결과가 잠시 동안의 생존이라면 정상적인 가치가 없는 치료입니다.

면역계 교란으로 발생하는 질환은 어떤 화학적인 약이나 의사가 치료해주지 못합니다. 소세포 폐암은 인체의 건강성과 면역계에 교란이 발생한 결과 세포변이가 폐에 나타난 증상입니다.

인체에는 강력한 힘을 가진 자연회복력과 자연치유력이 존재합니다. 이런 힘들은, 인체의 생물학적 환경을 적절히 조성해 주면, 특히 면역계교란으로 발생한 질환에 강하고 빠르게 작동해서 어렵지 않게 건강을 회복시켜 줍니다.

소세포 폐암도 다른 암과 마찬가지로 자연적인 치유노력으로 어렵지 않게 사라집니다. 하지만 몇 가지 조건이 있습니다.

치유시기를 놓치지 않아야 합니다. 인체에 존재하는 강력한 힘을 가진 자연치유력과 회복력에는 작동할 수 있는 생물학적 임계치가 존재합니다. 소세포 폐암은 성장 속도와 전이가 매우 빠릅니다. 항암제 치료 등으로 치유할 수 있는 시간을 허비해 버리면 자연적인 치유 방법으로도 회복이 어렵게 됩니다. 소세포 폐암을 어렵지 않게 사라지게 하려면 치유할 수 있는 충분한 시간 확보가 중요합니다. 자연치유 노력 처음부터 강한 강도의 치유노력이 필요합니다.

23. 후두암(기관지암)

후두암은 쉽게 치유됩니다.

'호랑이 굴에 들어가도 정신만 차리면 산다' 라는 속담이 있습니다. 후두암을 포함해서 암 진단을 받은 분들에게 정확히 들어맞는 비유입니다. 암은 그 자체가 병적 질환이 아닙니다. 인체의 건강성과 면역계가 교란된 결과 나타난 증상입니다. 증상이 후두에 나타나면 후두암이 됩니다.

자연에는 이치(理致), 다르게 표현하면 법칙(法則)이 존재합니다. 이 법칙을 위배하면 그에 합당한 대가를 치르게 됩니다. 증상은 원인을 제거하면 사라지는 것이 자연의 법칙입니다. 병적 질환이 발생한 원인은 그냥 두고 증상만 제거하는 것은 정상적인 치료가 아닙니다. 그리고 증상을 제거하는 치료방법이 인체의 건강성과 면역계를 더욱 심하게 교란시킨다면 자연 법칙을 완전히 위배하는 것입니다.

후두암을 치료하는 대표적인 방법이 수술로 후두를 적출하고 강력한 세포독성물질인 항암제와 방사선을 인체에 투입하는 것입니다. 이런 치료방법은 인체의 건강성과 면역계를 더욱 심하게 교란시킵니다. 그 결과 삶의 질은 거의 다 파괴되고 후두암은 무서운 질환으로 돌변하게 됩니다.

후두암이 극히 조기에 발견되어서 삶의 질을 어느 정도라도 포기하면 후두암세포를 제거할 수 있고 일시적인 관해라도 가능하다면 믿는 게 현대의학 밖에 없으니까, 치료개념이야 어떠하든 병원에 매달리는 것은 이해가 됩니다.

하지만 후두암을 완전히 제거하지 못하거나, 전이가 발생했거나 재발한 경우 현대의학 개념의 치료방법으로는 일시적인 관해도 불가능합니다. 항암제나 방사선치료는 치료방법이 없으니까 어쩔 수 없이 치료하는 척 하는 고식적 행위입니다.

믿지 못하고, 믿고 싶지도 않겠지만 이런 치료는 항암치료가 아닌 발암치료입니다. 정확한 사실입니다. 이런 상태에서는 스스로 살길을 찾지 않으면 결과는 이미 정해져 있습니다. 그리고 후두를 완전히 적출하고 영구기관 공을 통해 호흡을 해야 한다면 수술 전에 다시 한 번 생각해보기 바랍니다.

이런 후두암이 자연적인 방법으로 치유노력을 현명하게 하면 어렵지 않게 사라집니다. 후두암만 사라지는 것이 아니고 온전한 건강까지 회복해서 재발의 위험으로부터도 자유로워집니다. 후두암을 자연적인 방법으로 치유하는 개념은 일반 암과 동일하지만 후두암 자연치유 방법에는 차가버섯도포라는 강력한 치료방법이 추가됩니다.

종양부위에 차가버섯추출분말 도포가 가능한 경우 차가버섯도포를 시행하면 암세포의 크기가 급속히 줄어들고 자연치유가 훨씬 쉬워집니다.

차가버섯으로 후두를 도포하는 방법은 차가버섯추출분말을 뚜껑에 작은 구멍이 있는 락앤락 병에 20g 정도 넣고 적당히 계속 흔들면서 뚜껑의 작은 구멍으로 흘러나오는 차가버섯 추출분말을 입으로 흡입하는 것입니다. 호흡의 길이가 중요합니다. 공기가 후두까지는 충분히 가지만 폐 안까지는 가지 않을 정도의 호흡이 필요합니다.

폐로 차가버섯추출분말이 들어가도 폐 건강 회복에 상당한 도움이 되지만 효율적인 후두도포를 위한 방법입니다. 0.5초 정도 길이의 호흡으로 차가버섯추출분말을 흡입하고 잠깐 쉰 다음 입은 다물고 코로 숨을 내쉰 다음 다시 차가버섯추출분말을 흡입하고를 반복해야 합니다. 호흡이 엉키면 중간 중간 공기로만 심호흡을 천천히 한두 번 해주면 됩니다.

차가버섯 추출분말이 호흡을 통해 기도로 들어가면서 자연히 후두표면 전체에 묻게 되면서 도포가 됩니다. 한 번에 3~5분 정도 하루에 5번 정도 하면 됩니다. 차가버섯 도포가 익숙해 질 때까지 기침 등 약간의 시행착오가 생길 수도 있지만 곧 누구나 쉽게 할 수 있게 됩니다.

목 주위를 따뜻하게 유지하면서, 가능한 말을 하지 않거나 약하게 하고, 폐암에 준해서 노력하면 걱정하지 않아도 됩니다.

24. 흉선암

흉선암에 대한 고찰(考察)

흉선암은 일 년에 300건 정도 발생하는 매우 드문 암종입니다. 그리고 실제로 흉선암 환자를 만난 적이 없고 당연히 자연적인 방법으로 치유해본 경험도 없습니다.

하지만 갑상선암이나 흉막에 전이된 암, 폐암, 뼈에 생긴 육종, 뼈에 전이된 암, 췌장암 등의 치유 경험으로 미루어 볼 때 흉선암도 자연치유가 어렵지는 않을 것으로 짐작됩니다. 흉선암 수술은 매우 복잡하고 위험하지만, 어쩔 수 없이 직접적인 경험이 없는 관계로, 수술로 완전 적출이 가능하다면 수술을 권해 드립니다.

하지만 수술로 완전적출이 불가능하거나 원격전이가 이미 발생했거나, 재발인 경우의 흉선암은 현대의학으로는 치료가 거의 불가능합니다. 어떤 고통을 감내하고 삶의 질을 포기해도 결과는 절망적입니다. 자연적인 방법의 치유 결과를 신뢰하지 않는다면 차라리 아무런 치료를 하지 않고 방치하는 것이 차선책입니다.

흉선암도 자연적인 방법의 치유 노력을 현명하게 하면 그리 어렵지 않게 사라지고 온전한 건강까지 회복될 것입니다. 흉선암은 예후가 나쁜 암종이기는 하지만 특이성이 거의 없고 일반적인 암의 특성을 거의 다 지니고 있기 때문입니다.

그리고 암이 발생한 부위나 종류에 따라 추가되는 노력이 있습니다. 흉선암이 뼈에 전이된 경우는 뼈 강화 요법이 추가되고, 폐 등 다른 장기에 전이가 되었을 경우는 전이된 장기를 가능한 편히 쉬게 하고 장기에 필요한 영양을 충분히 공급해서 장기의 생물학적 건강성을 회복시켜 주어야 합니다.

흉선암 치유에 도움이 되는 좋은 음식은 신선한 유기농 채소와 유기농 견과류, 콩류, 해초류, 유기농 발효식품, 유산균 등입니다. 과도한 동물성 단백질, 동물성 지방, 열을 가한 식용유는 철저하게 피해야 하는 음식입니다.

현대의학 개념으로 흉선암을 치료한 후에도 재발 방지 노력이 필수적으로 필요합니다.

항암제와 방사선은 강력한 세포독성 물질로 새로운 암을 발생시킬 수도 있고, 암세포를 완벽하게 제거하지 못했을 수도 있습니다. 그리고 흉선암을 유발시킨 원인인 교란되어 있는 건강성과 면역계를 건강하게 회복시키지 않으면 암은 또 나타나게 됩니다. 흉선암 재발을 확실하게 방지하기 위해서는, 몇 달 자연치유 노력에 준하는 노력을 통해 인체를 적극적으로 건강하게 만들어 준 다음 가능한 생활 자체를 건강하게 유지하면서 일상생활을 하면 됩니다.

25. 뼈에 전이 된 암

유방암은 뼈로 전이되는 경우가 많습니다. 전이가 된 환우의 80%가 뼈로 전이되고 마지막에는 거의 다 뼈로 전이됩니다. 유방암 세포와 뼈조직 사이에 특별한 관계가 존재해서 많은 전이가 발생하는 것은 아닐 것입니다. 폐암이나 위암에서도 뼈 전이가 나타나고 모든 종양에서 마지막에는 상당수가 뼈로 전이됩니다.

종양이 뼈로 전이되는 이유는 뼈가 약하기 때문입니다. 약하다는 의미는 뼈조직의 건강성이 저하되어서 외부 침입에 대한 저항성이 약하다는 것입니다.

유방암이 발생한 다수는 폐경기 부근의 여성입니다. 대부분 뼈가 약합니다. 그리고 유방암 치료는 여성호르몬 차단으로 시작합니다. 여성호르몬인 에스트로겐(estrogen)은 뼈조직 형성에 매우 중요한 역할을 합니다. 에스트로겐 공급을 차단하면 뼈는 급속히 약화됩니다. 그 결과 대부분 뼈로 전이됩니다. 다른 암에서도 골다공증 등으로 뼈가 약한 경우 많은 수가 뼈로 전이됩니다.

뼈로 전이된 경우 암 치유가 힘들어지는 이유는 뼈에 전이될 정도면 종양의 세력이 무지하게 강해서가 아니라 인체의 본능 때문입니다.

뇌는 본능적으로 인체 전체를 중요도 순서로 구분해 놓고 있습니다. 그리고 그 중요도에 따라 에너지를 배분합니다. 뇌 자신은 타의 추종을 불허하는 1번이고 그 다음이 피부와 뼈입니다. 그 외의 모든 장기는 중요도가 거의 비슷합니다.

뇌는 서서히 진행되는 증상에 대해서는 아주 미련하게 대처합니다. 대처한다기보다는 알아차리지 못한다는 것이 더 정확합니다. 하지만 종양이 뼈에 침투하면 심각한 상태를 바로 감지하고 인체의 많은 에너지를 뼈에 공급되게 합니다. 하지만 이미 약해져 있는 뼈가, 갑자기 에너지가 공급된다고 바로 종양에 저항력을 가질 수는 없습니다. 시간이 필요합니다. 인체의 힘이 뼈에 집중되는 동안 다른 장기의 암세포는 인체의 저항이 약한 틈을 타서 자유롭게 마구 성장합니다.

종양이 상당히 싫어하는 것이 - 무서워한다는 게 더 정확합니다 - 종양이 발생한 장기의 암에 대한 저항력입니다. 이게 없으면 종양은 인체가 거의 자기 세상입니다. 장기가 종양에 저항하려면 상당한 에너지 즉 체력, 영양분, 효소, 호르몬, 산소 등이 장기에 충분히 공급되어야 합니다.

뼈에 전이되면 이 에너지가 뼈에 집중됩니다. 그 결과 현대의학이든 자연적인 방법이든 치유가 어려워집니다.

췌장암 말기에서 구토가 심할 경우 췌장을 쉬게 해주면 구토가 서서히 사라집니다. 췌장을 쉬게 한다는 것은 췌장이 분비하는 여러 가지 효소를 외부에서 충분히 공급해 주고 식후 혈당피크 현상을 막아 주는 것입니다. 몸속에 췌장효소가 부족하면 뇌는 췌장에게 빨리 일을 하라는 명령을 내리고, 충분하면 췌장에게 쉬라는 명령을 내립니다. 췌장은 모든 장기와 마찬가지로 사망하기 전까지는 아무 일도 하지 않고 그냥 가만히 있을 수가 없습니다. 뇌에서 쉬라는 명령이 내려오면 췌장은 자신을 형성하고 있는 근육들을 보강하고 종양을 흡수하거나 밀어내기 시작합니다. 췌장을 형성하고 있는 평활근육의 특징입니다.

뼈에 전이된 경우도 비슷한 기전으로 작동합니다. 뼈를 보강할 수 있는 에너지를 외부에서 집중적으로 공급해서 몸속에 충분히 존재하게 하면 뇌는 다른 장기에 갈 에너지를 뼈로 보내지 않습니다.

과학적으로는 검증되지 않은 이론입니다. 하지만 현실에 적용하면 효과가 바로 나타납니다. 혹 이론은 잘못되었더라도 결과는 정확한 사실입니다.
뼈를 보강하는 음식과 약재

1. 홍화씨 가루
   첫째 날 1냥(30g 정도), 둘째 날 1냥, 그 다음부터는 하루 3돈(11g) 씩 해서 500g을 40일에 걸쳐 복용합니다. 유기농 무가당 두유나 녹즙에 타서 드시면 됩니다.

2. 유기농 무가당 두유
   꼭 무가당 제품 이여야 하고, 음용 처음에는 하루 3 팩 이상, 상태가 좋아지면 하루 3팩 정도 음용하면 됩니다. 한 팩은 200g 전후입니다.

두유에 풍부한 이소플라본(isoflavon)이 여성호르몬인 에스트로겐을
대신해서 뼈를 강화시켜 줍니다.

3. 비타민D, 마그네슘이 보강된 구연산칼슘

4. 마른 멸치와 다시마, 토마토를 간식 개념으로 수시로 드시는 것이 좋
   습니다.

5. 생 버섯을 햇볕에 5~7시간 정도 쬐게 하면 비타민D와 뼈 강화를 도
   와주는 물질이 몇 배 강화되고 활성화됩니다. 햇볕을 충분히 받은 버
   섯을 많이 먹으면 위의 노력이 확실하게 나타나기 시작합니다.

6. 검은 깨

뼈에 전이 된 암

암이 뼈에 전이 된 경우 대부분은 거의 말기 상태입니다. 그리고 재발했
거나 과격한 병원치료를 받은 후 상태일 가능성도 높습니다. 불행 중 다
행으로 발견 당시 말기이고 뼈에 전이 된 상태여서 현대의학이 치료를
포기하고 병원 치료가 거의 없었다면 그리 어렵지 않게 치유할 수 있지
만, 이미 많은 치료를 받은 후 상태인 경우는 뼈에 전이 된 암 치유를 위
한 특별한 노력이 필요합니다.

암이 뼈에 전이된 경우 현대의학은 완치를 포기합니다. 현대의학 능력
으로는 불가능함을 잘 알고 있기 때문입니다. 할 수 있는 거라고는 통증
을 줄여주는 정도의 고식적 치료가 고작입니다. 그래도 대부분은 뼈에
전이 된 상태에서도 병원에 매달려서 항암, 방사선치료를 열심히 합니
다. 무엇을 왜 하는지도 모르고 필요 없는 고통을 다 경험하고는 그렇게
사라집니다. 어차피 생이란 일장춘몽이지만 이것은 악몽입니다. 현실이

라는 꿈에서 깨어나도 한참 동안 정신을 못 차릴 것입니다.

아름다운 꿈에서 조용히 깨어나는 것이 좋습니다. 운이란 없습니다. 시련과 형벌과 보상이 있을 뿐입니다. 그리고 어제 일어난 일에 오늘 현명하기는 쉽지만 현실에서는 같은 기회가 두 번 오지 않는 경우도 있습니다.

뼈의 통증을 줄일 목적으로 방사선을 집중 투여해서 뼈를 삭혀버리면 암 치유의 희망은 그만큼 멀어집니다. 이렇게 되기 전에, 조금 빨리 치유 방법에 대해 진지한 고민을 하는 것이 좋습니다.

암이 뼈조직에만 침투했을 경우는 뼈 세트를 정확한 방법으로 음용하고 동시에 건강성 회복을 꾸준히 하면, 고비마다 현명한 대처가 필요하지만, 대부분 안정권에 진입할 가능성이 큽니다. 하지만 암이 골수 까지 침범해서 빈혈 등의 증상이 나타나는 경우는 조금 높은 단위의 노력이 필요합니다.

암이 골수 까지 침범한 경우는 뼈 세트를 복용하면서 골수 운동과 뇌를 각성시키는 거꾸리 운동이 필요합니다. 거꾸리 운동은 공기, 물이 좋은 곳에서 자연요법을 적어도 10일 이상 시행해서 혈액을 깨끗하고 맑게 만든 다음 혈액이 산소를 충분히 머금고 있는 상태에서 해야 합니다. 거꾸리 운동은 골수에 전이된 암을 치유하는데 도움을 줍니다. 거꾸리 운동은 약한 강도로 시작해서 서서히 올려야 합니다. 익숙해지면 자신에게 맞게 1회에 2~5분 정도, 하루에 3~5회가 좋습니다. 안전과 효율을 위해 필히 안전한 거꾸리 운동기기를 사용해야 합니다.

인체의 모든 뼈 속에는 골수가 존재합니다. 골수에는 황골수와 적골수 두 종류가 있습니다. 적골수는 혈액을 생산하고 황골수는 영양분을 저장합니다. 그리고 적골수와 황골수의 역할은 고정되어 있는 것이 아니고 인체 상황에 따라 역할을 교대하기도 합니다.

골수에 전이된 암을 치유하는 골수 운동은 숲 속을 걸으면서 어깨, 등, 다리, 팔, 머리 등을 나무에 부드럽게 부딪치는 것입니다. 골수에 미세한 진동을 주기 위한 운동이고 계속적인 반복이 필요합니다. 거꾸리 운동은 암에 적응되어 있는 뇌를 직접적으로 각성시키는 방법이고 골수 운동은 문제가 발생한 골수에 미세한 진동을 계속적으로 발생시켜 골수에서 지속적으로 뇌에게 문제를 보고하게 하여 간접적으로 뇌를 각성시키는 방법입니다. 그리고 골수 운동은 골수 기능도 개선시킵니다.

암이 골수에 전이 되어 빈혈이 있는 경우 병원에서는 수혈을 해줍니다. 병원에서는 사람을 보는 것이 아니고 검사 결과만 봅니다. 혈액검사에 헤모글로빈(Hb), 적혈구(RBC) 수치가 낮으면 빈혈이고 수혈을 합니다. 암 말기 환우 분은 회복력, 적응력이 매우 약한 상태입니다. 의학적으로 전혀 문제가 없는 피를 수혈해도 면역계에는 보이지 않는 교란이 발생할 수 있습니다. 식욕이 떨어지고, 체력이 저하되고, 식은땀이 나고, 통증이 심해지고.... 근원적인 노력이 없으면 빈혈 증상은 곧 더 심하게 나타납니다.

뼈에 전이 된 암은 이미 현대의학으로는 치료가 힘듭니다. 내 몸 안에 존재하는 자연치유력, 회복력을 복원시킬 수 있을 때 자연요법을 선택해야 합니다. 항암화학치료 등으로 자연치유력, 회복력이 복원 불가능할 정도로 인체를 훼손시키면 그때는 이 책보다 더 훌륭한 누군가를 찾아야 합니다.

에필로그

에필로그

먼저 이 책의 앞부분 즉, '종양에 따른 암 치유 실전' 이전의 내용을 충실히 읽지 않고 내가 지금 처한 관심 부분만 읽으셨다면 되돌아가서 적어도 80p 까지 모든 암환자 공통부분의 내용을 차근차근 정독하시기 바랍니다. 원리를 제대로 알아야 현명한 대처를 할 수 있습니다.

암 치료 현장에 있다 보면 안타까운 기억들이 있습니다. 암에 걸리면 말기라 하더라도 온전한 치유를 할 수 있는 기회는 있습니다. 하지만 그 기회의 시간이 많지는 않기에 올바른 방향으로 전력질주 하여야 합니다. 시행착오를 할 여유가 없기 때문입니다.

가방을 내려놓아야 하는 시간에는 결단을 하고 내려놓아야 합니다. 미적거리다가는 그 가방을 다시는 들 수 없습니다.

췌장암 말기 판정으로 2개월 시한부 선고를 받고도 "남은 2개월에서 며칠 더 살아보자고 온전한 정신도 유지할 수 없는 항암치료는 받지 않겠다" 며 차가버섯 정보를 찾아 문의를 하고 자연요법 조언을 받아들여 즉시 하던 일을 다 내려놓고 산으로 들어가셨던 분은 사망선고 시간이 지나가도록 죽기는커녕 더 건강해지고 얼굴에 홍조까지 올라오더니 1년이 지나고서는 "이제 암으로는 죽을 것 같지가 않습니다" 라는 말씀을 하셨고

"폐암말기 투병을 하기에 서울 장안동의 환경과 공기의 질은 턱없이 부족합니다"라는 조언에 "제가 지금 손을 털 수 없습니다. 사업을 정리하려면 시간이 많이 걸리고 집 문제도 해결해야 하는 부분이 있고..." 했던 분은 얼마지 않아

영원히 다시는 가방을 들 수 없게 되었습니다.

내려놓지 못해서 갈등을 일으키고 현실에 지나치게 집착하게 되면 제대로 된 길이 눈에 보이지도 않고 올바른 조언이 귀에 들리지도 않습니다. 한 판 살아온 날들을 뒤로 하고 담담하게 죽음을 맞이한다는 것도 어찌 보면 인생을 마감하는 멋진 일이지만 그것도 아니고 생은 집착을 하면서 별 가치가 없을 다른 집착도 놓지를 않습니다.

인생에 있어서 내게 중요한 것은 많지만 그 중요한 것들을 지키기 위한 우선순위는 중요한 것들 위에 있어야 합니다. 손에 가득 든 것을 내려놓아야 더 중요한 것을 집을 수 있습니다.

2015년 1월 암 해방구(癌 解放區) '차가원 본원' 에서